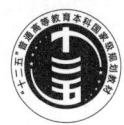

"十二五"普通高等教育本科国家级规划教材
普通高等教育精品教材
"十三五"高等医学院校本科规划教材
住院医师规范化培训辅导教材

供基础、临床、护理、预防、口腔、中医、药学、医学技术类等专业用

# 医学伦理学
## Medical Ethics
### （第4版）

**主　编**　张金钟　王晓燕

**副主编**　龙　艺　梁　莉

**编　委**（按姓名汉语拼音排序）

陈明华（蚌埠医学院）　　　　潘绍山（广州军区广州总医院）
郭卫华（天津医科大学）　　　潘新丽（天津医科大学）
贺晓霞（天津医科大学）　　　孙福川（哈尔滨医科大学）
江景涛（遵义医科大学）　　　唐启群（华北理工大学）
兰礼吉（四川大学）　　　　　王洪奇（山西医科大学）
梁立智（首都医科大学）　　　王康凤（天津医科大学总医院）
梁　莉（承德医学院）　　　　王晓燕（首都医科大学）
刘月树（天津中医药大学）　　王志杰（锦州医科大学）
龙　艺（遵义医科大学）　　　杨艳红（天津医科大学）
陆于宏（天津医科大学）　　　余佯洋（深圳大学）
孟宪武（天津医科大学）　　　张金钟（天津中医药大学）

北京大学医学出版社

YIXUE LUNLIXUE

### 图书在版编目（CIP）数据

医学伦理学 / 张金钟，王晓燕主编．—4 版．—北京：北京大学医学出版社，2019.12（2022.6 重印）

ISBN 978-7-5659-1929-9

Ⅰ．①医… Ⅱ．①张…②王… Ⅲ．①医学伦理学 Ⅳ．① R-052

中国版本图书馆 CIP 数据核字（2019）第 000011 号

### 医学伦理学（第 4 版）

主　　编：张金钟　王晓燕
出版发行：北京大学医学出版社
地　　址：（100191）北京市海淀区学院路 38 号　北京大学医学部院内
电　　话：发行部 010-82802230；图书邮购 010-82802495
网　　址：http：//www.pumpress.com.cn
E-mail：booksale@bjmu.edu.cn
印　　刷：北京瑞达方舟印务有限公司
经　　销：新华书店
责任编辑：王　楠　法振鹏　　责任校对：靳新强　　责任印制：李　啸
开　　本：850 mm×1168 mm　1/16　　印张：14　　字数：400 千字
版　　次：2019 年 12 月第 4 版　2022 年 6 月第 4 次印刷
书　　号：ISBN 978-7-5659-1929-9
定　　价：30.00 元

版权所有，违者必究

（凡属质量问题请与本社发行部联系退换）

# 修订说明

国务院办公厅颁布《关于深化医教协同进一步推进医学教育改革与发展的意见》、以"5+3"为主体的临床医学人才培养体系改革、教育部本科临床医学专业认证等一系列重要举措,对新时期高等医学教育人才培养提出了新的要求,也为教材建设指明了方向。

北京大学医学出版社出版的临床医学专业本科教材,从2001年开始,历经3轮修订、17年的锤炼,各轮次教材都高比例入选了教育部"十五""十一五""十二五"国家级规划教材。为了顺应医教协同和医学教育改革与发展的要求,北京大学医学出版社在教育部、国家卫生健康委员会和中国高等教育学会医学教育专业委员会指导下,经过前期的广泛调研、综合论证,启动了第4轮教材的修订再版。

本轮教材基于学科制课程体系,在院校申报和作者遴选、编写指导思想、临床能力培养、教材体系架构、知识内容更新、数字资源建设等方面做了优化和创新。共启动46种教材,其中包含新增的《基础医学概论》《临床医学概论》《诊断学》《医患沟通艺术》4种。《基础医学概论》和《临床医学概论》虽然主要用于非临床医学类专业学生的学习,但须依托于临床医学的优秀师资才能高质量完成,故一并纳入本轮教材中。《诊断学》与《物理诊断学》《实验诊断学》教材并存,以满足不同院校课程设置差异。第4轮教材修订的主要特点如下:

1. 为更好地服务于全国高等院校的医学教育改革,对参与院校和作者的遴选精益求精。教材建设的骨干院校结合了研究型与教学型院校,并注重不同地区的院校代表性;由各学科的委员会主任委员或理事长和知名专家等担纲主编,由教学经验丰富的专家教授担任编委,为教材内容的权威性、院校普适性奠定了坚实基础。

2. 以"符合人才培养需求、体现教育改革成果、教材形式新颖创新"为指导思想,以深化岗位胜任力培养为导向,坚持"三基、五性、三特定"原则,密切结合国家执业医师资格考试、全国硕士研究生入学考试大纲。

3. 部分教材加入了联系临床的基础科学案例、临床实践应用案例，使教材更贴近基于案例的学习、以问题为导向的学习等启发式和研讨式教学模式，着力提升医学生的临床思维能力和解决临床实际问题的能力；适当加入知识拓展，引导学生自学。

4. 为体现教育信息化对医学教育的促进作用，将纸质教材与二维码技术、网络教学平台相结合，教材与微课、案例、习题、知识拓展、图片、临床影像资料等融为一体，实现了以纸质教材为核心、配套数字教学资源的融媒体教材建设。

在本轮教材修订编写时，各院校对教材建设提出了很好的修订建议，为第4轮教材建设的顶层设计和编写理念提供了详实可信的数据储备。第3轮教材的部分主编由于年事已高，此次不再担任主编，但他们对改版工作提出了很多宝贵的意见。前3轮教材的作者为本轮教材的日臻完善打下了坚实的基础。对他们的贡献，我们一并表示衷心的感谢。

尽管本轮教材的编委都是多年工作在教学一线的教师，但囿于现有水平，书中难免有不当之处。欢迎广大师生多提宝贵意见，反馈使用信息，以臻完善教材的内容，提高教材的质量。

# "十三五"高等医学院校本科规划教材评审委员会

顾　　问　王德炳
主任委员　柯　杨　詹启敏
副主任委员　王维民
秘书长　王凤廷
委　　员　（按姓名汉语拼音排序）

蔡景一　曹德品　崔慧先　邓峰美　丁元林
管又飞　黄爱民　黄元华　姜志胜　井西学
黎孟枫　李春江　李春鸣　李　燕　刘传勇
刘永年　刘志跃　罗自强　雒保军　宋晓亮
宋焱峰　宋印利　唐世英　陶仪声　王　滨
王鹏程　王松灵　温小军　文民刚　肖纯凌
尹思源　于春水　袁聚祥　张晓杰　朱望东

# 序

国务院办公厅《关于深化医教协同进一步推进医学教育改革与发展的意见》（以下简称《意见》）指出，医教协同推进医学教育改革与发展，加强医学人才培养，是提高医疗卫生服务水平的基础工程，是深化医药卫生体制改革的重要任务，是推进健康中国建设的重要保障。《意见》明确要求加快构建标准化、规范化医学人才培养体系，全面提升人才培养质量。要求夯实5年制临床医学教育的基础地位，推动基础与临床融合、临床与预防融合，提升医学生解决临床实际问题的能力，推进信息技术与医学教育融合。从国家高度就推动医学教育改革发展作出了部署、明确了方向。

高质量的医学教材是满足医学教育改革、培养优秀医学人才的核心要素，与医学教育改革相辅相成。北京大学医学出版社出版的临床医学专业本科教材，立足于岗位胜任力的培养，促进自主学习能力建设，成为临床医学专业本科教学的精品教材，为全国高等医学院校教育教学与人才培养工作发挥了重要作用。

在医教协同的大背景下，北京大学医学出版社启动了第4轮教材的修订再版工作。全国医学院校一大批活跃在教学一线的专家教授，以无私奉献的敬业精神和严谨治学的科学态度，积极参与到本轮教材的修订和建设工作当中。相信在全国高等医学院校的大力支持下，有广大专家教授的热情奉献，新一轮教材的出版将为我国高等医学院校人才培养质量的提高和医学教育改革的发展发挥积极的推动作用。

# 前　言

这一版教材的修订同样是围绕提高医学职业道德教育教学效果进行的，因为提高教育教学效果仍然是当务之急。

对于提高医学职业道德教育教学效果，我们充满了信心。教材修订进入尾声的时候，中央召开了纪念五四运动 100 周年大会。习近平同志在大会上的讲话中对新时代中国青年锤炼品德修为提出的要求，使我们深受鼓舞，更加深切地感到道德教育责任重大。习近平同志指出，"人无德不立，品德是为人之本。止于至善，是中华民族始终不变的人格追求""青年要把正确的道德认知、自觉的道德养成、积极的道德实践紧密结合起来，不断修身立德，打牢道德根基，在人生道路上走得更正、走得更远。"（习近平《在纪念五四运动 100 周年大会上的讲话》，人民出版社，2019 年 5 月）。在医学人才培养中落实习近平同志的要求，就要不断提高包括医学伦理学在内的医学人文素质课程教学的效果，帮助医学生牢固树立医学职业道德。这是医学人才培养主管部门、医学院校、教师的重要任务。提高医学职业道德教育教学的效果，需要做的工作有许多，其中，编写高水平的医学伦理学教材至关重要。因为教材是教师教学的基本依据，是学生学习的基本遵循。以提高医学生的医学人文素质特别是职业道德水平为目标，遵循医学职业道德教育的规律，紧密结合医学的历史和现实，为教师提高教学质量服务、为学生学习服务，是这本教材编写的基本原则。从第 1 版到现在的第 4 版，我们都坚定不移地坚持这个原则。

这一版的修订，在全面审视全书，逐章、逐节、逐句、逐字完善的基础上，重点做的工作包括以下四点。

第一，突出了医学的人文性质。

努力与当代医学发展同步，是我们的追求，是提高教育教学效果的保障。与当代医学发展同步，严格说来，是揭示当代医学实践中的先进理念，认识医学发展的趋势。医学的人文性质是医学最为本质的属性，就是当代医学的一个至关重要的先进理念。医学的人文性质是相对医学的科学技术性质而言的。医学的科学技术性质非常重要，也是医学的本质属性，但与医学的人文性质相比，医学的科学技术性质并不是最为本质的属性。医学的人文性质与科学技术性质，是"本"和"用"的关系。医学的人文性质为本，医学的科学技术性质为用。医学的人文性质不仅规定着医学科学技术应用的目的、方向，是应用医学科学技术维护健康，解决疾病预防、诊断、治疗、康复问题的动力，而且是评价医学科学技术应用价值、效果的标准。医学人文性质的核心是医学伦理，医学人文性质的重要体现是医务人员的职业道德。讲清医学的人文性质为本、医学的科学技术性质为用的道理，对于医学生职业精神的培养，对于教师讲授医学伦理学，对于学生学习医学伦理学，都是很重要的。这是一个基本理念，也是医学伦理学教育教学的逻辑起点。

考虑到人们对医学人文性质重要性的认识还没有到位，也考虑到医学伦理学课时的限制，将对医学的人文性质与科学技术性质的论述放在了附录1，标题是"人文医学视域下的医学综合"。重点论述了人文医学是医学在当代的本质特征，有别于古代、近现代医学；人文医学的基本样态是综合，落实生物-心理-社会医学模式是人文医学综合的基本内容；整合医学是对人文医学综合样态的清醒认识，在本质上是人文医学实践；整合医学理论构架的不断完善和在实践中的落实将推动卫生健康事业的发展。附录1由张金钟完成。

第二，突出了医学职业道德教育实训教学。

医学职业道德教育是有规律的。不断探索和遵循医学职业道德教育的规律，是提高教育教学效果的关键。重视和强化医学职业道德教育的实训教学，就反映了职业道德教育的规律。

实训，即实际训练，是医学人才培养的重要方式。近20年来，实训教学在医学教育中的重要作用越来越受到重视。医学院校普遍建立了实训教学部，设置了实训课程，强化了对学生的实训和对实训效果的考核。但从总体上看，实训教学只盛行于医学生临床能力培养中，也局限于医学生临床能力培养上，并没有纳入医学人文素质教育体系。从本质上看，这是医学教育的一个缺憾，是医学人文素质教育实际效果不显著的一个重要原因。这与对医学生人文素质培养、对医学人文素质教育教学的片面性认识相关。长期以来，医学人文素质教育课程被界定为理论课，是以课堂教学、理论阐述的方式进行的。培养医学生的职业素养，课堂教学、理论阐述的重要性毋庸置疑，提高医学人文素质教育课堂教学的质量，提高理论阐述的准确性、严谨性，用逻辑的力量征服学生，过去是、现在是、今后仍然是需要我们下大力气解决的问题。但也必须指出，培养医学生的职业素质，仅仅靠课堂教学、理论阐述是不够的，还必须在课堂教学、理论阐述的基础上向实践延伸，开展并且强化与课堂教学、理论阐述相对应的实训教学。我们不但要在理论和实践的结合上论证，强调实训教学对医学生人文素质培养的重要性、紧迫性；更要通过规范和系统的实践操作、总结和完善医学人文素质教育实训教学的经验，大力推行医学人文素质教育实训教学。从2000年天津医科大学创建医学伦理学实训教学载体"医学伦理学教学基地"（2005年更名为"生命意义展室"），至今已经近20年，在教学理论、教学方法、备课方式、评价标准上日臻规范，全国的医学伦理学实训教学已经开展起来，实训教学在医学伦理学教学当中的作用不断彰显。

事实已经证明，医学人文素质教育实训教学是医学伦理学的重要教学方式，是提高医学职业道德教育效果的重要途径，是医学职业道德教育的重要生长点。为此，在这一版的修订中，增加了附录2"开展医学人文素质教育实训教学"。明确界定了医学人文素质教育实训教学概念的内涵和外延，提出了医学人文素质教育实训教学的科学理论指导、密切联系实际、真实具体感人、纳入教育教学体系四个基本原则，具体介绍了医学人文素质教育实训室等教学载体建设的内容和形式，对教师实训教学的备课、对学生实训报告的评价也做了说明。

医学人文素质教育实训教学的实现有两种方式。一是由医学人文课程教师承担、组织、实施的实训；二是由基础医学课程教师、临床医学课程教师、学生辅导员等承担、组织、完成的实训，严格说来，是指蕴含于基础医学课程教学、临床医学课程教学、学生课余活动中的人文素质教育实训功能。这两种实训教学方式的契合是医学职业道德教育的大势所趋。第一种实训方式重要，第二种实训方式同样重要甚至更为重要，这是因为，医学生人文素养的培养，必须齐抓共管，形成合力。附录3"标准化病人教学的人文素质教育实训功能"，即是对第二种实训方式的一个具体例证。

标准化病人教学是验证、强化临床诊断治疗康复理论、方法的重要环节，是检验学生掌握临床诊断治疗康复理论、方法的重要方式，已从诊断学教学逐步进入住院医师规范化培训、医学考试考核体系，成为医学人才评价的有效方法。标准化病人教学不仅具有学习、评价临床技能的功能，而且具有丰富的医学人文教育内涵和人文素质教育实训功能。实现标准化病人教学人文素质教育的实训功能，要打牢人文医学理念基础、要在"求真"上下功夫、临床教师与人文学科教师要通力合作、医学院校要与社会携手。这两篇附录由张金钟完成。

第三，强化了生物医药研究伦理审查的内容。

生物医药研究伦理审查是坚守生物医药研究道德底线的重要方式。生物医药研究伦理审查的重要性必须在医学伦理学教育教学中强化。在上一版教材中，我们就着意强化了生物医药研究伦理审查的内容，这一版又做了新的努力。具体是，在第10章"医学研究的道德"第三节"中医药研究的伦理审查"中增加了一部分内容即"重视审查项目的辨证论治"；增加了"生物医药研究伦理审查的合力效应""在中医药研究伦理审查中彰显中国文化"两篇附录。

在上一版教材中，"重视审查项目的辨证论治"是附录中的内容，意在为"医学研究的道德"有关章节的教学提供参考。事实证明，在中医药研究伦理审查中，必须审查项目的辨证论治内容，这是伦理审查与科学审查统一的要求。现在，这个观点已经得到了普遍认同，有鉴于教材应该跟上时代的步伐，我们将"重视审查项目的辨证论治"纳入了中医药研究伦理审查的内容。

附录8"生物医药研究伦理审查的合力效应"是针对当前伦理审查中存在的问题设置的。意在说明，生物医药研究伦理审查是一个系统工程，既是社会对科学研究的限定，也是科学共同体的内部约定，更是科学研究人员的主动自觉；提高生物医药研究伦理审查的实际效果，要在形成合力上下功夫，要追求和不断提高生物医药研究伦理审查的"非加和效应"。这篇附录由郑小冀、张金钟完成。

附录9"在中医药研究伦理审查中彰显中国文化"意在说明，中医药研究伦理审查的价值、特点都与中国、中医药直接相联系，是中医药研究伦理审查必须坚持的两个重大实际；不坚持这两个实际，弱化甚至脱离这两个实际，机械地照抄、照搬西医药研究伦理审查的做法，不但违背了医药学研究伦理审查的基本规律和原则，而且不利于中国医药学研究伦理审查的健康发展。在中医药研究伦理审查中紧密结合中国、中医药实际的核心，是彰显、弘扬中国文化。中医药研究是中国医药学研究乃至人类医药学研究的重要组成部分。在中国开展的生物医药伦理审查既有普遍性，又有特殊性，是普遍性和特殊性的统一。在实践操作中，更要强调特殊性。这既是中国的生物医药研究伦理审查必须从中国实际出发的需要，也是中医药走向世界的需要。其实，中国的生物医药研究伦理审查，乃至在中国开展的任何医药学研究伦理审查，都要彰显中国文化。当然，中医药研究伦理审查在彰显中国文化上应当更加鲜明。第10章的改写、附录9由张金钟完成。

第四，其他章节的变动。

潘新丽对"中国医学的道德传统"一节做了修改。余佯佯对第6章"临床诊疗的道德要求"做了修改。梁莉、郭卫华对第12章"生命伦理学的若干问题"做了修改。龙艺、江景涛参加了第10章有关中医药伦理审查内容的修改。

张金钟作为第一主编，主持了这一版的修订工作，反复统稿，对全书负责。

教材要强调稳定性，但医学是不断发展的，医学职业道德教育是不断发展的。医学伦理学教材必须跟上医学发展和医学职业道德教育的步伐。处理好教材稳定性与跟上医学发展、医学职业道德教育步伐的关系，努力引领医学职业道德教育乃至医学发展，是我们的追求。落实在这本教材的体例上，就是处理好章节和附录的关系，做到有机结合。综观全书，这一版教材附录部分的变动较大。精心编选"附录"是这本教材的一个特点。附录是教师和学生"讲"和"学"的参考，虽然并不是课堂教学的内容，却是教材的重要组成部分。

这一版教材的修订用时较长，我们无时无刻不感到责任重大，使命光荣。2016年8月19日，习近平同志在全国卫生与健康大会上的讲话中强调，我国广大卫生与健康工作者弘扬"敬佑生命、救死扶伤、甘于奉献、大爱无疆"的精神，全心全意为人民服务，特别是在面对重大传染病威胁、抗击重大自然灾害时，广大卫生与健康工作者临危不惧、义无反顾、勇往直前、舍己救人，赢得了全社会的赞誉。他要求"把人民健康放在优先发展的战略地位，以普及健康生活、优化健康服务、完善健康保障、建设健康环境、发展健康产业为重点，加快推进健康中国建设，努力全方位、全周期保障人民健康，为实现'两个一百年'奋斗目标、实现中华民族伟大复兴的中国梦打下坚实健康基础"。医学教育肩负着培养医学人才的神圣使命，医学职业道德教育责任重大，作为这本教材的编者，我们将和广大的教师们一起锲而不舍地努力。

张金钟　王晓燕

# 目　录

**绪论　医学伦理学与医学实践** ……………1
- 第一节　伦理学与医学伦理学 ………1
- 第二节　医学模式转变与医学道德进步 ………………5
- 第三节　科学技术进步与市场经济背景下的医学伦理学 …………8

**第1章　医学的道德传统** ……………10
- 第一节　中国医学的道德传统 ………10
- 第二节　外国的医学道德传统 ………21

**第2章　医学伦理学的基本原则、规范** …32
- 第一节　医学伦理学的基本原则 ……32
- 第二节　医学伦理学的基本规范 ……36

**第3章　医学伦理学的基本范畴** ………41
- 第一节　权利和义务 …………………41
- 第二节　情感和良心 …………………46
- 第三节　审慎和保密 …………………50
- 第四节　荣誉与幸福 …………………53

**第4章　处理医患关系的道德要求** ……56
- 第一节　医患关系及其性质 …………56
- 第二节　医患关系发展趋势与医学道德 ………………58
- 第三节　医务人员与患者沟通的道德要求 ………………60

**第5章　处理医务人员之间关系的道德要求** ……………64
- 第一节　正确处理医务人员之间关系的意义 ………………64
- 第二节　医务人员之间关系的基本类型 ………………67
- 第三节　正确处理医务人员之间关系的道德要求 ………………68

**第6章　临床诊疗的道德要求** …………71
- 第一节　临床诊断的道德要求 ………71
- 第二节　临床治疗的道德要求 ………74

**第7章　临床护理的道德要求** …………80
- 第一节　护士角色与护理道德 ………80
- 第二节　基础护理的道德特征 ………81
- 第三节　整体护理的道德要求 ………83
- 第四节　特殊科室护理中的道德要求 …84

**第8章　预防医学的道德要求** …………85
- 第一节　预防医学及其道德原则 ……85
- 第二节　卫生防疫的道德要求 ………88
- 第三节　环境保护的道德要求 ………89

**第9章　社区卫生服务与道德进步** ……92
- 第一节　社区卫生服务的道德内涵 …92
- 第二节　社区卫生服务的道德保障 …95

**第10章　医学研究的道德** ……………101
- 第一节　人体试验的道德准则 ……101
- 第二节　伦理委员会和伦理审查 …102
- 第三节　中医药研究的伦理审查 …104

**第11章　循证医学的道德内涵** ………113
- 第一节　循证医学体现了当代医学对精益求精的追求 …………113
- 第二节　循证医学促进了医疗卫生服务整体水平的提高 …………114
- 第三节　循证医学为医学科学体系的发展开辟道路 ……………115

**第12章　生命伦理学的若干问题** ……117
- 第一节　生命伦理理论 ……………117
- 第二节　生育的伦理 ………………120
- 第三节　生命控制的伦理 …………123

# 目 录

 第四节　死亡的伦理问题 …………126
 第五节　临终关怀的道德本质 ………129
 第六节　尸体料理与善后的道德要求 …133

第 13 章　医院管理伦理 ……………136
 第一节　医院管理伦理的内涵 ………136
 第二节　医院管理伦理的作用 ………138
 第三节　医院管理的伦理原则 ………141

第 14 章　医德修养和评价 …………143
 第一节　医德修养 ……………………143
 第二节　医德养成的基本规律 ………144
 第三节　医德评价 ……………………147

附录 1　人文医学视域下的医学综合 ……152

附录 2　开展医学人文素质教育实训教学 ………………………………160

附录 3　标准化病人教学的人文素质教育实训功能 ……………………169

附录 4　关于建立医务人员医德考评制度的指导意见（试行）节选 ………173

附录 5　护士伦理准则 ………………176

附录 6　对来华留学医学生的职业道德教育 …………………………178

附录 7　生物医药研究伦理审查的风险意识和风险管理 ………………184

附录 8　生物医药研究伦理审查的合力效应 ……………………………192

附录 9　在中医药研究伦理审查中彰显中国文化 ……………………198

附录 10　关于医学伦理学的生长点 ……205

中英文专业词汇索引 ……………………209

主要参考文献 ……………………………211

# 医学伦理学与医学实践

**绪论**

20世纪90年代以来，中国医疗卫生领域开始了一次以医疗卫生改革为主要内容的大变动。这一大变动是中国社会主义市场经济建设的一个组成部分，它涉及医疗卫生各个领域和当代中国社会的各个层面。这次变动与市场经济建设和医学技术进步相关联，但其实质却不是经济和技术问题，它的实质是提高全国医疗卫生服务的整体水平，从而在更高层次上实现医疗卫生服务的道德本质。

以提高人的健康水平为宗旨的医疗卫生事业有着鲜明的道德特征。医疗卫生事业的进步从来都是以高尚的道德观念为依托的，我国医疗卫生改革的目的在于在更高、更深的水平上实现医疗卫生事业的道德本质，即提高中华民族的健康水平，实现"人人享有卫生保健"的目标。当代中国医疗卫生事业的进步不仅在于目标的设定，而且在于目标的实现。提高全民族的健康水平、"人人享有卫生保健"是全体医疗卫生工作者共同承担的任务。实现这一任务的一个基本条件就是弘扬医疗卫生事业的道德传统，强化医疗卫生工作者的道德意识，提高医疗卫生服务的道德水平。鉴于此，普及医学伦理学知识，提高医疗卫生人员的道德修养，强化医学道德实践，深入开展医学伦理学研究，意义重大。

## 第一节 伦理学与医学伦理学

医学伦理学（medical ethics）是伦理学（ethics）的分支学科之一，是伦理学的一个重要组成部分。把握伦理学的学科性质、研究内容及其在社会生活中的地位、作用是学习医学伦理学的基本前提。

### 一、伦理学的概念、内容和作用

#### （一）伦理学与道德

伦理学是研究社会道德现象的科学，是关于道德的学说和理论体系，亦称道德学。伦理学以人们的道德意识、道德关系、道德行为为对象，研究优良道德品质的培养和形成，探索社会道德现象的本质和规律。伦理学的主要内容包括：道德的本源和发展，道德原则，道德规范和范畴，道德教育和修养以及道德选择和评价。

伦理学是一门古老的学科。公元前4世纪，古希腊哲学家亚里士多德就写下了《尼各马可伦理学》《欧德米亚伦理学》和《大伦理学》三部著作，成为西方伦理学研究的一代先河。伦理学研究在中国亦源远流长。在中国古典文献中，"伦"有群、类、序的意思，指人们之间的伦常和辈分关系，"理"有道理、规律、规则的意思，"伦理"连用指处理人们之间关系应遵循的道理和规则。伦理学的观点、理论贯穿于我国古代哲学、政治、经济、文化之中。孔孟的儒家学说、老庄的道家学说、释迦牟尼的佛家学说等在中国文化思想史上占有重要地位的名家学说中都包含着鲜明的道德主张和伦理观点，更有《论语》《孟子》等系统的伦理学著作。"义理之学""性理之学"是中国古代伦理学的具体称谓。

道德中的"道"在汉语中原指"路",后引申为事物运动发展变化的规律和做人的规矩。"德"是"得"的意思,古代有"德者得也"的说法,是指得到了、做到了做人的规矩就是有德。后来,道德逐步演化为通过社会舆论、内心信念、传统习惯来调整人与人之间、人与社会之间行为的规范的总和。

伦理与道德的相同点在于,以一定的道理、规矩来指导或约束人们的行为,达到人与人、人与社会关系的和谐。

### (二)伦理学的分类

伦理学包括理论伦理学、规范伦理学、应用伦理学三大分支。

理论伦理学又称元伦理学、分析伦理学,是专门研究道德基本理论的伦理学分支学科。研究内容包括:道德的起源和本质、道德发展的规律、道德与社会物质生产活动的关系、道德与其他社会现象的关系、道德理想和道德原则、道德教育和道德修养、道德规范和道德实践中的理论问题以及伦理学研究中的一般方法问题等。

规范伦理学是以道德原则和规范为研究内容的伦理学分支学科。伦理学的根本任务在于解决现实社会生活中的道德问题。要调整人与人之间的关系、反映和解决人生意义、人的使命和责任以及行为的善恶等问题,就必须确立一定的道德原则和道德规范,为人们指明行为方向和价值目标,使人们认识和理解什么是应当做的,什么是不应当做的。阐明和论证道德原则和道德规范是规范伦理学的基本特征。

应用伦理学是以现实生活中的道德问题和科学技术发展中出现的道德问题为研究内容的伦理学分支学科。应用伦理学重点研究科学技术道德、职业道德、婚姻家庭道德和社会公共生活道德等问题。应用伦理学是伦理学的一个新的分支学科,具有从现实出发,强调理论联系实际,注重普及,运用多学科知识进行综合研究的特征。应用伦理学受到社会的关注度高,发展速度快。

理论伦理学、规范伦理学和应用伦理学在研究内容上各有侧重、相互区别,但又相互联系。理论伦理学在研究道德理论时,不能不涉及道德原则和道德规范,不能不涉及现实社会生活中的道德问题,同样,规范伦理学和应用伦理学在研究道德规范和现实生活中的道德问题的时候,也离不开伦理学基本理论的指导和对道德规范、现实道德问题的理论分析。因此,将理论伦理学、规范伦理学、应用伦理学三者割裂开来,用某一学科取代、否定其他学科的做法是错误的。

伦理学是一门知行相统一的具有鲜明实践特征的科学。它以科学的形态再现道德,以理论思维的形式揭示道德现象的内部联系和基本规律。伦理学作为一门规范科学和应用科学,要从社会生活实际出发,从现实的道德关系中提炼和概括道德规范和道德原则,研究和揭示道德原则和道德规范的特点、本质和规律。

### (三)伦理学在社会生活中的地位和作用

伦理学在社会生活中的地位和作用至关重要。一个国家、一个民族能否长治久安,能否不断进步与这个国家和民族的道德状况直接相关。社会要安定,人们必须在一定的社会规范下有序生活。社会规范分为两大类:一类是强制性的,即各种政令、法律和法规;另一类是非强制性的,主要是指道德规范。社会的安定和进步既需要法律和法规的保障,同时也需要道德规范的保障。

道德规范是通过社会舆论、传统习惯、榜样感化和思想教育,使人们形成内心的道德观念、情感和信念,自觉地按照社会道德的要求调整自身的行为。道德规范虽不是强制性的,却能使人们自觉自愿地、积极地按照它的要求为人处世。因此,从道德规范的角度对社会的治理是一种治本治心的治理。这个道理,许多古代思想家都试图给以说明。中国古代儒家学说的创始人孔子就有过"道之以政、齐之以刑，民免而无耻，道之以德，齐之以礼，有耻且格"的说法。古希腊斯多葛学派创始人芝诺把哲学比作果树园，把逻辑学比作墙，把物理学比作树，而把伦理学比作果实。

伦理学的社会作用主要是为人们的观念和实践导向。马克思主义伦理学认为，人们的道德观念被社会的经济关系决定，同时，又对社会经济关系的调整产生巨大作用。一定的道德观念总是与特定的社会物质生产活动和经济水平相联系，从而使道德的产生、发展表现出必然性。道德相对于社会物质生产活动、相对于社会经济关系又具有一定的独立性。落后的道德观念并不会随着产生它的经济关系的消失而自动消失，先进的道德观念也不会随着新的经济关系的产生而自然而然地出现。无论是先进的道德观念，还是落后的道德观念，都对社会生活起着导向作用，这是不以人的意志为转移的。先进的道德观念促进社会进步，落后的道德观念则阻碍社会发展。在马克思主义伦理学的指导下，坚定地弘扬先进的道德观念，自觉地投身道德实践，促进社会道德进步，是社会长治久安的重要保障。

**（四）道德与医德的关系**

道德与医德是一般和特殊的关系。道德是通过社会舆论、内心信念、传统习惯、榜样感化和思想教育调整人与人之间、人与社会之间关系的行为规范的总和。医德，即医学道德则是通过社会舆论、内心信念、传统习惯、榜样感化和思想教育调整医患之间、医务人员之间、医务人员与社会之间关系的行为规范的总和。道德是泛指做人的规矩，医德则是特指做医务人员的规矩。道德作为一般的普遍的东西存在于包括医德在内的各种特殊的、具体的社会领域的道德之中；医德作为特殊的、具体的东西表现着一般的、普遍的道德，并受一般的、普遍的道德观念制约。

## 二、医学伦理学的概念、内容和意义

**（一）医学伦理学和医德概念**

医学伦理学是研究医学实践中的道德问题的学科，是关于医学道德的学说和理论体系，亦称医德学。医学伦理学以医务人员的医德意识、医德关系、医德行为为对象，研究医务人员优良道德品质的培养和形成，探索医德现象的本质和规律。医学伦理学研究的主要内容包括：医德的本源和发展、医德原则、医德规范和范畴、医德修养、医德选择和评价。

**（二）医学伦理学的特点**

医学伦理学作为伦理学的一个分支学科，属于应用伦理学范畴。医学伦理学是医学与伦理学相交叉的学科，是伦理学的理论、观点与医学实践相结合的产物。

医学伦理学以医学活动中的道德关系为研究对象，既不同于一般的理论伦理学和规范伦理学，也不同于其他的应用伦理学如军事伦理学、工程技术伦理学、商业伦理学。医学伦理学是关于医学活动中人与人之间的道德关系的研究，它既不同于以人体的结构和功能、人的健康和疾病为研究对象的基础医学、临床医学，也不同于以医学活动为研究对象的医学、医学方法学、医学人才学等学科。医学伦理学的应用学科、交叉学科性质要求从事医学伦理学研究的人必须具备伦理学、医学以及其他相关学科的知识和方法，理论伦理学知识、规范伦理学知识、医学知识都是医学伦理学研究所必需的。

医学伦理学具有显著的实践性。医学伦理学是医学实践活动的产物，是适应医学实践的需要产生的。医学伦理学是对医学实践中的道德关系、道德意识、道德行为的理论概括和说明，而来自医学实践的道德原则、道德规范又对医学实践有着巨大的指导作用。医学实践活动既是医学伦理学的基础动力，又是医学伦理学的目的和检验医学伦理学科学性质的唯一标准。

医学伦理学还具有鲜明的时代性。医学伦理学伴随着医学实践的发展而发展。在不同历史时期的医学活动中，医患之间、医务人员之间、医学与社会之间的道德关系具有不同的特点，导致不同时代的医学道德学说具有不同的内容。特定历史时期的医德关系与该时期的经济关系、政治关系有着千丝万缕的联系。医德关系既是经济关系的反映，又在一定程度上影响、改变着经济关系。医学伦理学在不同时代的特征并不排斥医学伦理学的继承性，并不否定医德优良传统对后世的影响。特定历史时期的医学道德都是人类医学活动优良道德传统的积淀和进化，又是特定时代医学实践的产物。医学伦理学的时代特征在本质上是高于传统道德标准的。特定时代的医学道德总是根植于该时代医学实践的土壤之中并总是为着解决该时代的特殊问题而存在的。传统的医学道德能够在解决新问题的过程中发挥作用，能够在现实的医学活动中发扬光大。因此，我们要继承和弘扬医学的道德传统。但是，不能奢望用传统医德解决现实医学活动中出现的一切问题。在当代，医学伦理学面临的各种难题，有来自医学技术进步的（如辅助生殖、基因重组引发的道德问题），也有来自社会生活变化的（如我国社会主义市场经济建设中的医德问题）。解决这些难题，弘扬医学道德的优良传统无疑是必要的，医学的优良道德传统是解决这些现实问题的重要依据，当然，现实问题的解决，最终要靠对现实问题的伦理学研究。事实上，这正是医学伦理学迅猛发展、社会主义市场经济条件下的医德建设引起人们普遍关注的原因之所在。

（三）医学伦理学的研究对象

医学伦理学研究是围绕医学活动中人与人之间的道德关系展开的。医务人员与患者的关系是医学活动中最为基本的人际关系，医学伦理学的复杂内容和各种规定都围绕这一关系展开。医务人员之间的道德关系亦是医学伦理学研究的内容。现代医学活动不是医生与患者之间的个体行为，医生对患者所患疾病的诊治是通过一个诊治系统完成的。这个系统的各个子系统、各个专业部门的医务人员都要与患者发生直接、间接的联系，同时，各个子系统、各个专业部门的医务人员之间也要发生一定的关系。医生与医生之间，医生与护士、技师、药剂师乃至医院管理人员、后勤人员之间的关系都有着丰富的道德内涵。医学伦理学还研究医务人员、医疗卫生部门与社会的关系。医务人员是一特定的社会群体，医疗卫生部门是一特定的社会服务系统，医务人员的道德水平、医疗卫生部门的行业行为既受社会风气的影响，又影响着社会风气。从道德的角度研究、揭示医务人员、医疗卫生部门与社会的关系是医学伦理学研究的任务。

医学伦理学是关于以医疗卫生工作为职业的人的伦理学。医务人员的职业道德是医学伦理学研究的重要对象。注重道德修养是医学工作者的优良传统，良好的职业道德修养是医学工作者基本素质的重要组成部分。医学伦理学既研究医务工作者共同具有的道德素质，也研究这一共同的道德素质在不同工作岗位上的具体体现。医务人员职业道德的部门化、专业化、具体化是医学道德进步的重要标志。

当代医学进步、社会发展引发的医学道德问题是医学伦理学研究的重要内容。医学伦理学具有实践性和时代性特征，必然要研究和回答医学实践和社会生活中提出的许多医学道德问题。当代医学进步和社会发展引发的社会问题往往为人们始料未及，迫切需要伦理学的分析、评估，需要伦理学为医学进步规定方向。脱离、背离伦理道德的医学研究是盲目的、有害的，是违背医学本质的。伴随当代医学技术进步产生的与生命、死亡相关联的各种医学问题使医学研究和医疗行为进退维谷，在本质上是伦理道德的困惑，需要经过慎重的伦理分析，及时做出正确的判断和选择。

（四）学习和研究医学伦理学的方法

理论与实践相结合是医学伦理学研究最为基本的方法和原则。坚持理论与实践相结合的观点和方法是马克思主义医学伦理学区别于其他医学伦理学学说的本质特征。马克思主义医学伦理学的理论体系、观点、方法都是在理论与实践相结合的层面上展开的。密切关注医学研究和医疗卫生活动的最新动态和发展趋势、难点和热点问题，在理论与实践的结合上评估医学活动的动态、趋向和典型案例是学习和研究医学伦理学的基本方法。在医学伦理学研究中，理论和实践是浑然一体、有机地结合在一起的。离开实践的理论必然是空洞的、无生命力的理论；离开理论的实践则必然是盲目的、缺乏自觉性的实践。在医学伦理学研究中贯彻理论与实践统一的原则，坚持应用理论与实践相结合的方法，既可以最大限度地发挥医学伦理学理论的反映、评估、批判、建设功能，又可以最大限度地发挥医德实践的创造性、主动性和目的性（可参阅本书附录2、附录3、附录4、附录5）。

综合是医学伦理学的方法论特征。医学伦理学具有交叉、综合性质，是医学与伦理学的综合，是古代伦理传统与现代医德活动的综合，是中国与外国医德理论与实践的综合。医学伦理学与哲学、社会学、人才学、历史学、心理学以及医学各分支学科的广泛交叉，为其在当代的发展奠定了坚实的基础，开辟了广阔的道路。

在医学伦理学研究中，还有许多具体的研究方法，诸如比较方法、个案分析方法、回顾方法、前瞻方法、归纳方法、演绎方法、假设方法、模型方法、评估方法、问卷调查方法、跟踪研究方法等都为现代医学伦理学研究广泛应用。

（五）学习医学伦理学的意义

学习医学伦理学有益于弘扬医学事业的优良道德传统。医学是一门有着悠久历史、优良的道德传统的学科。学习医学伦理学，可以使我们了解医学道德的历史发展轨迹，感受历史上和现实生活中医务工作者献身医学事业、全心全意为患者服务的高尚道德境界，坚定投身医学事业，全心全意为患者服务的信念；可以使我们自觉地以前辈为榜样，用自己的行动继承医务的道德传统，为医学事业的发展做出应有的贡献。

学习医学伦理学有利于提高医务工作者的道德素质。医学职业是崇高的道德职业。无德不成医。医务人员要胜任医学工作需具备三个基本条件：一是高尚的道德；二是精良的医术；三是必需的设备。道德高尚是一个至关重要的条件。就医务人员的整体素质而言，道德素质是举足轻重的组成部分。只有道德高尚的人才能够自觉地、正确地处理医患关系、医际关系、医社关系，才能刻苦钻研专业知识、技能，才能抵御不正之风的侵袭，完成为患者解除病痛的任务。

学习医学伦理学有利于医学事业的健康发展。当代医学面临许多新情况、新问题。医学的高新技术特征、市场经济建设对医疗卫生工作的影响，医学道德传统与医疗活动中存在的价值观念多元化倾向的冲突，都是以往的医疗卫生工作未曾遇到的。这些新情况、新问题给医疗卫生工作带来了这样那样的困惑。面对这些新情况、新问题，只有加强医疗卫生工作的精神文明建设，强化医学道德意识才能保持清醒的头脑，牢记医学初心，坚定不移地恪守医德，全心全意地为患者服务。学习医学伦理学，研究医学伦理学有助于医学道德进步，有利于推进医院精神文明建设，有利于建立良好的医院秩序和风气，有利于提高医疗卫生服务质量，有利于培养德才兼备的医学人才，有利于医学科学进步和社会和谐发展。

## 第二节　医学模式转变与医学道德进步

### 一、医学基本观念的伟大进步与医学伦理学研究的盲点

由生物医学模式向生物-心理-社会医学模式的转变是20世纪医学界最伟大的进步之一。医学模式转变无论在理论研究上、还是在实践操作上都尚有许多工作要做。在理论和实践的结合上促进生物医学模式向生物-心理-社会医学模式的转变是当代医学的重要任务，是提高医疗服务水平的重要保证。当前，医学模式转变中的道德问题的研究就是一项理论意义和实践意

义都十分重大、颇具紧迫性的工作。

医学模式转变是医学基本观念的变革。医学基本观念的变革必然涉及医学道德问题，从伦理学的角度研究医学模式转变是医学模式转变研究的题中应有之意。但是，医学模式转变所具有的深刻道德内涵，道德建设之于医学模式转变的作用，尚未能引起医学界足够的重视。理论问题未解决，实际工作必然被动，通过职业道德建设促进医学模式转变的工作便无从谈起。医学模式转变这一医学基本观念的伟大进步与道德评价的缺如、滞后形成了鲜明的反差。对这个问题应当给予特别注意和认真思考。

在医学模式的研究中，伦理学的探讨十分薄弱，缺少深入的和深刻的伦理学研究。这是当代医学研究中存在的"方法论"与伦理学割裂、医疗实践中存在的医术与医德割裂即"精"与"诚"割裂的一个表现，它反映了医学研究中存在的一种片面性和定势。

忽略医学模式转变的伦理学研究是基于这样一条逻辑思路：医学思维方式与医学伦理学是截然不同的；医学模式转变是关于医学基本观念、医学思维方式的转变，不属于医学伦理学研究的范畴。用医学思维方式与医学伦理学之间的区别否定二者之间的联系，将医学思维方式与医学道德割裂开来，在理论上是错误的，在实践中是有害的。因为医学思维方式与医学伦理学在相互区别的同时，还相互联系；二者之间的相互联系源于医学实践，并反作用于医学实践。

## 二、医学道德是医学模式转变研究的重要内容

以往，人们对生物 - 心理 - 社会医学模式取代生物医学模式的评价，大多是从思维方式的角度思考，将医学模式的转变概括为全面的医学观念对片面的医学观念的取代。这无疑是正确的，但并不全面。因为，用生物 - 心理 - 社会医学模式认识疾病，诊断、治疗疾病，较之生物医学模式的优越，不仅表现在思维方式上，还表现在医学道德上。换言之，医学模式的转变不仅是医学思维方式进步的标志，而且是医学道德进步的表现。不过，医学模式与医学道德之间的关系是医学模式转变中更深层次上的东西。大概正是由于它固着在深层、又不似思维方式那样"实用"，才被人们忽略。

这里，涉及对生物医学模式的评价。近代生物医学模式对古代整体医学模式的取代，是医学进步的重要标志。但是医学在近、现代的发展，是以放弃一些本不该放弃的东西为代价的。尽管古代整体医学模式有笼统、模糊、猜测的性质，但其注重从整体的角度认识健康和疾病，重视包括心理、社会因素在内的诸多因素在疾病发生中的作用的基本观念，是必须给予肯定的。令人惋惜的是，古代医学重视整体的基本观念，并没有在近代医学中继承下来。近、现代医学在不断精细、深化，否定古代医学的笼统、模糊、猜测性质的同时，却把古代医学模式重视整体的基本观念忽略了。用历史的眼光看，近代医学不可能沿着古代医学整体模式的思路，在生物、心理、社会等几个向度齐头并进地发展。在与人的健康、疾病现象密切相关的诸多因素中，近代医学选中了最为直接的生物因素作为研究方向，这使得医学不得不走一条片面发展的道路。

必须承认，生物医学在数百年的发展中取得了辉煌的成绩。用历史的观点看，这是符合医学发展规律的。近、现代医学只能首先选择解决生物因素在疾病发生、发展中的作用的问题，因为，不搞清楚生物因素在疾病发生、发展中的直接作用的问题，心理、社会因素的间接致病作用便无从揭示。

但是，过分重视生物因素在疾病发生、发展中的作用，忽略心理、社会因素的作用，也是近、现代医学发展的事实。这个事实说明，近、现代医学在进步的同时，也存在某些倒退。从思维方式的角度看，忽略心理、社会因素在疾病发生、发展过程中的作用，是片面的；从病因学、诊断学、治疗学的角度看，心理、社会因素在疾病发生、发展过程中的作用是不容忽略

的。但这还不是问题的全部。

还有一个非常重要的评价角度，这就是伦理学的角度。生物-心理-社会医学模式取代生物医学模式不仅是医学思维方式的进步，而且是医学道德的进步。原因显而易见，忽略心理、社会因素在疾病发生、发展过程中的作用在本质上是不道德的。人的心理特征和社会属性是人之为人的最为本质的特征。忽视这一特征，仅仅从生物学角度认识人，诊断、治疗人的疾病，至多是把人等同于猴子。从这个意义上分析，生物医学模式在取代古代整体医学模式的过程中，不仅抛弃了古代医学模式注重整体的基本观念，而且放弃了古代医学模式中尊重人、强调人的本质特征的道德内涵。

亘古以来，医学始终是道德科学，医疗活动始终是道德之举，医学有着显著的道德本质。但是，在医学发展的不同时期，医学的道德本质的贯彻是有差异的。就古代医学与近代医学的差异而言，医学的道德本质是内在于古代整体医学模式之中的，换言之，古代整体医学模式本身就体现着医学道德。西方医圣希波克拉底的《希波克拉底誓言》、中国药王孙思邈的《大医精诚》，都有着鲜明的将医术与医德融于一体的特点。近代医学则不然。尽管讲究道德同样是近代医学的传统，在近代医学史上，许多医学家崇高的道德境界可歌可泣。但与古代相比较，由于近代医学模式中缺乏心理、社会因子，将医学道德外在于医学模式，使医学道德不能通过医学模式贯彻。理性地说，在仅仅从生物的角度认识人的健康和疾病的生物医学模式里，医学对人的尊重是缺乏载体的。将人的社会属性、亦即人区别于动物的本质属性，置于医学基本观念之外，不考虑人的社会性质、心理特征，何谈对人的尊重？

如果将医学发展视为一个过程，生物-心理-社会医学模式取代生物医学模式具有向古代整体医学模式复归的含义。当然，当代医学模式与古代医学模式不是一个层次上的，这种复归是就基本精神而言的，被生物医学模式否定了的古代医学模式的整体观念重新被生物-心理-社会医学模式肯定。这种否定之否定关系，也包含着道德方面的含义。生物-心理-社会医学模式在比古代医学模式清晰得多从而深刻得多的水平上强调人的整体统一性，使医生重新认识到人不仅具有生物属性，而且具有心理属性和社会属性，是生物属性、心理属性、社会属性的有机统一。生物-心理-社会医学模式的确立有力证明了医学具有科学技术性质，而且具有人文科学性质，医学是科学和人文的完美统一（可参阅本书附录1）。在生物-心理-社会医学模式里，"人"才是真正意义上的人；用生物-心理-社会医学模式认识患者的疾病和患病的人，才是从真正的人的意义上认识人的疾病和患病的人。这样，医学对人的尊重就体现在医学模式即医学基本观念之中了。

在生物医学模式居于主导地位的几百年间，医学的发展形成了巨大的惯性和惰性，要在实践中确立生物-心理-社会医学模式，就要克服这种惯性和惰性造成的思维定势和疾病预防、诊断、治疗、康复模式，克服忽略人的心理、社会属性、将人仅仅理解为生物体的片面性。这实质上是道德建设。

医学模式转变说明医学道德进步是医学发展的必然要求，说明当代医学的发展为医学道德进步提供了新的契机和坚实的、强有力的保障，医学道德进步已经以医学模式转变的方式反映到医学基本观念之中。

但是，医学模式转变只代表着医学的发展方向，生物-心理-社会医学模式的全面落实还有许多工作要做。其中就包括医学道德对医学模式的促进作用。医学模式与医学道德之间是相互作用的，医学道德在接受医学模式转变的促进作用的同时，也作用于医学模式转变。

### 三、用道德的力量促进医学模式转变

集医学思维方式进步与医学道德进步于一体的生物-心理-社会医学模式的确立和落实是

以道德进步为依托的。医学模式与医学道德进步相互作用。医学模式转变有着深刻的道德内涵，可以促进医学道德建设，只是医学模式转变与道德进步之间关系的一个方面。医学模式转变与医学道德进步之间的关系还有另外一个方面，这就是道德进步对医学模式转变的促进作用。生物-心理-社会医学模式取代生物医学模式在推动医学道德进步的同时，还要求道德进步来保障。这是医学模式转变与医学道德进步之间关系中的至关重要的内容，是医学模式转变在实践中滞后的一个至关重要的原因。

在医学模式转变上，相对于思维方式方面的工作，道德建设方面的工作更加繁重。

实现道德建设对医学模式转换的促进作用，要做两方面工作：一是揭示医学模式转变的道德内涵，使广大医务人员理解医学基本观念的进步本身就包含着医学道德进步的含义，真正认识到医学道德就存在于医学基本观念之中；二是通过加强医德建设，认识医学模式转变的必然性，提高医务人员的道德素质，自觉接受生物-心理-社会医学模式、落实生物-心理-社会医学模式，促进医学模式在实践上的转变。在落实新医学模式上，要使医务人员建立起一种道德责任感，要将在临床诊疗实践中贯彻新医学模式同在真正意义上尊重患者、理解患者紧密结合起来。

医学模式转变与医学道德进步的统一提示，医学思维方式的进步与医学道德的进步是一个事物的两个方面，犹如一枚硬币的两面一样，不可割裂。尊重人、理解人，与从生物、心理、社会整合的意义上认识健康、疾病是一致的。但是，在现实生活中，却存在着忽视医学思维方式进步与医学道德进步二者之间内在联系的模糊认识和割裂医学思维方式进步与医学道德进步二者之间内在联系的错误做法。这既说明医学伦理学理论研究的重大责任，说明医德实践的重大意义，也说明真正实现医学模式转变的艰难。

由此可见，医学伦理学研究不能停留在实践的表层，要深入到医学核心的、本质的理论问题中去，医学道德建设不能停留在工作的表面，要全方位地、深入地开展工作，要在医学基本观念与当代医学实践的有机结合上实现医学道德的功能。

## 第三节 科学技术进步与市场经济背景下的医学伦理学

科学技术进步和社会主义市场经济建设是当代医学发展的两个重要背景。科学技术突飞猛进的发展为医学研究和医疗活动提供了水平越来越高、范围越来越宽阔的平台。人类基因组研究、蛋白质组研究、干细胞研究等前景喜人，医学影像技术、内镜技术、微侵袭手术方式等新的治疗手段广泛运用且效果显著。医学对人体健康、疾病的认识不断深化，预防、诊断、治疗、康复方法与日俱增，都得益于科学技术进步。我国社会主义市场经济的建立及其迅速发展，创造了巨大的物质财富，改变了并仍在改变着中国的面貌。社会主义市场经济也促进了医学和医疗卫生事业的发展。市场经济建设的成果为医学研究和医疗卫生工作奠定了基础，提供了条件。竞争机制引入医学研究和医疗卫生工作极大地调动了医院和医学工作者的积极性。

但是，无论是科学技术进步，还是社会主义市场经济的发展，对医疗卫生活动的作用都不是单向的。科学技术令人震惊的发展和在医学中的应用强化了人们头脑中根深蒂固的医学的自然科学性质和"科学技术万能"的观念。市场经济创造的巨大物质财富以潜移默化的形式宣扬着"市场万能"。在狭义的科学技术的视野里，人是静态的"物质"、动态的"生物"，并不是真正意义上的具有生物-心理-社会综合属性的人。科学技术对人的健康和疾病现象的认识不断微观化、精确化，向基因水平深入，但这种深入并不深刻，因为基因仅仅是健康和疾病的自然基础，基因组和基因组后研究都不能揭示健康和疾病的心理、社会根源；科学技术武装了临床诊断、治疗，不断为疾病的诊治开辟道路，也使临床诊疗形成了对科学技术的过分依赖。市场经济的负面影响，导致医疗高新技术应用上的无序甚至滥用，造成医疗卫生资源的浪费。拜金主义、道德滑坡，成为医学发展的障碍。

科学技术至上、市场至上的思潮不能不引起人们的重视，不能不引发人们对这些错误思潮的批判。但是，科学技术至上、市场至上思潮之于当代医学的发展还只是外在的东西。医疗活动接受错误思潮的影响，根源于医疗活动自身。在医疗活动中本应给予强调、重视的东西未能得到强调和重视，本应深入开展的职业道德教育和深入的医学伦理学研究未能有效地进行，才抵挡不住错误思潮的侵袭。

当前，要加强医学高新技术应用中的道德建设。高新技术是由人掌握的，高新技术的大量引进是否合理，能否正确处理高新技术与常规技术的关系，能否实现高新技术与临床经验的有机结合，是我们必须面对的问题。提高临床诊断和治疗的水平，取决于医务人员的素质，其中职业道德素质至关重要。只有树立良好的职业道德，才能防止高新技术的滥用，才能不断提高临床诊疗水平。在社会主义市场经济建设中，道德建设的作用越来越受到人们的关注。市场经济是法治经济。法律的强制制约是必要的，但如果缺少道德规范和道德自律约束，是很难使人做到发自内心地自觉履行法律的，仅出于对法律的盲从或迫于它的威慑而产生的效果，不能长久，也不能治本。因而，市场经济必然是道德经济，道德对市场经济的规范是通过评价功能、教育功能、激励功能来实现的。法治治身，德治治心；法治治近，德治治远；法治禁恶于已然，德治治恶于未然。社会主义市场经济是法治和德治有机结合的新型经济体制，是道德建设和法治建设完备的统一，是"自律"与"他律"的统一。德法并举，两手抓，两手有机结合，才能相得益彰。

崇高的道德境界具有震撼人、感染人、教育人、塑造人的力量。深入开展医学职业道德教育，大力弘扬医学职业道德、宣传高尚的道德境界，是非常需要、非常有效的。当前，展示社会生活中的真、善、美，理直气壮地开展正面教育尤为重要。崇高的行为往往朴实无华，司空见惯，似乎不易察觉。其实，美好的、崇高的、感人的东西就在现实生活之中。发现真善美，展示真善美，让更多的人感知真善美，是教育者的任务。道德教育要深入实际，道德教育的珍贵素材就在现实生活之中。

2003年夏，抗击SARS（严重急性呼吸综合征）取得重大胜利之后，有学者反思医学职业道德教育时认为，医务工作者的道德水平、特别是年轻医务工作者的道德水平在抗击SARS中迅速提升。这种观点不无道理，但并不全面。抗击SARS确实在净化人们的心灵方面，客观上起到了道德教育的作用，但抗击SARS更是医务人员职业道德水平的一次展现。在医务工作者群体中年轻人是占相当比例的。已经没有人怀疑，在人类与SARS的殊死搏斗中，医务人员作为一个群体，是义无反顾地冲在最前面的，他们面对死亡无怨无悔、勇往直前、前赴后继，他们崇高的道德境界令世人称赞。也同样没有人怀疑，在与包括传染病在内的各种各样的疾病作永无休止的斗争中，医务人员永远是站在最前列的。这是医学的历史，也是医学的现实。2008年汶川发生大地震，医务人员在余震中救治伤员，身着白大衣的医务人员与解放军一起被人民群众赞誉为"最可爱的人"。这是对医务人员良好职业道德的又一次检验和说明。正如习近平同志在2016年全国卫生与健康大会上所强调的，长期以来，我国广大卫生与健康工作者弘扬"敬佑生命、救死扶伤、甘于奉献、大爱无疆"的精神，全心全意为人民服务，特别是在面对重大传染病威胁、抗击重大灾害时，广大卫生与健康工作者临危不惧、义无反顾、勇往直前、舍己救人，赢得了全社会的赞誉。医学道德在医疗卫生工作中的重要作用充分说明了医学职业道德传承的必要和重要，说明了在医学培养中医学伦理学教育的必要和重要。

# 第1章 医学的道德传统

崇尚道德是医学的传统。纵观人类医学史，崇尚道德是一条鲜明的主线。继承和弘扬医学道德是医务工作者的职责。

## 第一节 中国医学的道德传统

中国医学历史悠久、内容丰富，有着显著的注重道德的特点。

### 一、中国医学道德的历史进程

中国医学道德伴随着中国传统文化和中国医学的发生、发展，先后经历了发端期、形成期、发展期和完善、深化期四个阶段。

#### （一）中国医学道德的发端期

春秋战国时期，中国文化发展中出现了空前繁盛的"百家争鸣"景象。儒家的仁爱、道家的道法自然和墨家的兼爱等思想均产生；同时，专门从事医学活动的人已经出现。这两方面为中国传统医德的形成提供了必要条件。在医疗活动中，医生的观念和行为呈现出明显的道德自觉性，标志着真正意义上的医德已经产生。这一状况可通过官医和民间医生的言行得到了解。

春秋时期，医生附属于贵族阶级，其职业特性相当于"私人内侍"[①]。医和、医缓都属于这种类型，其身份和地位都不高。《礼记·王制》明确地说："凡执技以事上者，祝、史、射、御、医、卜及百工。凡执技以事上者，不二事，不移官，出乡不与士齿"，这里的"出乡不与士齿"意味着"医"的身份和地位不及"士"，和庶民差不多。据《吕氏春秋》所载，战国医生文挚在清楚齐王的病难于医治、自己可能会被齐王杀害的情况下，还是选择为齐王治病，最终被齐王所杀。"齐王杀文挚"，表现出医生尽心为患者诊治、不避风险的道德境界。

春秋晚期，民间医生已有一定程度的兴盛[①]。《史记》有关扁鹊的记载集中代表了那时医生的道德水平。第一是"随俗为变"的行医原则。与官医相比较，民间医生与普通百姓接触的机会更多，其医疗活动具有更大的社会价值。扁鹊"过邯郸，闻贵妇人，即为带下医；过雒阳，闻周人爱老人，即为耳目痹医；入咸阳，闻秦人爱小儿，即为小儿医；随俗为变"，这一方面反映出民间医生广泛的活动范围。"随俗为变"的行医原则说明扁鹊善于把社会、患者的需要放在首要位置，并以此为准调整诊治疾病的行为。第二是客观、实事求是的态度。根据《史记》的有关记载，扁鹊以其医术高超"名闻天下""尽以扁鹊为能生死人"。针对这种评价，扁鹊说："越人非能生死人也，此自当生者，越人能使之起耳"，扁鹊面对盛名，谦虚、实事求是的态度彰显了很高的道德境界。第三是倡导"信医不信巫"。扁鹊针对当时人们有病找巫、问占卜的现象，提出"信巫不信医不治"，明确地将医与巫分开，这在巫医混合、人们对医尚存疑虑的时代背景之下，具有显著的进步意义。

---
[①] 金仕起.古代医者的角色//李建民.生命与医疗.北京：中国大百科全书出版社，2005：4-6.

## (二) 中国医学道德的形成期

秦汉时期，医学有了明显的发展，《黄帝内经》的出现标志着中医学形成了初步的理论体系。当时，有病找医生的观念已经相当普遍[①]。同时，医学与道学、儒家的关系日渐密切，医学文化日益受到道学和儒家的影响。在这样的背景下，传统医德初步形成。

秦汉时期，在官医之外，民间医生大量出现，师徒传授的人才培养方式对医学发展产生了较大的推动作用[②]。由于诊治疾病的需要，君王和一些贵族经常召见医术高超的民间医生，民间医生的地位较之前有所提高。这一时期，民间医生的代表人物之一是淳于意。淳于意是"医案"的创造者[③]，他用医案记录整个诊治过程，如实书写，不避缺失，为后世树立了榜样。另一位代表人物是郭玉。除了具有高明的医术之外，郭玉被人评价为："仁爱不矜，虽贫贱厮养，必尽其心力"（《后汉书·方术列传》），说明医生的个人修养开始被人关注。郭玉认为，患者身份的高、低之别会对医生的治疗行为产生重要影响："贵者处尊高以临臣，臣怀怖慴以承之""重以恐惧之心，加以裁慎之志，臣意且犹不尽，何有于病哉？"（《后汉书·方术列传》），反映出医患关系在诊治过程中的重要性，表现了封建时代"礼"的约束对行医所产生的副作用。

西汉初期，由于黄老思想盛行，道学对医学理论产生了直接的影响。从医德角度看，道学的影响体现在两个方面。第一，和官医、民间医生一起，秦汉之际的神仙方士与东汉时期的道教徒对医学发展做出了很大贡献。[④] "橘井留香""悬壶济世"等典故反映的就是有关这些人的医疗活动，他们虽体现了隐者的共同特性，但亦践行了以医活人、救命、济世的精神，所以能被世人记住并传诵。第二，医德观念体现在医学著作中。出现在这一时期的《黄帝内经》，被视为中医历史上第一部医学著作，其中包含了丰富的医德观念。这些观念有着明显的道学特点。书中最为重要的医德观念是提出"以道驭术"的医术规范，在养生观、医德评价上体现出以"自然"为上的价值观。中医学浓厚的人文精神集中体现在《黄帝内经》中，其医德观念在中国传统医德史上具有重要的地位。

西汉中期，汉武帝实行"独尊儒术"，儒家独尊取代了之前的"百家争鸣"，儒家思想对医德产生了深刻、广泛的影响。东汉时期，儒家思想的影响开始在医德观念中得到较为集中的体现。张仲景的医德观念很有代表性。在《伤寒杂病论》的序文中，张仲景从三个方面表达了医德观念。第一，重视生命。他认为，身体是根本，轻身逐外，有失根本，"皮之不存，毛将焉附？"第二，医学具有普适价值。他指出，医学"上以疗君亲之疾；下以救贫贱之厄；中以保身长全，以养其生"，进可以"爱人知人"，退可以"爱身知己"。第三，注重素养。他对当时的医生进行了评价，"观今之医"，行医治病以对医学的"管窥"为基础，素养较差，指出医生应该具有"勤求古训、博采众方"的学和识。张仲景的医德观念说明，运用儒家观念阐发生命观、医学价值观、审视医生素养，已成为当时医生的自觉。

在道学和儒家的影响下，医学的人文精神开始凸显，医学爱人、救命、济世的功用开始得到发挥，医生素质、个人修养开始受到重视，这些都表明传统医德已初步形成。

魏晋隋唐时期，官办医学的出现和医书的出版发行都对医学产生了积极的影响，推动了医学的发展。魏晋时期，儒、释、道三种思潮并立，隋唐时期，佛教大兴。医学的发展和社会思想的繁盛促进着医德的正式形成。

---

[①] 金仕起.古代医者的角色//李建民.生命与医疗.北京：中国大百科全书出版社，2005：7.
[②] 同上，25.
[③] 同上，23.
[④] 同上，35.

魏晋隋唐时期，医生队伍中除了众多的道医和少数的儒医之外，僧医数量倍增。由于医术救人的功用和佛教的护生精神十分契合，医术受到佛教的重视，这促使很多僧人研习医术，并出现了诸多医术高超的僧医。到了唐朝，佛教大兴，很多寺院发扬慈悲精神，救治多种传染病患者，这种举措使得佛教的慈悲和因果报应等观念对医德产生了深刻影响。

魏晋隋唐时期的医德状况可由三个代表人物的观念来了解。第一，葛洪。他兼有医学家和道教思想家的双重身份。葛洪一生著作宏富，其著作《肘后救卒方》《肘后备急方》在传统医学史上占有重要的地位。他在其著作《抱朴子·内篇》中曾讨论到自己研究医学的动机："古之初为道者，莫不兼修医术，以救近祸焉"。他明确主张道士要兼修医术，认为修道者如不兼习医术，一旦"病痛及己"，便"无以攻疗"，不仅不能长生成仙，甚至连自己的性命也难保住，"百病不愈，安得长生？"他认为，"若德行不修，而但务方术，皆不得长生也"（《抱朴子·内篇》卷十五）。他强调："为道者以救人危使免祸，护人疾病，令不枉死，为上功也"（《抱朴子·内篇》卷十五）。葛洪的道德要求，明显地融合了儒家和道教的思想。第二，杨泉。在传统医德史上，杨泉首次专门针对医生的素养进行阐述。他从"智"和"德"两方面提出了要求，认为医生应该"其德能仁恕博爱，其智能宣畅曲解"（《物理论》）。对医生道德的强调是杨泉的一大特点，"夫医者，非仁爱之士，不可托也，非聪明理达，不可任也，非廉洁淳良，不可信也。"（《物理论》）将品德作为医生不可或缺的条件，这在医德史上尚属首次，这是儒家仁、智、廉等美德观念在医生道德内容上的再现。第三，孙思邈。虽然道家将孙思邈视为道医，但他的医德观念表现出融合儒释道的特点。孙思邈的医德代表作《备急千金要方·大医精诚》说："大医治病，必当安神定志，无欲无求，先发大慈恻隐之心，誓愿普救含灵之苦"佛教意味跃然纸上。他从佛教"众生平等"的角度明确反对用"畜"作药，"夫杀生求生，去生更远"，体现了浓厚的护生意识。他还引用"老君"之言，"人行阳德，人自报之；人行阴德，鬼神报之"，从承负说的角度强化了对行医过程中的道德要求。此外，儒家"仁""忠恕""志存救济"等观念也贯穿在文章中。

通过葛洪、杨泉、孙思邈的医德观念，可以看出，魏晋隋唐时期，儒释道三者并存的局面也反映在医德里。在儒释道相互并存与融合的影响之下，以"仁"为核心的医德观念逐渐形成，医德内容逐渐丰富，尤其是孙思邈的医德观念，其内容涉及医生学习过程、医术水平、医患伦理、行医道德、大医典范、同道关系等诸多方面，在唐代乃至整个医德历史上都具有代表性，代表着传统医德正式形成。

### （三）中国医学道德的发展期

现代医史学家谢观曾说"中国历代政府重视医学者，无过于宋"。为了推动医学的发展，宋代政府采取了很多有关医事的积极举措，其中，对传统医德影响最为深刻的是推动了"儒医"的出现。宋徽宗时期，在国子监设立"医学"科专门吸收儒生即"士"入学，提高了医生的社会地位，对医生队伍的变化产生了深远影响。谢观先生曾指出，医生这门职业，自宋代为之一变，从草泽铃医之流转移到士大夫身上，以至出现了"非儒医不足以见重于世"[①]的局面，学医渐成社会风气，最终，"习儒术者，通黄素，明诊疗"（《宋会要辑稿》）的那些人即"尚医士人""儒医"登上了历史舞台。随着医生队伍的这种变化，医德进入了受儒家思想全面影响的历史阶段。自此，儒家思想自觉、全面地影响着传统医德，使得传统医德在言和行两方面均取得了快速发展。

首先，医德言论里"以儒释医德"传播开来，逐渐形成以仁爱生命为核心的医德原则。为了推动医学发展，宋朝政府整理、刊行了大量医书。对于政府的这种举措，当时的医生赞颂道："我宋勃兴，神圣相授，咸以至仁厚德，涵养生类""颁此成书，惠及区宇""纳斯民于寿

---

① 谢观.中国医学源流论.余永燕点校.福州：福建科学技术出版社，2003：101.

康，召和气于穹壤"(《太平惠民和剂局方》)。儒家仁爱、济世的意味喷薄而出。刘完素本是典型的道医，但其医德观念则表现出明显的儒家意味。他说医术的价值是以"济世为良，愈疾为善"。他站在"仁者"的立场，对误人性命的"世医"提出批评："呜呼！患者遇此之徒，十误八九，岂念人命死而不复生者哉！仁者鉴之，可不痛欤！"（《素问病机气宜保命集》）。由此可见，在传统医德思想内儒家思想逐渐从之前与释、道并存的局面凸显出来，以"仁"为核心的医德原则逐渐形成。如"医者不可不慈仁""为医者，须略通古今，粗守仁义，绝驰惊能所之心，专博施救拔之意"（《重刊本草衍义》）。到金元时期，从儒家思想的角度审视医德的观念已经相当普遍。"医门一业，慈爱为先，尝存救治之心，方集古贤之行"（《活幼心书》）；"医之务业，其道有四，不可遗其一焉。行之恻悯，施之济惠，行之周至，受之平等。恻悯者，每务仁慈；济惠者，常加爱护；周至者，运用无亏；平等者，勿论高下。如此推诚，稍入医学之道"（《活幼口议》）；南宋医书《小儿卫生总微论方》不仅以"正己正物"阐发学医过程，而且对医生个人的道德修养提出要求："凡为医者，性存温雅，志必谦恭，动须礼节，举止和柔，无自妄尊，不可矫饰"。

其次，行医过程中践行仁爱原则的医生增多。儒医对医德的影响除了"言"的方面，更表现在"行"的方面。"金、元士人在决定是否'以医为业'时，除了自养的现实考量外，多半也会从儒学的衡量标准出发而思及'为医'的价值"①，在儒家价值观的影响之下，"格物致知""知医为孝"和"不为良相则为良医"的观念成为儒医行医的思想基础。儒医不仅以儒家思想为理论基础理解医学、阐发医德，更是自觉在行医过程中实践仁爱原则。不少医生主动以身作则，恪守儒者"救世济人"之志，践行儒家"仁爱"原则的行为增多。金元四大家之一的朱震亨就是一位重要的代表。朱震亨不仅医学贡献卓著，而且被时人评价为"执心以正，立身以诚，而孝友之行，实本乎天质"（《九灵山房集·丹溪翁传》），有较高的道德修养。他在为人诊治疾病时，会运用儒家伦理进行"谆谆训诲"，使得很多患者"人随而化"。不仅济人身体，还兼施精神"治疗"，践行了儒家"己欲立而立人，己欲达而达人"（《论语·雍也》）的伦理情怀。由于儒医在行为上的道德自觉，促使"儒医"的内涵发生了转变。有学者指出，"儒医"的称谓在宋金元时期是经历内涵变化的。宋代之初，人们用"儒医"的称谓，意在指明医生的士人身份，到南宋时，这一称谓就突破了身份的限制，逐渐成为对"医者"的价值判断标准②，其道德评判意味逐渐强化，对医生的道德方面的关注更加凸显。明代李梴在《医学入门》中指出"秦汉以后，有通经博史，修身慎行，闻人巨儒兼通乎医"者为"儒医"，并将张仲景、孙思邈都视为儒医，说明在后来的时间里，儒医的内涵依然延续其突破身份的实质，转为指称那些德高术精且影响力深远的医生。儒医内涵的这一转变进一步说明了儒家思想和医德至为紧密的关联。

宋金元时期，从儒家视角理解医学和医术已然相当普遍，"医以活人为务，与吾儒道最切近"（《九灵山房集》）。元代有所谓"儒不医，非通儒。医不儒，非通医"的说法，实际上已经形成了医儒合一的局面，其中包括儒家伦理与医德的合一。在儒家影响之下，传统医德从制度、言、行多个方面出现了前所未有的发展。自宋代始，儒家思想奠定了其在传统医德中稳固的基础地位，这种地位在明清时期一直延续着。

**（四）中国医学道德的完善、深化期**

自明代至清中期，中医获得了长足的发展，儒医数量持续增加，成为医生队伍的主体，儒家思想对传统医德的影响继续深化和普遍化。在儒家思想影响之下，传统医德在丰富、深刻、成熟的方向上得到充分的发展。最终形成了思想深刻、内容丰富、理论体系完善的医德形态。

---

① 陈元朋．两宋"尚医士人"与"儒医"．台北：国立台湾大学文史丛刊，1988：274．

② 同上，40．

从形式上看，出现了大量的医德规范。明清时期，医生数量剧增，据《医部全录》记载，仅明代医生就有900位左右，比宋元时期增加近4倍。随着医生数量的增加，论说医德的言论数量迅猛增多，这些医德言论集中地以规范的形式出现，内容丰富。如明代寇平的"十全三德"，陈实功的"医家五戒十要"，龚延贤提出的"医家十要""病家十要"，缪希雍的"祝医五则"，清代张璐的"医门十戒"，吴楚的"医医十病"，齐有堂的"医门十劝"等。这些规范提出的道德要求均与诊治过程相结合，论说医德很是具体。从诸多规范的内容上看，涉及的面也较广，有医生素养，医生个人修养包括持家、人际交往之道，也有医患伦理，患者道德，诊脉、开方、配药等方面的道德要求，对"仁与智"的关系也有较为集中的讨论，倡导重义轻利的医德观念众多。论说规范的风格多样，有"戒""要""劝""功""过""法""律"等，表现出思想的多元化。有些论说以道教"承负说"或者以佛教"因果报应"为据，但实质上则以宣扬儒家伦理道德观念为目的。明代著名医学家徐春甫不仅医学建树颇丰，还发起、创建了我国医学史上最早的民间医学学术团体——"一体堂宅仁医会"。一体堂宅仁医会吸纳诸多医生探讨医理、切磋技艺，同时针对医界在一定程度上存在着的求利的时弊，倡导大家"深戒徇私、牟利之弊"，要求"克己行仁"，并提出了包括诚意、明理、格致、存心、体仁、忘利、自重、戒贪鄙、恤贫等在内的22项规范[①]。这是中国传统医德史上最早以团体的形式出现的医德规范，具有重要的意义。

从内容上看，形成了"医乃仁术"的医德观念。在明代，"医乃仁术"的观念正式出现并逐渐成为中医界的共识。如"医者，仁术也"（《育婴家秘》）；"夫医之为道，君子用之以卫生，而推之以济世，故称仁术"（《本草纲目》）。明代以后，医乃仁术的观念日益深入人心，成为传统医德中基本的医事观念。中医历史上很多医著的名称"亦有不少标以'仁'或体现'仁义'之意者。诸如《仁术便览》《仁术志》《仁斋小儿方论》《仁斋直指》《仁端录》《体仁汇编》《行仁辑要》……"[②]，从以上诸多医著的名称能够看出，在医学史上，"仁"几乎成为了医事的代称。基于"医乃仁术"这一医事观念，"仁"被视为是医生最重要的品德。"一存仁心，乃是良箴，博施济众，惠泽斯深"（《万病回春》）；"济人利物之心，士君子不可一日不存。济人利物之事，士君子不可一日不行也"（《集验良方》）；"今之明医，心存仁义"（《古今医鉴》）。"医乃仁术"，以仁心指导每一次的治病疗疾，以普遍的生命关爱为精神实质的医学之道最终才会实现。

从理论上看，明代至清代中期的医德理论达到了体系完备的成熟状态。明代以前，医德观念的表达多以"说"为主，理论性不强。自明代起，随着儒家思想对医生道德观念影响的进一步深化，医德理论性增强，并最终形成了完备的理论体系。这集中表现在对"医乃仁术"观念的阐发上。明代徐春甫在《古今医统大全》中说："医以活人为心，故曰医乃仁术"；清代医学家吴达在《医学求是》中也说道："夫医乃仁术，君子寄之以行其不忍之心"。由"活人之心""不忍之心"可以看出，仁是指"仁心"，在儒家人性观的影响下，医生普遍的"以心释仁"，从而提升了"医乃仁术"的理论内涵。"君子寄之以行其不忍之心"，由此，仁心成为医德的人性依据。从理论上看，除了丰富的医德规范外，传统医德具有了人性基础，具有了理论体系。

明清时期，医德的发展不仅表现在"言"的方面，随着儒家影响的深化和普遍化，"德高术精"的医生典范辈出，主要代表有李时珍、徐春甫、傅山、喻昌、叶天士、徐大椿、赵学敏、王清任等。他们的个人修养和医治行为构成了这一时期重要的医德内容。

近代，在中国社会巨变和西方医学文化影响的背景下，中国医学在理论和社会存在形态两

---

[①] 林殷.儒家文化与中医学.福州：福建科技出版社，1993：211.

[②] 薛公忱.论儒医//薛公忱.论医中儒释道.北京：中医古籍出版社，1999：19.

方面出现了巨大变化，随之中国医德也发生了很大转变。1933 年，《医业伦理学》出版，堪称这一时期的医德代表作。书中凸显了医德作为"职业"道德的面相，在医德要求中充分肯定了医业的谋生作用。提出"医师有索酬之权"的观念，"医者清高自守，慈善为怀，不抱金钱主义，不含营业性质，固非唯利是视者。然而医亦职业也，个人侍之以生存，家属赖之以赡养，则其需索酬金，亦是自然之理"①"医家既负道德上法律上之责任，当然有接受酬金之权"②"人我之间，务求平等，有义务斯有权利，断无枵腹从公，对于他人纯尽义务之理。故医者有索酬之权，病家有酬报之责。"③

抗日战争时期，医疗的重要作用受到政府的高度重视，医疗关系着战争的胜负，1932 年，党中央提出"做一个红色医生"的要求，在卫生学校实行"政治坚定、技术优良"的教育方针。在政府的号召下，广大的医学家和医务人员投入到爱国运动中去，将医疗能力化为战斗能力，为抵御外敌保卫国家做出了巨大贡献。1941 年，毛泽东提出了"救死扶伤，实行革命的人道主义"的思想，成为这一时期最重要的医德内容。

1954 年，我国第一部宪法草案明确规定了人民群众的健康权利。这使得中国医德步入了一个新阶段，患者权利开始具有了制度保障，权利义务观念成为医德思想的重要理论基础。在政府的英明领导下，医疗的公益性质得到很好的体现。1988 年《中华人民共和国卫生部医务人员医德规范及实施办法》这部重要的医德文献中，提出了"救死扶伤，实行社会主义的人道主义"的要求，成为新时期医德思想的核心。同时，"尊重病人的人格与权利"和"为病人保守医密，实行保护性医疗，不泄露病人隐私与秘密"等要求成为这一时期普遍的医德观念。

## 二、中国医学道德的主要思想

在中国医学道德源远流长的历史发展过程中，出现了丰富的医德观念，这些医德观念从整体上可以概括为两个方面的医德思想。

### （一）医乃仁术

"医乃仁术"是传统医德深受儒家思想影响的集中体现。在传统医德思想中，"医乃仁术"是传统医家对医事最根本的认识，也是一普遍共识。明代徐春甫在《古今医统大全》中解释了为什么称"医乃仁术"。他说："医以活人为心，故曰医乃仁术"；清代医学家吴达在《医学求是》中也有论述："夫医乃仁术，君子寄之以行其不忍之心"。由"活人之心""不忍之心"的说法可以看出，传统医家是从心的层面理解仁的、是"以心释仁"的，仁的内涵是"仁心"，仁爱的道德原则是"仁心"的具体落实。"仁术"指好的方法、方式④。据此，可以推出医乃仁术的意思为医事是仁心实践的好方式。

晋代葛洪在《肘后备急方》序中说："岂直一方书而已乎？方之出，乃吾仁心之发见者也"。他认为具体的诊脉、治疗和开药等医事活动透显的是内在的仁心和人性。元代著名儿科学家曾世荣把自己的医学著作命名为《活幼心书》，他在该书序文中说："是心也，恒心也，恻隐之心也，诚求之心也"。意在强调自己的医著是"恻隐之心"的体现，研习医学、撰写医学著作等工作的"心"是人之本心，与圣人相比较是心一而事不同。据此，我们能够看出，在传统医家的观念中，仁心、人性是医事活动的内在依据，医事活动则是仁心、人性的外在表现。医事与人性的这种关系是历代医家一致的认识，以致在医学史上，传统医家多用"仁"指称医学之名，仁几乎成为了医事的代称，这说明在古代医家的观念中，医事与人性之间是这样的关

---

① 宋国实. 医业伦理学. 国光印书局，1933：114.
② 同上.
③ 同上.
④ "仁术"一词在《孟子·梁惠王上》中出现过，朱熹解释"术"为"法之巧者"，用现在的话说就是好的方式、方法。详见《四书集注》。

系：仁心、人性是医事活动的内在依据，医事活动则是仁心、人性的外在表现。这就是医乃仁术的原本含义。

### （二）悬壶济世

中国医德中有一个重要思想源远流长，就是将治病救人与济世结合起来，在医学实践活动中寄托着医务人员济世救国的宏大志向，表现出了强烈的社会责任感。早在《黄帝内经》，就明确了之所以传承医学是因为这样可以"使百姓无病，上下和亲，德泽下流，子孙无忧，传于后世，无有终时"（《灵枢·师传》）。东汉张仲景"感往昔之沦丧，伤横夭之莫救，乃勤求古训，博采众方"《伤寒杂病论》。明代李时珍"岁历三十稔，书考八百余家，稿凡三易"编写《本草纲目》，其目的是"以拯夭枉"。抗日战争时期，众多医学工作者将自己的工作和抗日结合起来，充分体现了治病与救国相统一的关系。建国初期，国家卫生资源匮乏，卫生事业有待大力发展，正是很多著名医学家身兼数职，不计个人得失，发扬奉献精神，既是医生又是国家发展医学事业的中坚力量，才使得医学事业得到了快速发展，为国家建设发展提供了维护健康的根本作用。

## 三、中国医学道德原则

### （一）一心赴救

古代医家出于"积德""普济众生"或者"以医进德"的动机投身医学，这三种动机都洋溢着对生命的悲悯与呵护。道家讲"慈"、佛家讲"慈悲"、儒家讲"仁爱"，具体到医学领域有异曲同工之妙，都内在地要求在行医施治的过程中践行"仁爱"。医生有仁爱之心，才能做到不避险峻，"一心赴救"（《论大医精诚》）。行医施治本身是存在着医疗风险的，救治病人不仅需要医术更需要勇气。而正如老子所说："慈故勇"，心行仁爱能激发承担风险的勇气和精神。古代就曾出现过一些敢于冒死救治病患的医家，他们认为："然死生大事也，如知可生，而不救之，非仁者也。唯仁者心不已，必冒犯怒而治之"（《诸病源候论》），不这样做就会违背内在仁心的要求，生发不安之感。中医历来有出诊治病的传统，直接到病人的家里为其诊治。得病不分时间、季节、天气，这就需要医家不避寒暑甚至长途跋涉。正如孙思邈所说："勿避险峻，昼夜寒暑，饥渴疲劳，一心赴救"（《备急千金要方·大医精诚》）。只有这样，才能实现治病救人的目的。有的学者指出，古时中医弟子临出徒时，老师要送两件东西给他，一把雨伞和一盏灯笼，以此让后学者不要忘掉医家的本分[①]。"凡有请召，不以昼夜、寒暑、远近、亲疏、富贵、贫贱，闻命即赴""勿惮其劳"（《活幼新书》）。这种医家的本分感实际上已经把客观的道德要求化为主观的道德自觉了。

### （二）精进医术

精进医术是传统医德的重要内容。医学的价值终要落实在以术济人之事上，对生命的仁爱必须以精湛的医术为载体[②]。中国历代医家都十分重视把"精术"作为仁爱生命的基础。孙思邈的《备急千金要方》开卷即说，医学乃"至精至微之事"，"故学者必须博极医源，精勤不倦"。为了强调医术学识的重要性，很多医家都指出医学这一"生生之具"，如果没有术、没有学，那就会变成"杀人之具"。清代王士雄在《回春录》中说道："医者，生人之术也，医而无术，则不足生人"。他认为一个医生若无精良医术，即使仁心厚重，也毫无用处，不能救人于病危之中。同时代的吴楚进一步讲："医以生人，亦以杀人，夫医所以生人也，而何以亦杀人。惟学则能生人，不学则适足杀人。盖不学则无以广其识，不学则无以明其理，不学则不能得其精，不学则不能通其权、达其变，不学则不能正其讹、去其弊。如是则冒昧从事，其不

---

① 林殷.儒家文化与中医学.福州：福建科技出版社，1993：62.
② 曹正逵.中医医德的内涵与精髓.解放军健康，2007（8）1：10.

至杀人也，凡希矣"①。因此，医家痛斥那些不学无术的"庸医"危害甚大。正是基于医术学识的重要，古代医家认为行医不仅要学而有术，还必须精益求精。清代程钟龄《医学心悟》中的《医中百误歌》，运用歌谣的形式，总结了诊治疾病过程中存在的各种不精准的表现，比如"失时宜""不明经""药不中""伐无过"等，并且分别说明了这些误差怎样矫正，以方便同道中人记取和借鉴，体现出古代医家对精进医术的要求。

### （三）重义轻利

行医是一种解救他人疾苦的活动，也是一种谋生的手段，行医过程中不可避免地会涉及医家取酬之事。对于如何取酬，明代李梴提出的"听其所酬"可以代表历代医家一致的方法。他说："治病既愈，亦医家分内事也。纵守清素，借此治生，亦不可过取重索，但当听其所酬"（《医学入门》），"听其所酬"的取酬方式反映出古代医家不避酬的现实态度和不图利的高尚风格。古代医家认为行医图利是学医的大忌、有违医道。清代徐延祚在《医粹精言》中指出："欲救人学医则可，欲谋利而学医则不可"。明代寇平说："千锺之禄不可费其志，万锺之贵不可损其心，不为其财而损其德，不为其利而损其仁"（《全幼心鉴》），反映出医家在行医过程中对道德的追求。传统医德甚至提出对穷困患者应该尽力帮扶的要求。明代陈实功曾说："贫穷之家及游食僧道衙门差役人等，凡来看病，不可要他药钱，只当奉药。再遇贫难者，当量力微赠"（《外科正宗》），将帮助贫困患者作为医者的分内责任，彰显了古代医家重义轻利的价值观。这正是柳宗元曾经赞颂古代以药为业的人时所说的"居市不为市之道"。

### （四）谦和尊重

在同道之间的交往上，历代医家都主张谦和尊重。

古代医家认为，同道之间是一种志同道合的关系，"授受相传，原系一体，愿同志者毋分人我之心，共藏仁风之道"（《本草新编》），"有互资相长之功，切磨相向之益"，彼此应该以学为心，切磋技艺，以精进学识，共同进步。所以主张"凡乡井同道之士，不可生轻侮傲慢之心，切要谦和谨慎，年尊者恭敬之，有学者师事之，骄傲者逊让之，不及者荐拔之"（《外科正宗》）。同道之间应相互尊重，谦逊礼让，以和为贵。医学史上，善待同道的事例很多。李时珍在《本草纲目》中记载，"杨吉老"本为名医，一次，诊断一人为死症，后此人另求他人诊治，最终痊愈。杨吉老得知后，"具衣冠"前往拜见这位医家，并"自咎其学之未至"。充分反映出医家谦和尊重、不避下风、以学为心的态度②。

## 四、中国医学道德规范

传统医业道德规范以"慎"为核心，内容丰富。

作为医家，患者以性命相托付，意识、思考、语言、行动必须要"慎"，这是怎么强调也不过分的。在中国传统医德史上，医事要"慎"的观念源远流长。早在《易经》里面，就蕴含着这一要求，在《易经·无妄》中有："无妄之药，不可试也"，告诫在用药时，必须谨慎。在《黄帝内经》里面也多次强调"慎"。《灵枢·禁服篇》记载，医术是上古贷季传至岐伯，岐伯授之黄帝，故贷季为先师也。在传授医术时，因为非其人不可授道，故须禁之，坐私传也，并且要先行"割臂歃血为盟"的仪式，在这种仪式里面，洋溢着神圣和严肃，表达的是谨慎的态度。后来，黄帝又将医术传授雷公，割臂歃血之后，"黄帝乃左握其手，右授之书，曰：'慎之慎之'"。正如张介宾所说："医虽小道，而性命攸关，敢不知慎！"（《景岳全书》）。

这种"慎"的规范要求，后代医家也一直十分重视，并把它落实在行医施治的各个环节。这种慎的道德规范与医术规范有机结合，体现了祖国传统医学生命至重的观念和以挽救生命为

---

① 吴楚.吴氏医话二则.上海：上海科学技术出版社，1993：2.
② 陈海燕.儒家伦理与传统医德.武汉科技大学学报（社会科学版），2003（5）4：34-37.

本的追求。

首先是精确诊断。魏晋医学家褚澄在《褚氏遗书》当中就说到诊脉时"差其毫厘,损其性命",因此要审证精微;孙思邈也强调:"省病诊疾,至意深心,详察形侯,纤毫勿失,处判针药,无得参差"(《备急千金要方》)。

其次是辨证论治,力求精准无误。"须明白开谕辨折,断其为内伤外感,或属杂病,或属阴虚,或内伤而兼外感几分,或外感而兼内伤几分。论方据脉下所定,不可少有隐秘,依古成法,参酌时宜、年纪与所处顺逆及曾服某药否。女人经水胎产,男子房室劳逸。虽本于古而不泥于古,真如见其脏腑,然后此心无疑于人,亦不枉误"(《医学入门》)。

最后是用药审慎。在中国传统医德思想当中,"慎"的要求经常见于用药方面。褚澄说用药时要谨记"用药如用兵",用药当"慎"。宋代医家寇宗奭比喻说:"用药如用刑"甚至比"用刑"更为严重,因为"刑有鞫司,鞫成然后议定,议定然后书罪"。但是用药之后"盖人命一死,不可复生,故须如此详谨"(《重刊本草衍义》),如果轻易用药,以此杀人"何太容易",以此警戒医家。在《医灯续焰》里面,针对用药,提出了"不可好奇而妄投一药,不可轻人命而擅试一方"的规范,因为"医为人之司命,生死系之",在用药时必须抱有戒慎恐惧之心,兢兢业业,审慎小心。

为了倡导"慎"的规范,古代医家痛斥"粗工庸手,不习经书脉理,不管病证重轻,轻易投剂"(《轩岐救正论》)的草率敷衍作风。作为医家,当记取黄帝传授医学时的谆谆之言:"慎之慎之"!

传统医业道德具有丰富的表现形式。这些表现形式主要有法、律、戒律、要律等。清代喻昌所著《医门法律》,将中医理、法、方药等内容,以法和律的形式逐条阐明,法是正面的规范、律则是反面的规范,不仅有正反两方面的规范,而且将道德要求与行医诊治的各个环节相结合,将德与术交融为一。此外,还有反映道教特点的"功过格"形式,以及具有佛教特点的"戒律"形式的规范。功过格本是道士记录自己言行,改恶向善的修行方法。传统医家借用了这一形式,将医业行为细化,并逐条进行了评价。比如关于取酬原则:"医士贫富一体,细心审察定方,疗一轻疾,不取酬。一功。疗一关系性命重疾,虽取酬。准十功。不取酬者。准百功。若待极贫人,并能施药不吝,照钱数记功。虽一剂药不满十文,亦准一功。"有鼓励救济施舍行为的:"遇贫人危疾,助医药钱米。百钱,准一功。贫人偶为之者,虽十钱、五钱与百钱同论。疫疠设局施药施医。百钱,准一功。普施应病丸散膏药。百钱,准一功。倡募刻一济人善书。随缘乐助易,倡首劝募难,故特记五十功,刻施经验良方。百钱,准一功。"这是以"功"的形式表现鼓励,并以"功"的大小衡量道德意义的大小。功过格同时以"过"的形式戒导不良行为:"秘一经验方。二十过。为师就一人学业,品德兼全。准百功。误一门人。五十过。"(《疡医大全》)通过"过"的多少表现后果的严重程度。曾经有过僧家经历的喻昌,还通过佛门戒律指出医家也应有"医门戒律"。他说:"尝羡释门,犯戒之僧即不得与众僧共住,其不退心者,自执粪秽杂役三年,乃恳律僧二十众佛前保举,始得复为佛子。当今世而有自讼之医乎?昌望之以胜医任矣!"(《医门法律》)。佛教因果报应的观念在医德史上产生了久远的影响。比如孙思邈说:"人行阳德,人自报之;人行阴德,鬼神报之。人行阳恶,人自报之;人行阴恶,鬼神害之。寻此二途,阴阳报施岂诬也哉。所以医人不得恃己所长,专心经略财物,但作救苦之心,于冥运道中,自感多福者耳"(《备急千金要方》);缪希雍:"人命至重,冥报难逃,勿为一时衣食,自贻莫忏之罪于千百劫"(《神农本草经疏》);张杲:"乘人之急,故意求财,用心不仁,冥冥之中自有祸之者"(《医说》);吴楚:"夫人病不医,伤在性命。医病不医,伤在阴骘。性命伤仅一身之害也,阴骘伤乃子孙之害也"(《吴氏医话二则》)。古代医家通过"冥报"警示医生,以约束医生的行为。道教和佛教戒律对传统医业道德的影响,抛开外在的表现形式,从内容上看,同样是医学道德原则和医德规范要求,可谓殊途同归。

## 五、中国古代医学家的道德风范

中国传统医德是中国古代医家医学实践的产物，中国医学的道德传统造就了一代代的中国医学家。

### （一）张仲景

张仲景（约150—219年），名机，东汉南阳郡涅阳（今河南南阳县）人，杰出的医学家。曾举孝廉，官至长沙太守。东汉末年，战乱频仍，疫疫流行，人多病死。张氏宗族在不到十年中，死去三分之二，大多死于"伤寒"。张仲景深为感慨，发愤精研古代医经，广收各家方书，著成《伤寒杂病论》十六卷。张仲景对中国医学贡献巨大，被后世称为医中之圣。

张仲景生活的年代正是社会动乱之际，豪强混战，烧杀抢掠，烈性传染病到处流行，百姓死亡无数。朝廷虽有许多医生，但都仅为皇室、贵族和官吏服务，而置百姓病痛于不顾。张仲景面对这种现状，四处行医，为百姓解除痛苦。他以"仁爱救人"为准则，以"救人活命"为己任，行医治病，从不分贵贱贫富，"上以疗君亲之疾，下以救贫贱之厄"。极力反对那种"孜孜汲汲，唯名利是务"的不良风气。张仲景任长沙太守时，仍不忘为百姓诊治疾病。鉴于当时朝廷规定，太守不能进入民众屋舍，更不能外出给群众看病，他每逢初一、十五大开衙门，不问政事，而让患病的百姓入堂，他坐在公堂上逐一为患者诊治疾病。时间一长，形成惯例，张仲景因此被尊称为"坐堂大夫"。

张仲景为患者诊治疾病一丝不苟，反对"按寸不及尺，握手不及足""相对斯须，便处汤药"的对患者不负责任的行为。他的《伤寒杂病论》历经千年不朽，至今仍不失为中国传统医学的经典之作，指导着中医学实践。张仲景崇尚医学，反对迷信，认为疾病是人的脏器和皮肤出了毛病，是刀伤、虫咬和生活不慎的结果，绝不是鬼神作怪。

### （二）孙思邈

孙思邈（581—682年），唐代著名医学家，京兆华原（今陕西省铜川市耀州区）人。孙思邈自幼颖悟、好学，善老庄及百家之学。因幼年体弱多病，18岁时立志学医，20岁后行医。孙思邈对古典医籍有精深的研究，他总结唐以前医学典籍和自己诊治疾病的经验，写成《备急千金要方》和《千金翼方》共六十卷，对中国传统医学做出了突出的贡献，为历代人民崇敬，被尊称为"药王"。

孙思邈是位品德高尚的医学家。他以尊重人、爱护人的生命、为患者解除病痛为己任，他视患者如亲人，积极救助。面对患者，他无欲无求，普同一等，先发大慈恻隐之心，把患者看作自己的亲人，不管昼夜寒暑，饥渴疲劳，一心救助。在治疗中，他不拘泥于古人，注重总结经验。清代医家徐大椿评论说，孙思邈的《备急千金要方》其所用药未必全于《神农》，兼取杂方、单方及通治之品。故有一病而立数方，亦有一方而治数病。大抵所重专在于药，而古圣制方之法不传矣。此医道之一大变也。然其用意之奇，用药之巧，亦自成一家，有不可磨灭之处"（《医学源流论》）。孙思邈的革新态度反映了他对患者高度负责的精神。

孙思邈不但对医术精益求精，而且对医德有明确的见解。在《备急千金要方》中，他设专篇论述医德与医术的关系，并对医生在为患者诊治疾病中的道德要求做出了详细的说明。"论大医习业""大医精诚"提出的医德原则和医德规范成为中国传统医德的重要内容，成为规范后世医家行为，激励后人高尚医德的精神力量。

孙思邈淡于名利，为医不为官。隋唐统治者曾屡次请他为官，他都拒绝。隋文帝请他当国子博士，他托病不起，唐太宗召他到京都咨询，授以爵位，他也拒绝；唐高宗时，他又拒绝了请他做谏议大夫的要求。但他对患者却从不怠慢，他93岁时因老病乞归故里，仍不拒绝前来求治的患者，据记载，仅他亲手治疗的麻风患者就有600例之多，且"莫不一一抚养。"

### （三）钱乙

钱乙（约1032—1113年）北宋著名儿科学家，祖籍浙江钱塘，后北迁郓州（今山东东平）。钱乙从事儿科医疗40年，学验俱佳，因治愈长公主的病，被授翰林学士，继为太医臣。著有《伤寒论指微》《婴孺论》，散失。现存其弟子阎季忠收集整理的《小儿药证直诀》三卷是我国最早的儿科学专著，也是世界上尚存的最早的原本儿科学专著。

钱乙为攻克小儿"脉难消息求，证不可言语取者，襁褓之婴，孩提之童，尤甚焉"的诊断难关，四处奔走，广泛采集儿科资料，逐步摸清了小儿病的诊治规律。他根据小儿"五脏六腑成而未全，全而未壮""脏腑柔弱，血气未充"和"易虚易实，易寒易热"的病理生理特点，重视面部的望诊，创立了以五脏病理学说为纲的儿科辨证治疗法则和治疗小儿痧、痘、惊、疳四大证的方法。后世对他的学术思想评价甚高，称其为"活幼之筌谛，全婴之轨范"。

钱乙医术精，屡愈危证，名震朝野。他为人治病不分贵贱。"自是戚里贵室，逮士庶之家，愿致之，无虚日"。钱乙七十多岁时，因患痹证，回到故乡，虽然手挛痛，坐卧不起，但登门求医者仍"扶携襁负，累累满前，近自邻井，远或百数十里，皆授之药"；后人刘歧评价说，"乙非独其医可称也，其笃行似儒，其奇节似侠，术盛行而身隐约，又类夫有道者"。

钱乙敬重同道，他经常医好其他医生不能医治的病，却从不贬低别人。宋神宗之子患病，经多人诊治未愈，后经钱乙治愈，宋神宗就此询问时，钱乙谦虚地回答说"诸医所治垂愈，小臣适当其愈"。

### （四）李时珍

李时珍（1518—1593年），字东璧，时人谓之李东璧。号濒湖，晚年自号濒湖山人，湖北蕲州（今湖北省黄冈市蕲春县蕲州镇）人，汉族，生于明武宗正德十三年（公元1518年），卒于神宗万历二十二年（公元1593年）。中国古代伟大的医学家、药物学家，李时珍参考历代有关医药及其学术书籍八百余种，结合自身经验和调查研究，历时二十七年编成《本草纲目》一书，是我国古代药物学的总结性巨著。他还著有《濒湖脉学》一书。《濒湖脉学》对中医基础理论研究和临床实践具有重大的指导意义，实为中医典坟之作，是李时珍对中医学的巨大贡献。

为编写《本草纲目》，李时珍带着学生和儿子建元，翻山越岭，访医采药，足迹遍及河南、河北、江苏、安徽、江西、湖北等广大地区，以及牛首山、摄山（古称，今栖霞山）、茅山、太和山等大山名川，走了上万里路，倾听了千万人的意见，参阅各种书籍800多种，历时27年。李时珍一路考察，一路为父老乡亲们治病，深受人们尊敬与依赖。有位老婆婆，患习惯性便秘达30年之久，虽多方治疗，终不见效。李时珍根据从民间收集的偏方，以适量的牵牛子配成药，很快就治好了她的病。还有个妇女鼻出血，一昼夜都止不住，怎么治也不见效。李时珍用大蒜切片敷贴患者足心，不大工夫血就不流了。这个方子，也是他从民间采得的。李时珍几十年如一日，在医学的道路上艰难跋涉，终于完成了他梦寐以求的划时代药物学巨著——《本草纲目》。

《本草纲目》凡16部、52卷，约190万字。全书收纳诸家本草所收药物1518种，在前人基础上增收药物374种，合1892种，其中植物1195种；共辑录古代药学家和民间单方11 096则；书前附药物形态图1100余幅。这部伟大的著作，吸收了历代本草著作的精华，纠正了以前的错误，补充了不足，有很多重要发现和突破，是到16世纪为止中国最系统、最完整、最科学的一部医药学著作[①]。

---

① http://baike.baidu.com/subview/5910/11090352.htm#5

### （五）徐大椿

徐大椿（1693—1771年），清代著名医学家，江苏吴江人。青年时期学医，行医五十余年。医疗经验丰富，学识广博。徐大椿在行医中总结前人和自己的经验，著有《内经铨释》《慎疾刍言》《洄溪脉学》《医学源流论》《伤寒约编》等。

徐大椿医风严谨，待人诚朴，道德高尚。他强调医生要"正其心术"。他认为"医者能正其心术，虽学不足，犹不至于害人。况果能虚心笃学，则学日近，学日近则治必愈。"而心术不正的人只能给患者增加痛苦，甚至延误病情，害人性命。他在《医学源流论》中对心术不正的医生的不道德行为给予了无情的揭露，以警示众人。"诈伪万端，其害不可穷也。或立奇方以取异；或用僻药以惑众；或用参、茸补热之药以媚富贵之人；或假托仙佛之方以欺愚鲁之辈；或立高谈怪论惊世盗名；或造假经伪说瞒人骇俗；或明知此病易晓，伪说彼病以示奇。"徐大椿对庸医行为的批判反映了清代名医追求崇高道德的精神。

徐大椿认为医疗是救人的事业，"非敏哲之人""非渊博通达之人""非虚怀灵变之人""非勤读善记之人""非精鉴确诚之人"不可学，他赞颂古人谦虚谨慎、钻研医术、深明医理、审慎诊治的作风。他反对人们对名医的盲目崇拜。"为名医者，岂真有起死回生之术哉"（《医学源流论》）。

徐大椿反对某些医生迎合患者，滥用补药。明末清初，不敢攻邪，惟务温补之风盛行。有的医生竟不辨寒、热、虚、实，处方中竟十之有九味是参、附、姜、茸等峻补辛热之品，结果，多数人死于非命。徐大椿对此深恶痛绝，他著书立说，反复向人们解释辨证施治、对证用药的重要性和盲目用补，滥用补药的害处。不但"人参一用，凡病之有邪者即死，其不死者，亦终身不得愈"，而且，人参价格昂贵，"小康之家，服二三两而家已荡然矣"。医生滥用人参，"日日害人破家，其恶甚于盗贼"。这字里行间，饱含着徐大椿对患者特别是贫苦百姓患者的负责、同情和对庸医行为的痛恨，其高尚的医德境界跃然纸上。

## 第二节　外国的医学道德传统

与中国医学有着丰富的道德传统一样，外国医学也有着丰富的道德传统。

### 一、外国医学道德的产生和发展

在欧洲的古希腊时期，已经出现了一系列的医学伦理思想，主要被收录在希波克拉底学派的文献集成——《希波克拉底文集》中。在文集的《古代医学论》《流行病Ⅰ》《箴言论》《艺术论》《法则论》《礼仪论》《医师论》第一章中都有医德方面的论述，而最为著名的则是《希波克拉底誓言》。《希波克拉底誓言》是一份医业学徒入门时的誓言，反映了古代医学伦理思想，规定作为一个医生应当如何对待师长和同业，如何对待患者。强调对待同业要感恩互助，要公正、谨慎地执业，对待患者要做到"有利""不伤害"，要注意为患者保守秘密等。《希波克拉底誓言》蕴含的高尚道德情操和严谨的科学精神，对西方医学产生了重要的影响。

在古罗马时期，医学道德得到了发展，代表性人物是盖仑。盖仑作为当时最著名的医学家，有精湛的医术，写下了涉及医学各个学科的约四百余篇作品。他在论述医学道德的文章——《最好的医生也是哲学家》中谈到了医生应当具有的各种美德，如貌视权贵、关心平民疾苦，认真学习、不要轻浮，自我节制、不爱金钱等。

在古代印度，公元前5世纪的名医妙闻曾指出医生要有一切必要的知识，要洁身自持，要使患者信赖，并尽一切力量为患者服务。他提出了医生的四德，即"正确的知识""广博的经验""聪敏的知觉"和"对患者的同情"。公元前1世纪的名医阇罗迦指出，医生治病既不为己，亦不为任何利欲，纯为人谋幸福，所以医业高于一切。

中世纪的欧洲处在封建社会时期，经济、文化、艺术、医学等方面进展缓慢，甚至出现了倒退。那时，医生角色主要由神职人员担任。在基督教的思想传统中，治疗和照护患者是一项仁慈的工作，体现了基督教伦理所宣扬的"爱德"。同一时期，阿拉伯地区的医学获得了较大的发展，医学道德也有所创新。著名的犹太医学家迈蒙尼德曾撰写了一篇"祷文"，内容是提倡医生要一切为患者着想，要时刻心存仁德，不要为贪欲、虚荣、名利所干扰，不要忘却为人类谋幸福的高尚目标。

在欧洲的文艺复兴时期，出现人文主义运动，对人的尊严与幸福的追求成为当时社会的主流思想。16世纪中叶，比利时医生、解剖学家维萨里不顾教会的禁令，长期从事人体解剖研究，于1543年发表了《人体构造》一书，为现代人体解剖学奠定了基础。西班牙医生塞尔维特发现了肺循环，证明了血液不是从右心室直接流入左心室，否定了被宗教神学奉为经典的盖伦的错误观点。维萨里和塞尔维特的学说为医学摆脱神学束缚作出重大贡献，他们最终也都为探究和捍卫真理而献出生命。他们是医学科学精神在近代兴起的代表，也是献身医学人文精神的代表。

17世纪，西方医学史上出现了一位伟大的人物——英国生理学家威廉·哈维。哈维的贡献是发现了心血运动论，奠定了近代生理学的基础。在其所著的《心血运动论》一书的"献辞"中，哈维阐述了医学研究的伦理，提出医学研究者应当追求真理、勇于怀疑、客观公正、实事求是、友爱同道等，这是近代医学伦理思想的奠基。

18世纪，西方医学进一步发展，医学道德取得了重大进步。法国精神病学医生菲利普·皮内尔针对当时治疗精神病的残酷方法，决定变革。他反对给精神病患者戴脚镣、放血、泄泻、冷水淋浴等不人道的做法，提出要把精神病患者从类似监狱的环境里解放出来，主张尊重精神病患者的人格，给予良好的心理治疗和药物治疗。他的做法被称为"皮内尔革命"。在同一个世纪，英国爱丁堡大学的医学教授约翰·格里高利在大学里进行了一系列有关医德的演讲，讨论了医患之间、医生同业之间，以及医生执业过程中应当遵守的道德要求，他特别强调同情的作用，认为"同情有助于患者的情感和信心，在很多情况下，最有助于患者的康复。"格里高利是近代医学伦理学的先驱。

19世纪，外国医学道德思想也有了新的进步。1803年，英国医生托马斯·帕茨瓦尔出版了《医学伦理学》一书。在这部用道德箴言写成的著作中，帕茨瓦尔论述了医学道德行为规范，主要涉及医生的临床道德义务，医学从业者之间的道德义务，以及会诊、费用收取、新的医疗方法和技术应用等的注意事项。帕茨瓦尔要求医生要尊重患者的感受，保守患者的秘密，维护医学的尊严；同业间要相互尊重和学习，避免利益冲突；要严谨客观地处理好各项医学事务。这部著作被视为医学伦理学诞生的标志。在德国，柏林大学教授、医生胡弗兰德强调医生活着不是为了自己是为了他人，为患者治病是目的而不是手段，医生应当为患者奉献一切。他的医德思想达到了医学义务论思想的巅峰。同一世纪，英国的南丁格尔创立了护理学，她的一生体现了医学人道主义的"爱与奉献"的精神。

进入20世纪后，随着医学科学技术的飞速发展，出现了一系列新兴的医学技术，包括试管婴儿、产前诊断、器官移植、基因工程、生命维持等，这些技术引发了诸多新的医学道德难题。这些难题直接导致了生命伦理学的诞生。与此同时，传统的医学伦理领域也取得了很大的发展。如1948年，世界医学会拟订了著名的《日内瓦宣言》。宣言继承了希波克拉底誓言的精神，要求医务人员要尊重生命，爱护患者，奉献自己。

20世纪中后叶，外国医学伦理精神，尤其是西方医学伦理精神出现了重大的变革，由对医生美德的关注转向对患者权利的保护。如美国医院联合会在1973年通过了《病人权利法案》，强调要尊重患者的知情、自愿等各项权利。

外国医学道德的发展历程与医学的发展以及社会政治、经济、文化的发展密切相关。每一个时代都有每一个时代的医学道德精神。但是在各种纷繁的思想背后，对于医生美德的关注和对于患者利益的尊重，一直是外国医学道德发展的主题。

## 二、外国医德思想

### （一）医学人道主义

外国医学伦理思想丰富多彩，核心是医学人道主义。人道主义是一个有着多重内涵的概念，在通常意义上，是指尊重人类的价值和个性发展，关注人的现实幸福，强调人类之间的互助关爱。人道主义思想反映在医学中，就是医学的人道主义，就是尊重患者的生命，维护患者的生命价值和尊严的道德精神。

在外国古代医学伦理思想中，医学人道主义还没有成为一个明确的概念，但是在很多的道德论述中，都可以看到人道主义精神的鲜明体现。比如，从《希波克拉底誓言》的表述中，"我愿尽余之能力与判断力所及，遵守为病家谋利益之信条，并检束一切堕落和害人行为，我不得将危害药品给予他人，并不作该项之指导，虽有人请求亦必不与之。尤不为妇人施堕胎手术"，就可以看到，患者的生命价值和尊严，患者的幸福与利益是医生的最高目标。这是医生要"尽余之能力与判断力所及"而努力做到的。

"迈蒙尼德祷文"中说，"启我爱医术，复爱世间人，愿绝名利心，尽力为患者。"也就是说，医生要利用医术来造福世人，不能考虑个人得失，要以患者为行动的目标和中心。这也充分体现了对患者的尊重，是医学人道主义的真谛。

到了近代，伴随文艺复兴之后人道主义的正式兴起，医学人道主义也正式出现了。菲利普·皮内尔是近代医学人道主义的杰出代表，他说："精神病患者同受惩罚的犯人不同，他们是患者，他们的悲惨状况应该归因于缺乏人道。"表达了一种真正的人道主义精神，也就是强调患者的尊严和价值，而不论它们处于何种情况。

胡弗兰德认为在医学实践中，医生必须极为专注、细致和富有良知。"他必须从不将患者当作手段，而是总是将其当作目的。从不将患者看作一个自然实验和技艺的客体，而是视为人，作为自然的最高存在物。"[①] 这是一种真正的医学人道主义精神。而南丁格尔的实践活动，更可以称得上是一曲医学人道主义的凯歌。这位美丽而柔弱的女性，为了拯救患者的苦难，毅然投身到当时被世人鄙视的护理学事业。她在谈到护理学的道德本质的时候这样讲到，"成为一个护士就如成为军人，守住一个重要的岗位，我们的敌人就是威胁人生命的病魔与死亡。"她的一生都是在为人类的医学人道主义事业而奋斗。

第二次世界大战时期，纳粹德国出现了假借"安乐死"之名的大屠杀，还在集中营中进行了惨无人道的"人体实验"，这些暴行严重违反了人类的生命价值与尊严。1946年，在审判纳粹医学战犯的纽伦堡后续审判中，法庭拟订了著名的《纽伦堡法典》，法典规定："受试者的自愿同意绝对必要。这意味着接受试验的人有同意的合法权利；应处于有选择自由的地位，不受任何势力的干涉、欺瞒、蒙蔽、挟持，哄骗或者其他某种隐蔽形式的压制或强迫；"还规定"实验进行必须力求避免在肉体上和精神上的痛苦和创伤"。这些都是对受试者的生命尊严的最大肯定，从此开始，医学人道主义有了新的内涵。

在《日内瓦宣言》中，规定医生要绝对尊重患者的生命，"……即使在威胁下，我决不将我的医学知识用于违反人道主义规范的事情。"在世界医学会1975年通过的《东京宣言》中，针对那些被否定了社会价值的拘留犯和囚犯，依然要求医生给予仁慈的照护："实行人道主义而行医，一视同仁地去除犯人的痛苦，保护和恢复其肉体和精神的健康是医师的特有权利。即

---

① Hufeland CW. Enchiridion Medicum: or Manual of the Practice of Medicine. New York: William Radde. 1842: 3.

使在受到威胁的情况下也应对人的生命给予最大的尊重,并绝不应用医学知识做违反人道和法律的事。"①

可见,在外国医学伦理思想的发展历史中,医学人道主义是一个核心的道德精神。正是有了医学人道主义,医生才成为一个高尚的职业,医学才具有了救人苦痛的道德内涵。

### (二)患者利益至上

在医学道德中,医患关系是最重要的问题。从古至今,外国的很多医学道德论述都与这一问题有关,其主旨就是强调患者利益至上。

在医患关系中,患者处于脆弱性的位置。这一方面是因为患者罹患疾病时,会在某种程度上减损理性能力,另一方面则是由于医学知识超出了人们的日常生活经验,医患之间处于信息不对称的状况。因此,外国医学道德一直强调要保护患者的利益,患者利益至上。

在《希波克拉底文集》的《流行病Ⅰ》中这样写道:"至于对疾病本身,医生的习惯做法是帮助患者或至少无害于患者。"②在《希波克拉底誓言》中有这样的句子:"我之唯一目的,为病家谋幸福……"。也就是说,患者的利益是医生行动的唯一指南。

古印度名医阇罗迦要求医生"不论是白日黑夜,不管你繁忙与否,你都必须全心全意地为了你的患者的解脱而努力,不能丢弃或伤害你的患者,即便是为了你自己的生命或生活的缘故"。③就是说,医生要将自己的利益置于患者利益之后,全身心地为患者服务,才是医生所要做的。

波斯的医生勃佐格迈尔说"我为治疗患者尽责尽力,对于那些无法挽救的患者,我不愿放弃任何能减轻他们病痛的治疗方法,无论何时我都要亲自照料我的患者,永不索取任何金钱和报酬。"④

日本江户时期的名医本居宜长认为真正的医道是"济世善行",他说:"高度的伦理责任感,自觉地为患者着想,对他们认真负责,诚实谦虚,体现出对人的生命的尊重。医生用高超的医术来实现不断为患者解除痛苦、使之早日恢复健康的目的。"

胡弗兰德指出"医生的职业的特点是为了他人活着,而不是为了自己。他必须时刻准备牺牲自己的休息、利益和舒适。甚至可以说,一个更重要的考虑是以维护他的同胞的生命和健康为目的。"这是一种绝对的医学义务论观点。

《日内瓦宣言》要求医生宣誓"我要为人道服务,神圣地贡献我的一生,我要凭自己的良心和庄严来行医,我首先考虑的是患者的健康。我决不允许宗教、国籍、政治派别或地位来干扰我的职责和我与患者之间的关系。"

可以看到,从古至今,外国医学道德的核心目的都是要求医生要将患者的利益放到第一位。

### (三)注重医德修养

践行医学人道主义,关心和爱护患者,需要医生具有良好的品德。无论是在古代个体行医的时代,还是在近代医院医学的时代,医生的良好德性都是实现医学道德的重要保证。因此,外国医学道德都十分注重医生的品德修养。

《希波克拉底文集》的《医师论》第一章通篇都是规定医生的德性。"医师的仪表要端庄、健康,尽量丰满而自然,让普通人觉得他的身体也不是出类拔萃到不屑关心别人健康的程度。""不仅表情要安详,而且生活应有规律性。""过分地炫耀,即或有用处也要予以藐视。""在各种社会关系中,他都应该公正,公正必然能使人做出伟大的贡献。"⑤对于医生品行

---

① 张鸿铸,何兆雄,迟连庄.中外医德规范通览.天津:天津古籍出版社,2000:1083-1084.
② (古希腊)希波克拉底.希波克拉底文集.赵洪钧,武鹏,译.北京:中国中医药出版社,2007:35.
③ 转引自《外国医德史》第17页.
④ 转引自《外国医德史》第62页.
⑤ (古希腊)希波克拉底.希波克拉底文集.赵洪钧,武鹏,译.北京:中国中医药出版社,2007:138.

提出了全面而具体的要求。

盖伦在《最好的医生也是哲学家》中说:"为了了解人体的性质、疾病的分类和投药的指征,他必须练习用理性思维进行思考,就可以艰苦地实践这些事情,持之以恒,他必须忽视财富,节制欲望,必须曾经学习过各种哲学:逻辑的、科学的和伦理的。"[1] 就是说,医生应当刻苦学习、节制自己,并且要掌握丰富的知识。

古印度的阇罗迦要求,医生接触患者时"你应该仪容端庄,一不酗酒,二不害人,三不教唆别人犯罪。""你的衣着外表应当朴实无华,言辞必须是温和、谦虚、有益且让人愉快的。""不能因知识而吹嘘,否则,即使你在别的方面可能做得很好或的确知识渊博,你将会冒犯许多人。"

在希伯来最古老的医书《阿萨福医生文集》中有一篇医学道德"誓词",对于医生品德提出来多项具体要求。要求医生要注意不得做庸医害死任何人,不得勾引有姿色的女子,不得泄漏患者的隐私,不得受贿伤害人命,对贫穷人不得拒之门外,不得贪人财物或贿赂,不得诱人堕落为娼等。

在近代的格里高利看来,作为一个好医生需要好的性情。一个医生不仅仅要研究疾病,还要研究和改进自己的性情。要与患者以及其他人的偏见做斗争,要努力避免行为不佳的同事对自己的干扰。"这要求一个医生需要有敏锐的感觉,广博的知识,医学的天赋和学习能力。"医生应当具有温和的性格,始终如一地保持容忍和愉悦的表情,这样有助于患者的康复。"因此需要医生具有风度、冷静、沉稳、使人能根据他的言行感到能有效解决问题。"[2]

南丁格尔在《护理札记》一书中谈到了她对于护士品德的要求,"她还必须是非常镇定、非常诚实的。……她必须是一个仔细的、彻底的、迅速的观察者。最后,她还必须具有细腻而高尚的情感。"[3] 她在后期主持护士学校时所订立的学生道德考核标准中,分为六个项目,包括守时、沉着、自信、品行、清洁与病房整理。这些都是南丁格尔所看重的护士的重要道德品质。

世界医学会 1949 年通过的《国际医德守则》提出如下要求:"医生需要总是保持一种最高水平的职业行为。医生从业不可受利益动机的影响。""医生须竭诚地尽其专业知识医治患者。倘或某项检验或治疗在其专业能力以外,必须延请具有所需能力的医生帮助。医生应当为患者严格保守秘密,因为患者是由于信任而托付于他。""医生间的相处之道,在于己所不欲,勿施于人。医生不得诱夺同业的患者。"

可以看到,医生的德行也是外国医学道德思想的一个核心问题。只有有了良好的品性,医生才能实现医学的道德本质,也就是治疗疾病,减少痛苦,维护人类的健康和幸福。

## 三、外国医德规范

以外国的医学道德思想为基础的医学道德规范,对医生的行为提出了具体的要求。主要包括如下几个方面:

### (一)救治患者　尽职尽责

尽职尽责地救治患者是医学职业的本然目标。

《希波克拉底誓言》中要求医生要一心一意为患者谋福利,要谨慎地对待医疗问题,如"凡患结石者,我不施手术,此则有待于专家为之。""誓言"之所以这样规定,有可能是这一

---

[1] Brain P. Galen on the ideal of the physician. South Africa Medical Journal,1977,52:936-938.

[2] Laurence B. Mccullough. John Gregory's Writings on Medical Ethics and Philosophy of Medicine. London:Kluwer Academic Publishers. 1998:169-170.

[3] (英)佛罗伦斯·南丁格尔. 护理札记,庞洵,译. 北京:中国人民大学出版社,2010:110.

学派的医生们不擅长这样的医术,所以将这一问题留给掌握这一技术的人,可以看出誓言要求医生要尽职尽责地对待患者,不能任意妄为。

帕茨瓦尔在他的《医学伦理学》中指出:"对于医务人员来讲,严格的禁酒是一种注定的责任;在所有的时间里,内科医生和外科医生都要求明确的行动和透彻的理解;在急诊情况下,医生通常是没有准备的,稳定的处理、敏锐的观察和清醒的头脑,对于同胞的健康和生命都是至关重要的。"[①] 这些规定体现了帕茨瓦尔的严谨的科学精神,要求医生恪尽职守,时刻以患者的利益为第一位。

胡弗兰德认为,在医疗活动中,医生常常需要冒风险,要面对自己没有把握的情况做出决定,这可能导致有损于医生名誉的结果。胡弗兰德强调,不能为了医生自己的名声而损害患者的利益。他说"诚实的医生知道没有什么比有利于患者更加重要,他认为视自己的名誉比患者的生命更重要的是自私的行为,是与自己的职业不相符的;他相信即使没有希望但是诚实的意图在指引着他的行动,他只问责任和良知,不问结果。"[②] 医生这样做可能会受到公众和患者的误解,但医生必须有担当的精神,应意志坚定地做出自己正确的选择。

可见,尽职尽责是外国医学道德的一个重要规范,医生在救治病患的时候,不能有一点大意。否则,将损害患者的健康和利益,是医生最不道德的行为。

### (二)平等待人 一视同仁

医生接触的患者会各种各样,有贫有富、有长有幼,地位、种族、相貌都会不同。医生要一视同仁,不能有歧视和偏见。

这一要求在外国的道德论述中反复出现。如《希波克拉底誓言》指出,"无论至于何处,遇男或女,贵人及奴婢,我之唯一目的,为病家谋幸福……",要求医生要平等地对待不同的患者,以为患者谋福利为目标。

"迈蒙尼德祷文"指出,对于患者要不分贫富、善恶和敌友,愉快地帮助和支持他们,把这些受难者都看作是人。

日本正保年间的名医番月牛山在他的《习医先入》一书中指出:作为医生要考虑的乃是尽快治愈患者,而不要去计较谢金多少,无论患者贵贱贫富都一视同仁。

胡弗兰德反对歧视患者的行为,"医生行医应当只关注人本身,而不能在富人和穷人,地位高者和地位低者之间进行区分。"[③]

《日内瓦宣言》规定"我不允许宗教、国籍、政治派别或地位来干扰我的职责和我与患者之间的关系。"

1973年的《国际护士道德守则》规定,"护理的需要是带全人类性的,护理从本质上说就是尊重人的生命,尊重人的尊严和尊重人的权利,不论国籍、种族、主义、肤色;年龄、政治和社会地位一律不受限制。"

《东京宣言》将一视同仁的要求扩大到囚犯身上,"实行人道主义而行医,一视同仁地去除犯人的痛苦,保护和恢复其肉体和精神的健康是医师的特有权利。即使在受到威胁的情况下也应对人的生命给予最大的尊重,并绝不应用医学知识做违反人道和法律的事。"[④]

可以看到,对待患者要一视同仁地要求贯彻在外国医学道德的始终,作为平等主体的患者的范围不断扩大,这反映了医学道德的进步。

---

① Thomas Percival. Medical Ethics:or, A Code of Institutes and Precepts, Adapted to the Professional Conduct of Physicians and Surgeons. Manchester:Printed by S.Russell, 1803:30-31.

② Hufeland CW. Enchiridion Medicum:or Manual of the Practice of Medicine. New York:William Radde. 1842:9.

③ 同上,2.

④ 张鸿铸,何兆雄,迟连庄. 中外医德规范通览. 天津:天津古籍出版社,2000:1083-1084.

## （三）克制私欲　医行庄重

医生克制自己、行为庄重可以获得患者的尊重，获得患者的积极配合，从而实现良好的治疗效果。

《希波克拉底誓言》指出："无论至于何处，遇男或女，贵人及奴婢，我之唯一目的，为病家谋幸福，并检点吾身，不做各种害人及恶劣行为，尤不做诱奸之事。"也就是要求医生要言行检点和庄重，不能做人们不齿的劣行。

盖仑在《最好的医生也是哲学家》中说"一个喜爱他（希波克拉底）的人应该忽略拥有财富，并且是喜爱艰苦的人。一个真正的医生必须是节欲者，有如他必须是真理爱好者。"[①]

妙闻在对医生提出的要求中指出，（医生）应当有清洁的习惯，并剃净毛发，不应使毛发太长。应当穿白色的外衣；穿鞋行路宜稳慢。还要具有人人都乐意和他做朋友的态度……医生不可与妇女来往、也不可和妇女私谈或开玩笑。

阇罗迦要求医生接触患者时应该仪容端庄，一不酗酒，二不害人，三不教唆别人犯罪。医生的衣着外表应当朴实无华，言词必须温和且谦虚，有益且让人愉快的。进入患者的家，医生应当由一个患者熟悉并且同意的人陪同。进去之后，医生所有的言语、思想、智慧与感觉都必须专注于如何帮助患者及与患者有关的事情，不得泄漏患者家中的一些特殊的习惯。即使查知患者的生命已无可挽救，不得将它挑明，以免给患者或其亲人带来惊恐。不是由其丈夫或监护人的陪同下，不能接受女患者的任何赠予。不能因知识而吹嘘。

格里高利指出，"医生的穿戴是为了讨好其他人是不适合的，对于其事务的特殊尊重和权威，偏离其个人荣誉需求的穿戴是不需要的。"医生的举止影响着患者的思想与情绪，因此需要特别的注意，应当"友善而不卑鄙，庄重而不刻板，愉悦而不轻浮。应当根据环境不同而采取不同的方式。"[②]

## （四）保守秘密　尊重患者

患者就医时需要向医生告知自己的病情和相关的事项，而这往往是一个人最私密的事情。因此，从古至今，保守秘密也是外国医学道德的一个重要规范。

这在《希波克拉底誓言》中就有明确的要求："凡我所见所闻，无论有无业务关系，我认为应守秘密者，我愿保守秘密。"这是关于保密原则的最早论述。帕茨瓦尔在《医学伦理学》中说"在一个较大的病房之中，在与患者交谈的时候，应当注意声音，防止被他人听到。在特殊的情况下，（患者的）秘密应当被严格地维护。"胡弗兰德认为："幸福，不仅是一个人的，而且是一家的幸福，都可能系于医生的审慎，泄露秘密可能是基于医生背叛了患者的信任，也可能是无意为之。"[③] 因此，一个医生要谨言慎行，保守秘密。

《日内瓦宣言》声明"我要保守一切我所知道的患者的秘密，即使患者死后也这样。"《国际医德守则》中强调："医生应当为患者严格保守秘密，因为患者是由于信任而托付于他。"《夏威夷宣言》第 8 条规定"精神病科医生从患者那里获悉的谈话内容，在检查和治疗过程中得到的资料均应予保密，不得公布。要公布须征求患者的同意。如因别的普遍理解的重要原因，公布后随即通知患者有关泄密内容。"可以看到，保守秘密是医生必须要做到的重要的道德规范。

保守秘密是对患者人格权利的尊重，包括尊重患者感受、情绪和尊严。在帕茨瓦尔看来，尊重表现在认真考虑患者的感受，"在某些特定的情况下，患者的感受和情绪需要被了解和关注，如同关注他们的疾病的症状一样。……甚至患者的偏见也不可蔑视或者粗暴地反对，尽管

---

[①] Brain P. Galen on the ideal of the physician. South Africa Medical Journal，1977，52：936-938.

[②] Laurence B. Mccullough. John Gregory's Writings on Medical Ethics and Philosophy of Medicine. London：Kluwer Academic Publishers. 1998：182.

[③] Hufeland CW. Enchiridion Medicum：or Manual of the Practice of Medicine. New York：William Radde. 1842：12.

他们可能由于医生的权威而沉默，但是在他们的头脑中还会有着秘密的和强烈的思想，产生出恐惧、焦虑和警惕。"帕茨瓦尔特别提出："女患者应当给予细心和优雅的对待，忽视或玩弄她们的情绪是粗鲁的。遭受伤痛的困扰会使患者产生一种思想上的麻木，对于礼仪的忽视，或者对于端庄和美德的冷漠。"胡弗兰德对于尊重患者是目的而不是手段的论述，更是对患者的尊重。

在外国当代的医学伦理思想中，特别是西方的医学道德思想中，尊重患者还有另一重新的含义，就是尊重患者的自主权。在美国医院联合会的《患者权利法案》中，就有患者知情权利的规定，如"患者有权从他的医生处，按患者希望的语言，获得有关他的诊断、治疗和预后的全部最新信息。""获知医院和其他卫生单位和教育单位相互关系的资料。患者有权对治疗医生个人的专业关系，逐个按名字获得信息。""患者有权知道适用于患者的一切医院规章制度。"①等。此外，患者还有拒绝治疗的权利，"患者有权在法律许可的范围内拒绝治疗，并有权获悉他的行动引起的医疗后果。"

### （五）同业相助　团结协作

医务人员在医疗过程中，除了协调好医患关系外，还必须处理好医务人员之间的关系。

《希波克拉底誓言》要求同门之间要尊重师长，互相帮助。"凡授我艺者，敬之如父母，作为终身同业伴侣，彼有急需，我接济之。视彼儿女，犹我兄弟，如欲受业，当免费并无条件传授之。凡我所知，无论口授书传，俱传之吾与吾师之子及发誓遵守此约之生徒，此外不传与他人。"

在波斯的哈里·阿巴斯的"训谕"里，对医生的第二个忠告是敬老师，"尊师重道要尽力，老师好比父母亲，孝敬父母要本分。对老师的后代要爱护，门徒敬师如敬亲。如果有人要学医，你就要免费传授他医术。"

帕茨瓦尔在《医学伦理学》中使用了大量的篇幅规范同业之间的道德问题。他规定医生群体内部要相互维护对方的名誉。"慈善机构中的医生之间都在一定程度上负有维护对方荣誉的责任。"强调医生之间要有团体意识。"一个医生应当在无论何种情况下注意避免有损职业荣誉的行为。"主张医生之间要注重交流，因为交流会有助于医学和医生的进步。当医生偶然遇到其他医生的患者的时候，对于原先的治疗只要值得赞扬的情况，就应当赞扬并继续保留原有的治疗方案。年老的医生与年轻的医生要取长补短，互相协作，"这种联合了进取与谨慎、热情与冷静的组合将能促进成功地解决困难和拖延的疾病。"

1972年《齿科医学伦理的国际原则》第3部分的第5条规定，"齿科医师不应在患者面前毁谤指责另一位齿科医师。"

医学同业间的相互尊重、团结合作的精神是非常重要的，因为只有这样才能避免同业之间的利益纷争，从而有利于患者的利益。

## 四、外国医学家的道德风范

### （一）希波克拉底

希波克拉底（约公元前460年—公元前360年），古希腊著名医生，西方医学奠基人。希波克拉底出生于小亚细亚的科斯岛的一个医生世家，从小就跟随父亲学医。后经过努力的学习和实践，成为了当时著名的医学家。他曾在故乡医学校里从事医学教育，还曾以医生的身份参加过战争。在柏拉图和亚里士多德的著作中，都对其十分尊重。

希波克拉底的医学成就对后世西方医学发展的影响十分深远。他在自然哲学基础上创立了四体液学说，认为有机体的生命决定于四种体液：血、黏液、黄胆汁和黑胆汁，每一种液体又与一定的"气质"相适应，每一个人的气质取决于他体内占优势的那种液体。四种液体平衡，

---

① 张鸿铸，何兆雄，迟连庄. 中外医德规范通览. 天津：天津古籍出版社，2000：869-871.

则身体健康，反之则多病。这一理论成为西方古代医学的经典理论，因此被尊为西方的"医学之父"。此外，"在西方历史上，希波克拉底医学因强调患者而非疾病、强调观察而非理论、强调尊重事实与经验而非照搬书本受到推崇。"[1]

希波克拉底非常注重医生的品行和道德，他曾与其他医生冒着生命危险共同扑灭雅典流行的大瘟疫。人们对于希波克拉底的生平有许多传说，如称其不好钱财，秉性正直。一心为希腊大众治病，深受人们敬仰。在他死去之后，人民为他在雅典建立了纪念碑。希波克拉底作为西方医学的奠基人，他的医学成就和道德品质永远为后世所敬仰。

（二）阿维森纳

阿维森纳（980—1037年），波斯人，阿拉伯医学全盛时期最杰出的医学家、哲学家。生于布哈拉附近的阿福沙纳。自幼兴趣广泛，涉猎天文、地理、物理、化学、数学、文学、法学、神学、语言学、动植物学等学科，还专心研究过亚里士多德的哲学，是一位知识渊博的学者。他17岁时就在医学上崭露头角，21岁成为著名的医生。他出任过宫廷医师，治愈过许多疑难病症。著作达200多种，著名的有《哲学、科学大全》，是当时高水平的百科全书。另一部巨著是《医典》，直到17世纪还被西方国家视为医学经典，至今仍有参考价值。

阿维森纳所著的《医典》全书约100万字。首创性地把人的疾病进行了细致的分科，如脑科、内科、外科、妇科等，并对各科疾病详加记述。书中列举的药物达670多种，对各种药物性质、功效、用途作了细致的描述。在病理学方面，他对脑膜炎、中风、胃溃疡等的病因、病理有过科学的分析，并提出了鼠疫、肺结核、麻疹、天花等传染病是由肉眼看不见的病原体造成的。书中还记述了在当时非常先进的切脉、观察症候、检验粪尿等诊断方法。《医典》是阿拉伯医学的集大成者，建立了系统的医学理论体系，取得了伟大的医学成就。

阿维森纳在医学道德方面也达到了很高的成就。他提倡对穷人体贴入微，并且立志习医，免费为患者治病，还出钱救济穷人。他临终前将家奴全部解放，把余下的钱全部分给贫民。

（三）维萨里

维萨里（1514—1564年），比利时医生、解剖学家。出生于布鲁塞尔，曾求学于鲁汶大学和巴黎大学，后在意大利的帕多瓦大学担任解剖学教师。维萨里对于当时占据统治地位的盖仑解剖学体系不满，认为有重新研究人体的必要。为了研究人体解剖，他在求学巴黎期间就常与几个比较要好的同学在冬夜溜出校门，到郊外无主坟地挖出残骨；或在盛夏的夜晚，偷偷地来到绞刑架下，取走罪犯的遗尸。对于所得到的每一块标本，都精心地包好带回学校。回来后又在微弱的烛光下偷偷地彻夜观察研究，直到弄明白为止。维萨里用这种不怕困难的精神和超人的毅力，长期坚持工作，终于掌握了精湛熟练的解剖技术和可靠的第一手材料[2]。1543年，年仅28岁的维萨里完成了《人体的构造》一书。在这部著作中，维萨里对人体的结构进行了精确的描述，驳斥了盖仑对人体的错误描述大约有200余处，将人体解剖学知识推向了一个高峰，是近代解剖学建立的重要标志。

这部书的出版给学术界带来了巨大的震动，一些保守势力对他进行无情的攻击，说他的学说违反了《圣经》中的说法，受到教会的迫害。因此，维萨里不得不在《人体的构造》一书出版的第二年离开帕多瓦。尽管如此，教会仍不肯放过他。有一次，他为一位西班牙的贵族做验尸解剖，监视官谎称那位贵族还活着，诬陷维萨里用活人做解剖。宗教裁判所便趁机提起公诉，最后判了维萨里死罪。由于当时的国王出面干预，改判维萨里往耶路撒冷朝圣。他在归航途中遇险，不幸身亡年仅50岁。

虽然维萨里被迫害而死，但他一生追求真理、献身医学事业的精神永远彪炳史册。

---

[1] （美）洛伊斯·N.马格纳.医学史（第二版）.刘学礼，主译.上海：上海人民出版社，2009：79.
[2] （美）洛伊斯·N.玛格纳.生命科学史.李难，崔极谦，王水平，译.天津：百花文艺出版社，2002：145.

### （四）南丁格尔

弗洛伦斯·南丁格尔（1820—1910年），近代护理学和护士教育的创始人。她出身于名门望族，父母都希望她能与上层社会的贵族结缘。但她认为每日沉湎于浮华的贵族生活是虚度人生，她说"我渴望有个正常的事业，可以做些有价值的事情，我痛恨为这些无所谓的琐事浪费时光。"1850年，她在一所医院中找到了学习护理工作的机会，当时家人都极力反对，但她认为这样才能实现自己的人生理想。1853年她被聘为伦敦一所妇女医院院长。

1854年，克里米亚战争爆发，英国政府选派南丁格尔率领38名护士奔赴战地医院。在救助伤员时，她对伤员表现出了极大的同情心和负责精神。她不仅为伤员清洗伤口，还经常花费大量的时间替伤员写信，全方位地照护他们。除了白天积极参加手术和护理外，她还经常在夜晚时手提油灯，巡视病房。有位护士曾这样描绘她夜巡的情景，"南丁格尔小姐端着她的油灯，她总是先把灯烛放好，然后轻轻地俯身察看患者情况，我真敬慕她对患者的态度，那么和蔼，那么体贴入微。"① 正因为如此，她在士兵中建立了崇高的威望。有的士兵说"我们成百上千人躺在那里，她不可能都照料到。只要见她从眼前走过，心中都会舒畅。""甚至亲吻她的影子再躺下也会感到心满意足。"由于对士兵周密而亲切的护理，加强了医院管理，在短短的数月中，士兵的死亡率由原来的50%左右下降到3%左右。这一功绩震动了全国，赢得了士兵们、政府和人民的尊敬。诗人曾称她为"白衣天使，克里米亚之圣。"

在实践中，她认识到护理学是一门范围广泛的科学，必须建立专门学校，对护士进行严格的训练，才能培养合格的护士。于是她在1860年创办了世界上第一所护士学校。她特别注重学生道德品质的培养，要求学生要养成良好职业习惯。她主张护理工作要从人道主义出发，帮助患者完成疾病的"修复过程"。注意护理过程中的自然环境、生理因素，对患者的饮食起居和病房的采光、通风、卫生等都提出了很高的要求。她特别告诫护理人员在护理时行动要轻柔，不要有意或无意地惊醒患者。她还从事医院卫生设施和军队卫生建设的研究，成为当时英国卫生保健设施和军队医疗制度改革的专家。

由于她在各方面取得的伟大业绩，英国国王爱德华七世授予她最高勋章。她被称为近代史上的伟人之一，将永远为人们所铭记。

### （五）野口英世

野口英世（1876—1928年），日本著名的传染病学家和医生，明治时期医学界的三杰之一。1897年，野口英世在东京一家私立医学院济生学舍学习，同年获行医证书，次年在北里传染病研究所任职。1900年赴美国宾夕法尼亚大学学习。1904年到洛克菲勒研究所从事梅毒螺旋体研究。1918年赴厄瓜多尔研究黄热病，1927年又赴非洲继续研究黄热病，次年因感染黄热病去世。

野口英世很早就立志从事医学研究，为人类解除疾病的痛苦。1901年到1910年间，他不避艰险和死亡的威胁，潜心梅毒研究，于1910年出版了《梅毒血清诊断法》，取得了举世公认的重大成就。

20世纪初，拉丁美洲各国流行黄热病，造成了许多人死亡。那时的人们还不知道该病的病源和传播途径，对于这种可怕的疾病束手无策。面对这种情况，野口英世决定亲赴病区，在拉丁美洲厄瓜多尔的热带丛林中进行了四个月的潜心研究，终于找到了黄热病的病原体，为治疗这种传染病奠定了基础。不久，当他得知几名英国医生在研究由另一种病原体引起的非洲黄热病而牺牲的消息后，冒着生命危险赶赴非洲继续研究。当时的他已经年过半百，不顾妻子、朋友乃至日本驻美国大使的劝说，毅然奔赴非洲。在非洲废寝忘食工作了三个月后，不幸染上了黄热病而死于异国。

---

① 周俊，何兆雄. 外国医德史[M]. 上海：上海医科大学出版社，1994：77.

为解除传染病对人类的威胁，野口英世的足迹踏遍了亚、非、拉、美、欧等地。美国一家报纸在他去世后的讣告中，称他是"日本的国宝、美国的国宝、世界的至宝。"这是对他献身于人类医学事业的无私行为的正确评价。

# 第2章 医学伦理学的基本原则、规范

在医学活动中，医患之间、医务工作者之间、医疗机构与社会之间充满了利益关系。医务工作者在处理这些关系时，应当坚持什么、反对什么，医学伦理学的基本原则和规范给予了明确的回答。医学伦理学的基本原则和规范是处理医学活动中人与人之间、医疗机构与社会之间利益关系的准则。

## 第一节 医学伦理学的基本原则

### 一、不伤害原则

不伤害原则是指在医疗服务中不使患者受到不应有的损伤。

损伤是医疗实践中客观存在的现象。医疗手段一旦实施，其结果和影响往往是双重的，在实现和达到预期诊治目的的同时，也会带来某些消极后果。例如使用内镜为患者做体内探查，有助于确诊病情，但同时也会使患者出现不适、痛苦，甚至承担风险。在这个意义上说，医疗损害带有一定的必然性，是诊治疾病不得不付出的代价。对此，道德上是容许的。可是，如果医务人员医德修养、技术水平低下，不能恪尽职守，滥施不必要的诊治手段，侵犯患者权益，就会给患者造成不能容许的伤害。这类伤害原本是可以避免或可以减轻的，一旦出现这样的伤害，医务人员就负有不可推卸的责任。

医务人员应防止给患者造成不应有的伤害。不伤害原则的真正意义在于强调医务人员为患者负责，保护患者健康和生命，努力使患者免受不应有的伤害。

医疗伤害，依据其与医务人员主观意志的关系，可划分为有意伤害与无意伤害、可知伤害与意外伤害、可控伤害与不可控伤害、责任伤害与非责任伤害。有意伤害是指由于医务人员不负责任，拒绝给患者做必要的诊治、抢救，或出于增加收入的目的，为患者实施不必要的诊治所造成的伤害。医务人员实施正常诊治导致的伤害属于无意伤害。可知伤害是医务人员知晓的不可避免的伤害。医务人员无法预先知晓的伤害是意外伤害，如麻醉意外等。可控伤害是医务人员经过努力可以降低、甚至可以杜绝的伤害。超出医务人员控制能力的伤害是不可控伤害。责任伤害是指有意伤害以及虽然无意但属可知、可控而未加认真预防与控制的伤害。意外伤害、虽可知但不可控的伤害属于非责任伤害。不伤害原则是针对责任伤害提出的。

责任伤害，可依据伤害内容、指向划分为身体伤害、精神伤害以及经济损失。身体伤害是指因误诊误治而导致患者躯体疼痛、功能损害、身体伤残、生命丧失等伤害。精神伤害是指因隐私被泄露、人格权被侵害等导致患者心理、人格、尊严受到的伤害。2001年3月10日公布实施的《最高人民法院关于确定民事侵权精神损害赔偿责任若干问题的解释》对中国公民的人格权做出了规定。经济损失是指，由上述两种伤害导致的患者付出的诊治费用，以及因此而减少的正常经济收入。

由于医疗伤害是医疗活动的伴生物，历来受到中外医家的高度重视。不伤害患者是古老的传统行医规则，是医学人道观念的突出体现。中国古代《黄帝内经》中"征四失论""疏五过论"等医德戒律的基本精神就是不伤害患者，反映的是"万物悉备，莫贵于人"的人本思想。在古希腊，西方医学的奠基人希波克拉底在他著名的《誓言》中明确提出并具体规定了不伤害患者："检束一切堕落及害人行为，我不得将危害药品给予他人，并不做该项之指导，虽有人请求亦必不予之。"不伤害患者是西方医学人道主义传统的重要组成部分，影响极其深远，后经调整、充实和提炼，成为现代四大医学伦理原则之一。

作为现代医学伦理原则的"不伤害"是建立在对医疗伤害的科学分析之上的。任何医学行为都具有正、负双重效应。面对现实中的伤害现象，医务人员既要对伤害存在的必然性有所认识，更应努力提高自身素质和能力，最大限度地避免伤害。

不伤害原则对医务人员的具体要求是，强化以患者为中心和维护患者利益的动机和意识，坚决杜绝有意和责任伤害；恪尽职守，千方百计防范无意的但可知的伤害以及意外伤害的出现，不给患者造成本可避免的身体上、精神上的伤害和经济上的损失；正确处理审慎与胆识的关系，经过风险/治疗、伤害/受益的比较评价，选择最佳诊治方案，并在实施中尽最大努力，把可控伤害控制在最低限度之内。

## 二、有利原则

有利原则是指，医生要把有利于患者健康放在第一位，切实为患者谋利益。这一原则在西方也被称为行善原则。

医疗活动必须有利于患者是中外医学中历史悠久的优良道德传统。在中国，利他、助人的思想是最早的医德观念，后来逐步发展为行善事、有利患者的医乃仁术行医准则。在西方，希波克拉底在《誓言》中明确提出并阐明了"为病家谋利益"的行医信条。现在，有利于患者已成为医学伦理学第一位的、最高的伦理原则。由1948年国际医学大会提出、1949年世界医学会采纳的著名的《日内瓦宣言》明确规定："在我被吸收为医学事业中的一员时，我严肃地保证将我的一生奉献于为人类服务。""我的患者的健康将是我首先考虑的。"1988年底，中国卫生部颁布的《中华人民共和国医务人员医德规范》的第一条规定就是"救死扶伤，实行社会主义的人道主义。时刻为患者着想，千方百计为患者解除病痛。"20世纪90年代开始的我国医疗卫生体制改革，按照党和政府的明确要求，始终遵循和努力实现的第一原则就是"以患者为中心"。

有利原则与不伤害原则有着密切关系。有利包含不伤害；不伤害是有利的基本要求和体现，是有利的一个方面。有利原则由两个层次构成，低层次是不伤害患者，高层次是为患者谋利益。不伤害原则为有利原则规定了底线、奠定了基础。

在医学实践中，有利原则要求树立全面利益观，科学全面地思考以患者健康利益为核心的患者利益，如挽救生命、止痛、康复、治愈、节省医疗费用等正当心理需求和社会需求；提供最优服务，努力使患者受益，包括预防疾病和损伤、促进和维持健康，照料那些不能治愈的患者，提高患者的生活质量、追求安详死亡；努力预防或减少难以避免的伤害；全面权衡利害得失，选择受益最大、伤害最小的医疗决策；坚持公益原则，将有利于患者同有利于社会公益有机统一起来。

## 三、尊重原则

尊重原则是指，在医疗活动中，医务人员要尊重患者及其家属。

尊重原则有狭义与广义之分。狭义的尊重原则要求医务人员尊重患者独立、平等的人格、尊严，不允许"重病不重人"，不允许做有损患者人格的事。人格权是人与生俱有并受到法律、道德保护的权利。在我国，依据现行法律和伦理传统，公民享有的人格权利包括：生命权、健康权、身体权、姓名权、肖像权、名誉权、荣誉权、人格尊严权、人身自由权、隐私权、遗体权等；具有人格象征意义的特定纪念物品的财产权。其中，生命权、健康权、身体权及遗体权等属于物质性人格权，其他属于精神性人格权。狭义尊重原则的基本含义就是尊重患者的上述人格权。

在广义上，尊重原则包括尊重患者的自主性，保证患者在能够理性地选择诊治决策时的自主性，其实质是对患者自主权利的尊重和维护。患者首先是人，其自主权并不因罹患疾病、处于弱势地位而降低、丧失，相反，正因其身心在承受病痛折磨，更应得到医务人员的尊重。这是自主原则的理论前提和内在根据。自主原则的伦理价值在于保障患者的健康权益，推进医学人道主义的深化和拓展，有利于患者利益的实现。患者自主选择权利的实现，是自主原则的核心内容。人身权是现代社会中人的最基本的权利，诊治行为及其后果均要作用于患者并由其承当。因此，具有独立人格和理性的患者，有权根据自己的医疗需求，自主选择医生，享受优质服务；有权根据自己对疾病的认知理解、比较医务人员提供诊治方案的优劣、权衡诊治效果的利弊，自主做出是否接受某项诊断、治疗的决定，尤其是自主做出是否接受有伤害、有风险诊断治疗的决定。自主原则的具体要求是知情同意。在通常情况下，医务人员有义务主动为患者提供有关患者所患疾病和诊治方法的信息、患者独立思考以及与家属商议的适宜环境和必要的条件，以保证患者充分行使自主权，保证患者自主选择医生、医疗小组、诊治方案。总之，医务人员应该尊重和保证患者享有和运用自主择医权、疾病认知权、知情同意权等自主权益。

在实践中，实现自主原则必须处理好患者自主与医务人员医疗权（可通俗地称为医务人员做主）之间的关系，尤其是医生正确运用医疗干涉权的问题。特别是当患者与医生的认识和决策不一致时，患者自主与医生做主相矛盾，为维护患者利益，医疗干涉既必要，又不可滥用。医务人员做主是指医务人员代替患者做主。实行时有两种类型：医务人员全权做主和半权做主。全权做主是指在选择重大医疗决策时，因无法征求患者及家属意见而由医生全权代替患者做出决定。半权做主是指在选择重大医疗决策前，先征得患者或其家属同意，或者征得患者或其家属授权后，由医者代替患者做出决定。医务人员做主的合理性，取决于患者及其家属行使自主权受到某些条件的限制、甚至会做出错误的决定。这就给医务人员做主留下了一个价值空间。在下列情况下，医务人员做主既是合理的，又是必需的：患者病情十分危急，需要立即进行处置和抢救，来不及经患者及家属知情同意；患者患不治之症，本人或其家属将治疗权全权授予医生；患者患有对他人、社会有危害的疾病却提出危害他人、社会的要求。另外，当患者或其家属错误地行使自主权，做出的错误决定明显对患者的健康和生命有严重危害，或者家属的代理决定明显违背患者意愿时，医生有权加以抵制、纠正。医生行使医疗干涉权，须根据患者或家属错误决策所致后果严重程度，采取不同的干涉方式。尊重患者自主权，绝不意味着放弃或者减轻医务人员的道德责任。

尊重原则是医学人道主义基本精神的必然要求和具体体现，也是生物-心理-社会医学模式的必然要求和具体体现。实现尊重原则是建立和谐医患关系的必要条件和可靠基础，是保障患者根本权益的必要条件和可靠基础。

## 四、公正原则

公正的一般含义是公平正义，没有偏私。公正原则是指医务人员在医学服务中公平地对待每一位患者。公正由形式层面的公正与内容层面的公正组成，这两个层面既相互区别又相互联系。形式公正是指同样的人给予相同的待遇，不同的人给予不同的待遇。内容公正是指不同个体的地位、能力、贡献、需要等决定其承担的社会义务、权利。在不同时代、不同社会、不同阶级阶层中，因为生产力发展水平、社会地位、利益追求、价值观念等方面存在着差异，所以存在着不同的公正观。迄今为止，对人类产生了巨大影响的公正观是身份公正观、天然公正观、契约公正观、效用公正观、需求公正观。

身份公正观强调个人做与其身份相适应的事并得到相应待遇。天然公正观强调人人生而平等，每个人都应公平地获得他所需要的一切。契约公正观强调公众意志、少数服从多数，认为只要多数人以协议方式认可、赞成的利益分配方式，就是公正的方式。效用公正观强调对社会的功效，主张根据个人对社会的贡献进行分配。需求公正观强调个人的正当需要，当社会财富足够丰富时，按需分配才是公正的。其中，效用公正观和需求公正观反映了现代社会人们追求公正的规则和理想境界。

医疗服务公正观是形式公正与内容公正的有机统一，即做出同样社会贡献具有相同的条件的患者，应得到同样的医疗待遇，贡献和条件不同的患者则享受有差别的医疗待遇；在基本医疗保健需求上要求做到绝对公正，即人人同样享有，在特殊医疗保健需求上做到相对公正，即为具有同样条件的患者提供同样的服务。

公正作为医学伦理原则，是现代医疗卫生服务高度社会化的集中体现，其价值主要在于合理协调复杂的医患关系，合理解决医疗卫生资源分配中的矛盾即妥善处理日益增长且多层次的卫生健康需求与有限的医疗卫生资源的矛盾。在现代社会中，医疗公正的伦理学依据主要有：患者与医务人员在社会地位、人格尊严上是相互平等的；患者虽有千差万别，但人人享有平等的健康权和基本医疗保健权；患者处于身体、心理的痛苦状态，甚至生命受到疾病的威胁，理应得到医学所给予的公平关怀。这些决定了医疗公正的必然性与合理性。

在临床实践中，公正原则体现在医患交往公正和资源分配公正两个方面。医患交往公正对医务人员的要求是：与患者平等交往和对有千差万别的患者一视同仁，即平等待患，或曰公平待患。平等待患，自古以来一直是医学界提倡和遵循的道德准则。孙思邈在《大医精诚》中就提出："若有疾厄来求救者，不得问其贵贱贫富，长幼妍媸，怨亲善友，华夷愚智，普同一等，皆如至亲之想。"在阶级社会中，由于剥削阶级的历史局限性，医患交往公正不可能在全社会实现，只能体现为先进医家的个人美德。在社会主义社会，医患交往公正不仅是医务人员美德的要求，而且是社会公正的要求。医务人员平等待患体现的是对患者人格尊严、健康权益普遍尊重和关怀的医学人道品质和人文素质。因此，要做到平等待患，医务人员首先应该树立现代医德平等观，其核心是平等、公平是患者所享有的不容侵犯的权益，它的实现当然离不开医务人员个人的美德。医务人员应对每一位患者的人格、权利、正当的需求给予同样的普遍的尊重和关心。对家境贫困的患者、老年患者等弱势患者群体，应给予更多的真诚的医学关怀。

资源分配公正要求以公平优先、兼顾效率为基本原则，优化配置和利用医疗卫生资源。医疗卫生资源是指满足人们健康需要的、现实可用的人力、物力、财力的总和。其分配包括宏观分配和微观分配。宏观分配是各级立法和行政机构进行的分配，解决的是确定卫生保健投入占国民总支出的合理比例，以及此项总投入在预防医学与临床医学、基础研究与应用研究、高新技术与适宜技术、基本医疗与特需医疗等各领域的合理分配比例的问题，目标是实现现有卫生资源的优化配置，以充分保证人人享有基本医疗保健，并在此基础上满足人们多层次的医疗保健需求。微观分配是由医院和医务人员针对特定患者在临床诊治中进行的分配。主要是指住院床位、手术机会以及贵重稀缺医疗资源的分配。针对微观医药卫生资源分配，公正原则要求医务人员依次按一定的标准比较、综合权衡，确定稀缺医药卫生资源的使用。这些标准是：医学标准、社会价值标准、家庭角色标准、余年寿命标准。其中，医学标准主要考虑患者病情需要及治疗价值；社会价值标准主要考虑患者既往和预期贡献；家庭角色标准主要考虑患者在家庭中的地位和作用；余年寿命标准主要考虑患者治疗后生存的可能期限和生活质量。在这些标准中，医学标准是必须坚持的首要标准。

实现公正原则应特别强调对公正的绝对性与相对性的正确把握。在服务态度和质量以及基本医疗卫生保健需求的满足上，公正是绝对的，或者是以绝对性为主导的；在多层次医疗卫生保健需求尤其是特需医疗保健需求的满足上，公正只能是相对的或者是以相对性为主导的。

医疗公正是医疗卫生改革必须遵循的首要原则，由基本医疗卫生服务的公正到稀缺卫生资源使用的公正，是医疗卫生改革必须解决的核心问题。为逐步彻底克服原有及新出现的医疗不公正现象，要在以下三个方面不懈努力。首先，政府在宏观管理上全面负起医疗公正的职责，在改革中建立以广大人民群众基本医疗保健体制和家庭经济困难人群医疗救助机制为基础的完善的公正医疗制度和规则；其次，医疗卫生机构直接负起医疗公正的职责，以全面覆盖、功能互补、结构合理的医疗保健格局为依托，为广大人民群众提供享受得起、数量充足、质价相称的医疗保健服务；最后，医务人员具有公正素质，在医疗卫生工作中恪尽职守，平等地对待每一位患者，合理地使用卫生资源。

## 第二节　医学伦理学的基本规范

### 一、医学伦理学规范概述

#### （一）医学伦理学规范的含义及本质

医学伦理学规范是指，依据一定的医学道德理论和原则制定的、调整医疗工作中的人际关系、评价医学行为的准则。

医学伦理学规范是医学道德行为和道德关系的表现，是社会对医务人员的基本道德要求，是医学伦理学原则的具体体现和补充。医学伦理学规范包括医疗、护理、药剂、检验等临床工作的规范，也包括科研、预防等领域的规范。

#### （二）医学伦理学规范的形式与作用

**1. 医学伦理学规范的形式**

医学伦理学规范以"哪些应该做、哪些不应该做"的表述，将医学伦理学的理论、原则转换成医务人员在医学活动中遵循的具体标准。医学伦理学规范以强调医务人员的义务为主要内容，多采用简明扼要，易于记忆、理解和接受的"戒律""宣言""誓言""誓词""法典""守则"等形式，由国家医疗行政管理部门和医学团体发布。

**2. 医学伦理学规范的作用**

首先，医学伦理学规范是医学伦理学准则体系的主体。医学伦理学原则、规范、范畴共同组成分工明确、功能互补的医学伦理学准则体系。这些准则，明确而具体地回答了医务人员在医疗活动中应该做什么，不应该做什么，全面指明了医务人员应该如何在医疗实践中去选择自己的行为。医学伦理学规范体现着医学伦理原则，又指导着医学伦理学范畴，规定了医学伦理学范畴的实质内容和价值取向。可见，医学伦理学规范是医学伦理准则体系中的重要组成部分。

其次，医学伦理学规范是医学道德评价的直接尺度。医疗活动是一个复杂的过程，医务人员的医技水平、医学道德修养都离不开医德评价。而医学伦理学规范则是评价医学道德行为和医学道德生活的基本准则。在医学道德评价中，无论是社会的外在舆论，还是医务人员的内在自省，都必须以医学伦理学规范来对照，即用医学伦理学规范来衡量每一位医务人员医疗行为的是与非、善与恶。对符合医学伦理学规范的医疗行为，人们通过社会舆论等形式给予肯定和表扬，对违背医学伦理学规范的医疗行为则给予谴责。

再次，医学伦理学规范是医院管理的重要依据。医院管理不仅需要加强医疗技术和医疗设备的现代化，建立健全各种规章制度，而且需要制定和强化相应的医学伦理学规范，并将执行规范纳入医院管理全过程。医学伦理学规范是医院实施科学管理的主要依据和准绳。只有严格执行医学伦理学规范和体现伦理精神的管理制度，才能使医院工作良性运行，不断发展。

最后，医学伦理学规范是医学人才道德修养的主要内容。医学道德调节职能的实现，取决于医务人员医学道德修养的提高。从感觉到理解，从他律到自律，从知到行，是医学道德修养的一般规律。在医疗活动中，医务人员只有按医学伦理学规范指导和检验自身言行，才能实现医学伦理学规范的自我内化，提高和完善医学道德人格，才能得到人民群众的爱戴。

## 二、中国当代医学伦理学规范举要

### （一）《中华人民共和国医务人员医德规范》

为加强医德教育、提高医德水平，使我国的医德建设规范化、系统化，国家卫生部于1988年12月15日颁发了《中华人民共和国医务人员医德规范》，全文如下：

（1）救死扶伤，实行社会主义的人道主义，时时刻刻为患者着想，千方百计为患者解除病痛。

（2）尊重患者的人格和权利，对待患者，不分民族、性别、地位、财产状况，都应一视同仁。

（3）文明礼貌服务，举止端庄，语言文明，态度和蔼，同情、关心和体贴患者。

（4）廉洁奉公，自觉遵纪守法，不以医谋私。

（5）为患者保守医密，实行保护性治疗，不泄露患者的隐私和秘密。

（6）互尊互学，团结协作，正确处理同行同事间的关系。

（7）严谨求实，奋发进取，钻研医术，精益求精，不断更新知识，提高技术水平。

### （二）《临床医师公约》

为加强医疗工作中的精神文明建设，提高医疗服务水平，促进临床医学健康发展，医学领域的中国科学院、中国工程院28位院士，于1996年9月联名倡议制定了《临床医师公约》，内容如下：

（1）全心全意为人民服务，为我国社会主义医疗卫生事业服务。

（2）医术上精益求精，团结协作，保证医疗质量，努力进取创新。

（3）维护严肃严格严密的医德医风，廉洁行医，抵制一切不正之风。

（4）倡导敬业尊师，积极扶植后学，努力提高临床服务艺术。

（5）积极开展卫生科普工作，提高群众防治疾病知识和自我保健意识。

### （三）《医学生誓言》

1991年，为培养和强化医学生的医学伦理素质，国家教育委员会高等教育司制定并颁布了中国《医学生誓词》全文如下：

健康所系，性命相托。

当我步入神圣医学学府的时刻，谨庄严宣誓：

我志愿献身医学，热爱祖国，忠于人民，恪守医德，尊师守纪，刻苦钻研，孜孜不倦，精益求精，全面发展。

我决心尽全力除人类之病痛，助健康之完美，维护医术的圣洁和荣誉。救死扶伤，不辞艰辛，执着追求，为祖国卫生事业的发展和人类身心健康奋斗终生。

### 三、医学伦理学规范的基本内容

#### （一）救死扶伤，忠于职守

救死扶伤是医务人员的神圣天职和宗旨，忠于职守是医务人员应有的敬业精神和职业操守。救死扶伤、忠于职守是医务人员从事医疗卫生工作的基本准则。

救死扶伤、忠于职守，为古今中外医务人员所重视和反复阐释。在中国的医学道德传统中，人们一直强调"医本活人""济世救人"。毛泽东把"救死扶伤，实行革命的人道主义"视为医学道德的精髓。在国外的医学道德思想中，古希腊的《希波克拉底誓言》是倡导救死扶伤、忠于职守的典范；古罗马名医盖伦要求自己及同行，"将全部时间用在行医上，整天思考它"；现代第一部世界性医学道德法典《日内瓦宣言》明确指出，"当我开始成为医务界的一个成员的时候，我要为人道服务，神圣地贡献我的一生"。

在当代中国，这一规范把医务人员职业责任心和敬业勤业精神的结合，表述得更加明确具体。1991年公布的中国《医学生誓言》，要求每一位医学生"志愿献身医学"。1996年由医务界的中国科学院、中国工程院28位院士拟定的《临床医师公约》，把"全心全意为人民服务，为我国社会主义医疗卫生事业服务"列为五项准则之首。

#### （二）钻研医术，精益求精

钻研医术、精益求精，是对医务人员工作作风的要求。业精于勤而荒于嬉，医学发展日新月异，人民群众的健康需求不断提高，医学模式正在由生物医学模式向生物-心理-社会医学模式转变，这些都要求医务人员不断学习，具有全面、高超的业务素质。

这一规范要求医务人员充分发扬科学的求实精神、进取精神、创新精神，学好学精业务本领，做好做精业务工作。我国卫生部1988年颁布的《中华人民共和国医务人员医德规范》提出"严谨求实，奋发进取，钻研医术，精益求精，不断更新知识，提高技术水平。"《临床医师公约》对此提出的要求是，"医术上精益求精，团结协作，保证医疗质量，努力进取创新。"要做到钻研医术、精益求精，必须坚决反对不良学风，要防范、克服浮躁心态、短期行为、故步自封的认识和做法，强化健康的学术氛围。

#### （三）平等交往，一视同仁

平等交往、一视同仁，是医务人员处理医患关系必须遵守的准则之一。平等交往是指医患双方平等相处；一视同仁是指医务人员同等对待千差万别的患者。这一准则可简称为平等待患。

平等待患，是对患者的权利、尊严的普遍尊重和关心，体现的是人际交往中社会地位和人格尊严的平等。要做到平等待患，医务人员必须把患者摆在和自己平等的地位上，尊重患者的人格和尊严；在任何时候、任何场合、任何事情上，对待患者，不论男女老幼、种族国别、地位高低、权力大小、美丑智愚、关系亲疏、金钱多寡，都要给以同情尊重、积极救治、尽职尽责，不能厚此薄彼、亲疏不一；对老人、儿童、妇女、精神病患者和某些因道德不检而致病的患者，尤其要平等对待；对战俘、罪犯中的患者，也应一视同仁，平等对待，真诚尊重。

平等待患是自古以来医家一直提倡的医学道德准则。在阶级社会里，由于受阶级关系的制约，很难在全社会实现这一理想。在社会主义条件下，人的权利、尊严、价值得到了真正的普遍的重视，社会主义制度提供了真正实现平等待患的条件，尽管目前还存在着医疗保健条件和待患上的各种差别，但尊重服务对象的人格，尊重患者作为一个社会成员应有的尊严、价值，以同样的优质服务对待每一位患者，是能够做到且必须做到的。

#### （四）举止端庄，语言文明

举止端庄、语言文明，是医务人员必须遵守的底线伦理准则。医务人员举止端庄、语言文明，是自身良好素质和道德境界的体现。早在2500多年前，古希腊名医希波克拉底就提出，世界上有两种东西能够治病：一是对症的药物，二是良好的语言。当代名医、诺贝尔奖获得者科歇尔曾尖锐地指出，一个外科医师如果给患者以恶劣印象，则无异于恶魔。医学是精神文明与物质文明的产物，时刻离不开举止文明、语言文明的支撑和推进。

举止端庄指讲究文明行为。医务人员的神态、表情、动作，直接影响患者的情绪和求医行为。医务人员应做到，态度和蔼可亲，举止稳重，动作轻盈敏捷大方，遇到紧急情况沉着冷静、有条不紊，养成并体现大医风范。举止端庄还包括医务人员在着装、服饰上与职业相适应，即规范、整洁、朴素、大方。

语言是人们交流思想和情感的工具，是文化修养的载体。医务人员良好的愿望、热情的态度、诚挚的关心，都要通过语言表达。医务人员应当模范地运用礼貌语言，突出其医学特点，很多时候还要讲究语言的艺术性。对不同患者、不同情况，医务人员要通过灵活适度的语言，稳定患者的情绪，改善患者的心态，使其主动配合诊治，提高治疗效果。

（五）廉洁行医，遵纪守法

医务人员在医事活动中必须清正廉洁、奉公守法。《中华人民共和国医务人员医德规范》（1988 年颁布）第 4 条规定："廉洁奉公，自觉遵纪守法，不以医谋私。"

廉洁行医、遵纪守法，是古今中外优秀医家十分重视的医学道德传统。唐代孙思邈提倡，"凡大医治病，必当安神定志，无欲无求"，并指出，"医人不得恃己所长，专心经略财物。"在社会主义市场经济背景下，面对利益格局调整和落后思想观念的影响，医务人员更应廉洁行医、遵纪守法。白求恩奖章获得者徐景藩主任医师在这方面给我们树立了好榜样。一位多年患萎缩性胃炎的患者，经他治疗病情明显好转，为表示感激之情，患者特从盛产茶叶的家乡带来一斤新茶送给他，见他执意不收便悄悄把茶叶放下走了。徐景藩发现后，忙叫学生追上去退还给患者。学生迟疑地说："患者一片心意，就算了吧！何况，谁又知道这点小事呢？"一贯和颜悦色的徐景藩脸色一沉，说："良心有知！"掷地有声的四个字如重锤般敲在学生心上。学生拿起茶叶追上患者，退回了茶叶。

（六）诚实守信，保守秘密

**1. 诚实守信**

诚实守信是医务人员对待患者的重要道德规范。孙思邈用一个"诚"字概括和诠释"大医风范"。毛泽东将白求恩精神凝练为"对工作的极端的负责任，对同志对人民的极端的热忱"。作为医务人员，只有医心诚，忠诚于患者和医学事业，对人诚、做实事、守信用，才能成为名副其实的医务人员。倡导和践行诚实守信准则，必须同弄虚作假、背信弃义、欺诈取巧的不良风气进行坚决的斗争。

**2. 保守秘密**

保守秘密是医学的道德传统。早在 2500 多年前，希波克拉底就说过："凡我所见所闻，无论有无职业关系，我认为应守秘密者，我愿保守秘密。"世界医学会 1948 年通过的《日内瓦宣言》规定："我要保守一切告知我的秘密，即使患者死后，也这样。"法国巴黎大学医学院的校训规定：患者秘密，或见或闻，凡属医者，讳莫如深。法国刑法第 378 条对医务人员保密问题作了详细规定：内外科医师、卫生官员、药师、助产士及医生助手等，因职务关系得悉病家秘密时，除了法律上的需要，如有无故泄露者，应处 1~6 个月之监禁及 100~600 法郎之罚金。我国也将保守秘密作为保护性医疗的重要措施，《中华人民共和国执业医师法》第三章第二十二条第三款明确规定："关心、爱护、尊重患者，保护患者的隐私"。

保守秘密，包括两个方面。一是保守患者的秘密。患者的秘密涉及许多方面，主要有患者不愿公开透露的信息，包括病因、一些特殊疾病（如性病、妇科病、精神病等）的诊断、危重疾病的预后，患者不愿意别人知晓的隐私；患者不愿意别人问及的行为，如性行为及心理状态；患者不愿意人家知道的决定，如未婚人工流产等。二是对患者保守秘密，包括会给患者带来巨大心理压力的诊断结果、疾病的不良预后。心理学研究证明,即使是临终患者,在生命垂危的情况下仍然有活下去的期望,总是拒绝"坏消息"。一些预后不良的患者或临终患者,如果知道了自己的真实情况,很可能影响治疗或加速其死亡。保护性医疗要求对某些病情预后不良的患者采取隐瞒甚至说"善良的假话"。

### (七)互尊互学,团结协作

互尊互学、团结协作,是正确处理医务人员之间关系的基本准则。处理好医务人员之间关系不仅是现代医学发展高度分化、高度综合、高度社会化的客观需要,而且是现代社会强调集体主义、团队精神的要求。在实践中,只有这样做,才能有利于医学事业的发展,有利于医院整体效应的发挥,有利于医学人才的成长,有利于建立和谐的医患关系。

互尊互学、团结协作,要求医务人员以维护患者利益和社会公益为目的,彼此平等、互相尊重、互相学习、互相支持和帮助,彼此信任、互相协作和监督。

坚持互尊互学、团结协作准则,需要在实践中正确处理好医际竞争。改革开放以来,医疗竞争已经成为普遍现象。择优就医是患者的普遍心理,充分实现个人价值是医务人员的正当要求,因而,同行同事之间的竞争是客观存在的,也是合理的。正当竞争,有益于医学的发展和卫生保健服务的尽善尽美,其结果应是"多赢",即有利于患者、有利于社会,有利于调动医务人员的积极性。卫生健康管理机构要制订和不断完善竞争的准则和机制,使竞争真正起到提高职业道德水平和专业技能、提供优化服务、推动卫生健康事业发展、培养医学人才的作用。

# 第3章 医学伦理学的基本范畴

医学伦理学的基本范畴，又称医德范畴，是医患之间、医务人员之间以及医疗机构和社会之间最本质、最重要、最普遍道德关系的反映。医学伦理学的基本范畴是医德原则、规范体系的重要组成部分，是基本原则和规范的体现。医学伦理学的基本范畴主要有权利和义务、情感和良心、保密和审慎、荣誉和幸福等。

## 第一节 权利和义务

### 一、权利

权利是指公民或法人依法行使的权力和享受的利益。医德范畴中的权利是指医患双方在道德上可以行使的权力和应享受的利益。

#### （一）患者的权利

患者权利是指患者在患病就医期间所拥有的权利和应该享受的利益，也称患者权益。患者权利包括两个层次，即法律层面的权利与道德层面的权利。二者既相互区别，又密不可分。

1. 平等享有获得医疗的权利。患者有权得到及时的医疗。人最宝贵的是生命，无论任何人当其生命受到疾病的威胁时，都应得到及时诊治。医务人员绝不能无视患者的这种权利，不得拒绝患者的医疗要求。关于患者的这一权利，《中华人民共和国宪法》"公民的基本权利和义务"做出了明确规定"中华人民共和国公民在年老、疾病或丧失劳动力的情况下，有从国家和社会获得物质帮助的权利。国家发展为公民享受这些权利所需要的社会保险、社会救济和医疗卫生事业。"现在，我国人人享有医疗权利，医院向所有的人开放，保证了患者医疗权的实现。

在社会主义社会，人与人之间的关系是平等的，任何人的生存权利与医疗权利也是平等的。医务人员应该尊重患者的医疗权，在实践中自觉地维护患者的这一权利，决不能存在某些人应该得到诊治而另外一些人不应该得到诊治的想法，不能根据患者的地位高低、职位大小、财富多少以及与自己关系的亲疏来确定为患者提供何种医疗服务。

公民的平等医疗权既具有绝对性，也具有相对性。在享受公共卫生服务和基本医疗上，公民的权利是绝对平等的。由于公民健康水平、患病情况不同，由于国家医疗资源还不够充足，不同公民在实际享受医疗服务、特别是在享受高水平医疗服务上，是存在差异的。

2. 获得自己所患疾病真实情况、共同参与诊断和医疗方案的制订和实施等知情同意的权利。随着医学模式的转变和医患关系的变化，患者已从过去被动地配合治疗变为主动参与医疗措施的制定和实施。无论患者的建议和要求是否正确，医务人员都应给予尊重，正确的、合理的要接受，不合理、不正确的要耐心说服劝导。医生绝不能为了让患者接受诊疗方案或回避诊疗可能带来的责任，任意缩小或夸大患者的病情。

如，某患者，女，初诊为阑尾炎，入院当晚急诊手术。术中见阑尾轻度肿胀，盆腔可触及包块并粘连。经医院妇产科、泌尿外科共同会诊，诊为泌尿生殖系畸形，左肾缺失。需要同时完成肠粘连松解、大部分输卵管、卵巢切除术（术中取组织送病理检查，结果为平滑肌及纤维组织）。手术过程顺利。术毕，经治医师将手术经过及可能会影响生育的情况通报给家属。患者及家属大为不满，认为是手术出了意外才切除输卵管和卵巢。虽经鉴定手术是及时正确的，家属仍坚持要求赔偿。这是一个典型的侵犯患者知情同意权的案例。

3．监督医疗过程的权利。患者享有提出诊疗意见、要求解释医疗费用使用情况等并得到答复的权利。患者要求了解病情的发展、治疗措施和预后时，医务人员在征得其家属同意、不加重患者心理负担、不影响治疗效果的前提下，应该对患者讲真话。当患者不知病情严重程度而拒绝医生的治疗方案时，医务人员要耐心解释，促使患者接受治疗。如果需要手术治疗，一定要征得患者及其家属的同意，经患者或家属签署手术协议书后方能施行手术。患者权利受到损害，如不合理收费、诊治事故等，患者有权直接或通过社会舆论提出批评，要求医疗单位或有关人员改正错误。

如，某患者，男，因肺部感染住院。经过20天的治疗，患者痊愈，准备出院。在办理出院手续的过程中，发现有些检查项目自己未做过，有些药品也未用过，结算费用高得惊人。为了查明情况，患者要求查阅包括病历在内的全部医疗文件及结算清单，被医院有关部门的拒绝。病人无奈，投诉消费者协会，最终解决了问题。

4．有要求对个人隐私保密的权利。医生在诊治患者疾病的过程中知晓了患者身体、生活中的隐私，应为患者保密。

如，女青年王某，与男友一起去某婚检指定医院做婚前健康检查。王某进入妇科体检时，其男友一起进入了诊室，等候在屏风外。检查时，医生发现王某腹部皮肤上有类似"妊娠纹"的斑纹，明知王某的男友在屏风外能听到，仍然问王某是否生育过，并说"从肚子的妊娠纹能看出来。"男友遂对王某产生怀疑，虽经检查证实王某并未怀孕生育过，仍与王某解除了婚约。婚检医生超出婚检范围的问话侵犯了王某的隐私权，造成王某男友的误解，导致了不可挽回的结果。

5．拒绝治疗、拒绝参加试验的权利。患者有权拒绝接受治疗、拒绝参加医学实验。不管治疗能给患者带来多大的益处，医生都不能强迫患者接受治疗，只能说明、说服和解释。医务人员绝不能在患者不知情、未同意的情况下，将患者纳入医学试验。

## （二）医务人员权利

医务人员的权利是维护、保证患者普遍、平等的医疗权利的实现，促进患者的身心健康。医务人员的权利是以履行自己的义务为前提的。

1．医师的权利必须服从患者的权利。医务人员所享有的职业权利，就是必须履行义务；医务人员享有的权利是对患者实现医疗权利的满足。医务人员的义务、权利与患者的权利在本质上是一致的，目的都是为了诊治患者的疾病。

2．在有利于患者疾病诊治的前提下，医务人员的权利具有一定的自主性。医务人员权利的自主性表现在以下几个方面：

（1）有权对患者的疾病做出判断，并采取必要的治疗措施。

如，某患者，男，35岁，因外生殖器出现丘疹，到医院就诊。经泌尿外科临床及实验室检查，诊断为尖锐湿疣。当医生在其病历上书写诊断时，该患者执意阻拦，坚决不让医生书写其所患疾病的名称，以至在诊室与医生争抢病历。这是患者对医生诊断权的侵犯。

(2) 有权根据病情的需要开具诊断证明，如证明患者应适当休息，能够承担或免于承担某些社会或法律责任。医生必须慎重行使这一权利。在有些时候，医生对患者病情的诊断具有一定的法律效力。比如对精神病的诊断真实与否，直接关系到当事人应否承担其行为的法律责任。

如，某患者，女，25岁，国有企业职工。因咽痛1天到医院就诊。医生为其查体，见咽稍红，扁桃体无肿大，无发热、咳嗽，一般情况好。即按"咽炎"给其开了"利咽冲剂"嘱其服用。但患者要求医生为其开7~10天病假。医生告知其不需休息。患者仍坚持，并告知医生，自己需要这些假期处理个人的一些事情。医生坚持原则，未满足患者要求。患者即当众辱骂并威胁医生。该患者后被有关部门处理。

(3) 有权要求患者或患者家属配合诊治。如要求患者住院治疗或门诊治疗、手术治疗或药物治疗。

(4) 根据治疗的需要，经患者及其家属同意，医生有权处置患者的某种合法权利，如切除某个脏器或截除某个肢体。

在特殊情况下，医师还享有干涉权。干涉权是医师的特殊职业权利。在特定情况下，当患者的自主权或自主选择意向违背其自身根本利益、他人利益、社会利益时，医师可干涉患者的错误选择和无理要求。

## 二、义务

义务是承担特定社会角色的人应尽的责任。医学伦理学的义务范畴不同于政治学、法学中的义务范畴，具有特定的内容。道德义务有两个突出特点，一是不以享受某些权利为前提。而政治、法律意义上的义务则与权利高度统一、严格对等。医务人员恪尽职守，不以获得某种权利回报或相应承诺为前提，而是以或多或少牺牲自己的个人利益为前提。二是自愿履行。它不像政治、法律上的义务那样靠强制力量实现，而是主体在充分认识和理解义务的客观必然性、充分认识自己所做事情的伦理价值的前提下，自愿实现的义务。

### (一) 医务人员的道德义务

**1. 医务人员的道德义务及其特点** 医务人员的道德义务是指医务人员依据一定的道德原则和规范，认识到对他人、对社会负有的使命、职责和任务，用自己的行为来履行自己的使命、职责和任务。

首先，医务人员的道德义务不以享有某种权利为前提，不能有权利就尽义务，没有权利就放弃责任。在社会活动中经常提到权利与义务相对应，在享有权利的同时履行一定的义务，这种与权利紧密相连的义务是政治法律范畴的。道德义务没有相应的权利对照。履行道德义务，总是要牺牲一定的个人利益。道德义务不否认个人利益。利益可以分为物质的和精神的。政治法律范围的权利，大部分是物质性的利益，而履行道德义务后带来的更多的是精神上的满足。如社会舆论的赞扬，受到表彰等。

其次，履行道德义务是医务人员自觉自愿的行为。政治法律范围内的义务具有一定强制性，人们要获取某种利益，就必须同时履行一定的义务，医务人员的道德义务没有相应的权利获得，它的履行全凭医务人员的使命感，是在内心信念和意志的驱使下，自觉自愿地进行。例如，医生在下班时看到一位急需救治的患者，他应该怎么做呢？道德意识要求，应以治病救人为天职，履行道德义务，主动自觉地抢救患者。

天津儿童医院耳鼻喉科的大夫黄伯柱，是一位医术精湛、医德高尚的医生。他对工作极端负责，一心一意地为患儿服务。呼吸系统疾病是儿童的常见病、多发病，许多危重患儿死于呼吸衰竭。黄伯柱经过深入研究，较早地提出了对呼吸衰竭患儿实行气管切开术，开放呼吸道，进行人工呼吸的抢救方案，攻克了曾被视为是不可逾越的呼吸衰竭患儿气管切开的一个个难关，解决了与手术相关的大出血、结痂、气胸、感染等问题。每做完一次患儿气管切开术，黄大夫都日夜守护在患儿的病床边，亲自护理，密切观察患儿病情变化，挽救了许多患儿的生命。为此，黄大夫荣获了"医德高尚的医务工作者"的称号，并被评选为天津市劳动模范。1980年，黄大夫不幸患了"嗅神经母细胞瘤"，黄大夫的身体越来越虚弱，他知道，自己为患儿服务、帮助年轻大夫的时间不多了，利用一切时间给年轻大夫们讲课、指导年轻大夫手术。患病前，他每周讲一次课，患病后变成了每周讲两次、三次甚至四次；原来，他每年指导五六百次手术，患病后，他一年指导手术一千多次。有时，查房后，黄大夫累得实在站不住了，就躺在床上为年轻大夫分析查房中发现的问题，组织大家讨论。黄大夫把自己的最后一滴心血都用在了病房，用在了患儿身上。

**2. 医务人员道德义务的内涵**

（1）为患者诊治疾病。医学起源于远古时代的助人行为，是由最原始、最朴素的人道主义演变来的。一提起医生这个名词，人们就会自然而然地想到白衣天使的称谓，想到治病救人。因此，一旦选择了学医，成为一名医务人员，就负有了一种不可推卸的道德义务——治病救人。

①诊断治疗的义务：医生必须以其所掌握的全部医学知识和治疗手段尽最大的努力为患者服务，这是由医疗工作的职业特点决定的。任何非医学的理由都不能限制或中断医生对患者的治疗。1948年，世界医学会的《日内瓦宣言》规定：在我的职业和我的患者之间，不允许把对宗教、国籍、种族、政党和社会党派的考虑掺杂进去。医生不能因患者持有与自己不同的信仰、观点、意见或患者与自己存在个人恩怨而拒绝为患者治疗。

1997年35岁的浙江省泗县渔民胡和国满怀感激的心情与海军411医院的骨科军医们告别。他一辈子也忘不了以章祖成主任为首的军医们为他接活了离断36个小时的右手拇指。

11月15日，胡和国等在黄海海区捕鱼。渔船准备返航时，铰锚机发生故障，无法起锚。胡和国前去排除故障，不料铰锚机突然误动，尼龙锚绳一下子切断了胡和国的右手拇指，近节旋转撕脱离断，并带出长达25厘米的拇指长屈肌和长达10厘米的神经。同伴们将胡和国送到海军411医院时，已经过了36个小时。军医们接诊后马上对断指、残指部分进行清创。因手指离断时间过长，残端有部分感染、坏死，已伴有臭味；但断指经渔船上冷冻处理，动、静脉、神经等保存较好。军医们认为接活手指有一线希望，决定手术。经过紧张的术前准备，当晚8时20分，手术开始。在显微镜下，几位军医紧张地进行手术。深夜12时，手术取得重要进展，手指的动脉接通并开始供血，随后，静脉、神经等也相继接好，到凌晨2时40分，6个多小时的手术顺利结束。术后，经过功能恢复训练，胡和国的右手拇指逐步恢复了功能。

②为患者解除身心病苦的义务：患者的痛苦常常包括躯体的痛苦和精神的痛苦。医生不但有为患者解除躯体痛苦的义务，而且有为患者解除心理上、精神上痛苦的义务。对患者躯体的

痛苦，医生可以用药物或其他手段加以控制或解除，对患者精神上的痛苦，则需要医生按照生物-社会-心理医学模式的要求，尊重患者、理解患者、关心患者，做耐心的心理疏导工作。

③解释说明的义务：医生有义务向患者及其家属说明病情、诊断、治疗和预后等有关情况。这种说明不仅是争取患者的合作，使之接受诊治，更重要的是尊重患者的自主权利。医生的说明，应以患者及其家属能够理解为前提，语言尽可能准确、通俗。

(2) 把对患者的义务和对社会的义务统一起来。在通常情况下，对患者负责和对社会负责是一致的。患者是社会的一员，医生通过救治一个个患者的生命，维护一个个患者的健康，才实现了医学维护全体社会成员健康的目的。但有时也会出现矛盾。比如，对甲型传染病患者的隔离治疗，拒绝个别患者的不利于他人的要求。一旦对社会负责与对患者负责发生矛盾，医务人员应以社会利益为重，劝说患者服从社会利益。

(3) 在医疗工作中树立高度负责的精神。义务和责任在本质上是一致的。医师履行医德义务是通过高度负责的具体行为来实现的。在这个意义上说，责任比道德义务更具体、更明确。

①勇于承担风险。遇到疫情和重大自然灾害，医生应毫不犹豫地进入疫区、灾区，采取果断措施，控制和消灭疫情，抢救伤员保护人民的健康。在抢救生命垂危患者时，要勇于承担风险，积极救治。

②尽最大的努力争取理想的治疗效果。

著名妇产科学家林巧稚是一位具有高尚责任心、精益求精的医生。一次，医院里来了一位年轻的孕妇，经专家会诊，诊断患者患有宫颈癌，需要做子宫摘除手术。从生物医学模式的角度来看，这没有任何不妥，只要能治病就可以这样做。但是，这样做的话，已怀孕的孩子保不住，患者也不可能再生育，这无疑会给其家庭带来不幸。林巧稚经过反复思考分析，改变了治疗方案，用保守治疗的方法代替手术治疗。几个月的精心治疗后，婴儿平安降生，产妇的宫颈病变竟也消失了。

③为患者、患者家庭、社会减少治疗疾病的费用，减轻大病造成的经济负担。在效果无显著差异的情况下，应尽可能地用价格低的药物，防止滥用贵重药品。根据病情的实际需要建议患者做相应的检查，能用常规检查手段做出诊断的就不用高新技术检查；可做可不做的检查，坚决不做。

(二) 患者的道德义务

在医疗活动中，患者也承担一定的义务。

**1. 患者道德义务的内容**

(1) 维护健康的义务：生病，无论是对个人、家庭还是社会，都是一种损失，一种负担。人一旦患病，其承担家庭责任、社会责任的能力就会减弱，家庭、社会其他成员不但要分担其所承担的家庭责任、社会工作，还要负担其治疗疾病的费用。因此，对每个人来说，生病都不只是自己的事情，关系到家庭和社会。就患者而言，养成健康的生活方式，预防疾病的复发或引发其他疾病，努力减轻家庭、社会的负担，是基本义务。

(2) 积极配合诊断治疗的义务：相信医生，积极配合诊断治疗，尊重医务人员的劳动，遵守医院的规章制度是患者的义务。为了保障医疗工作顺利进行，医疗卫生机构制定了一系列的规章制度。患者应自觉遵守这些制度，使自身需要与医疗工作协调一致。患者在诊疗期间不遵守医院的规章制度，就会打乱医院的正常工作秩序，影响医院的工作效率，影响其他患者，最终也影响自己的治疗。

(3) 支持医学研究的义务：医学科学的发展，医疗技术的提高，离不开医学研究。医学科学研究的对象，既包括各种疾病的病因、病理及其发展、转归与预后，也包括人体正常和异常的生理状态、受疾病因子侵害后的组织器官的反应等。人是医学科学研究成果的受益者，又是医学科学研究的对象。医务人员常需要对一些罕见的疑难病进行专门研究，以寻找预防治疗的方法；一些患疑难病症的患者在生前未明确诊断，死后需要进行尸体解剖；新药物的研究、新疗法的推广，也需要患者积极的配合。

**2. 正确对待患者的道德义务**

（1）正确把握患者义务的特殊性：与法律义务等强制性义务相比较，患者在道德上应尽的义务，大多具有非强制性、有条件性的特点，需要在医护人员告知、指导、劝说之下，经过患者自己的认可，才能履行；只有很少的义务规定具有刚性特征，要靠经济、法律等强制性手段加以保障，例如支付医护费用、不能危害他人安全等。因为患者的道德义务规定倡导性强、约束性弱，所以，它们的兑现离不开医患道德互动，而且更多地依赖于医生、护士做出积极努力，即依赖于医生、护士以更好地尽到自己的医德义务为其创造必要条件。

（2）正确认识患者义务的层次性：依患者义务内容的指向，它们可被划分为对自己的义务、对国家法规的义务、对医护人员的义务、对他人的义务等层次。就患者的心理来说，越是靠前的义务层次，其越是看重。由于患者履行义务与其心理需求直接相关，因此，医护人员在向不能履行道德义务的患者进行宣教、指导时，应注意将全面告知与突出其最关心的重点层次结合起来，动之以情，晓之以理，不能只强调患者对医护人员应尽的义务或者仅仅从奉献利他的角度同患者进行交流，以免造成误解，使患者不能自愿尽义务。

（3）正确处理患者义务与权利的关系：患者尽义务与享有权利是相辅相成的。客观上看，二者互为前提，互为条件。但在医学伦理层面，医务人员处理患者义务与权利关系问题时，更应重视维护患者权利，切忌出现患者若不尽到义务，就否定患者权益的认识和做法。特别是，要处理好患者权利与支持医学事业发展的义务之间的关系，必须尊重和维护患者权利。不能以支持医学事业发展为由，否定患者权利。

# 第二节 情感和良心

情感和良心是反映医学道德原则规范与医务人员的道德意识、道德行为关系的基本范畴，它对于密切医患关系、调整医务人员行为具有十分重要的意义。

## 一、医德情感

医德情感是道德情感的一种，是指医务人员对医疗卫生工作、对患者的职业态度和内心体验。医务人员的道德情感是建立在对患者的生命和健康高度负责基础上的，是一种崇高的道德情感。

### （一）医德情感的特点

医德情感具有三个特点。

1. 医德情感具有医学职业的特殊性。在通常情况下，人的美好的情感都与外部事物美的性质直接相关，是对外部美好事物满足自身需求的内心体验。美好情感的产生往往由两种情况引起：一是客观的人和事具有某种善的外在表现，能够唤起人们的爱慕、喜欢、兴奋、留恋之情，满足人们的精神需要，使人们产生好的情感。如一幅动人的图画、一支优美的乐曲，会使人有美的感受，产生愉悦之情；祖国的大好河山，秀丽风景，会使人产生对祖国的爱恋。二是当某种事物能满足人们的物质需要时，也能唤起人们的好的情感。但是，医务人员所面对的患者，有的在流血，有的痛苦不堪，有的生命垂危，他们的形象既不能使医务人员产生美感，也不能给医务人员带来任何利益，医务人员却能够产生为他们解除病痛的情感，这就是医德情感的特殊之处。医务人员的情感是建立在对患者的健康高度负责的基础之上的，是医务人员救治患者的基本道德义务的必然要求。不管在任何情况下，只要一见到患者，一听到患者的呼唤，医务人员就会产生一种同情患者、热爱生命的道德情感和为患者尽职尽责的责任感，自觉投入到紧张的抢救患者的工作中去。这种不以个人利益需要的满足为前提的特点，是医德情感区别于其他情感的根本所在。

2．医德情感具有理智的性质。医务人员关爱患者的情感并不是盲目的冲动，而是建立在救治患者的职责和医学科学基础之上的，因而是理智的情感。医务人员深深地同情患者，视患者为亲人，急患者之所急，痛患者之所痛，但对患者的救治必须以医学科学原理为基础、以有利于患者的健康和生命为原则、以不危害他人为底线。当某种诊断、治疗措施必须执行但会给患者带来暂时的痛苦而被患者拒绝时，医务人员应劝说患者接受诊断、治疗。当某些患者或家属的要求损害他人利益、有悖于社会道德、违反了医药卫生政策时，医务人员应理智地坚持原则。这是医德情感理智特征的基本要求。

3．医德情感体现了医疗卫生工作的纯洁性。医疗卫生工作以维护他人健康、解除患者病痛为职责，是神圣的事业。无论是在门诊为病情较轻的患者诊治，还是以团队的方式救治昏迷不醒，神志失常的危重症患者，医务人员都要自觉地恪守道德，不受不正常的社会因素和人际关系的影响。

无论是传统的还是现代的医学道德规范都要求医务人员在医疗过程中不夹杂任何个人不正当的感情因素，特别是在对异性的诊断治疗上，更有成文的和不成文的规定。如男医生为女患者做检查，要有另一位医生或护士在场。

**（二）医德情感的内容**

1．同情感。这是医务人员最起码的道德素质。同情感是医务人员见到患者的遭遇和不幸在自己的情感上产生的共鸣，并以相应的态度表现出来的怜悯之情。同情感的实质是对他人痛苦的认知理解。同情心是发自内心的情感。医务人员，面对受疾病折磨、盼望救治的患者，会产生一种痛苦的感觉，心理学上称之为"内模仿"，从而产生对患者的同情及愿为其解除病痛的感觉。1803 年，英国帕兹瓦尔的《医学伦理学》一书指出，医德的关键就是启发内心的善和同情。如果对患者的痛苦麻木不仁，毫无同情怜悯之心，就不是合格的医务人员。

荣获"弘扬白求恩精神先进个人"的吉林大学第一临床医院心内科教授、著名心血管专家郭新深受患者爱戴。一天深夜，在抢救一位 85 岁老人时，吸痰器突然出现故障。郭新毫不犹豫地俯下身，对着患者的口把痰吸了出来。患者家属感动得热泪盈眶。郭新要求科里的同志，"向着患者，让着患者，护着患者。谁同患者过不去，我就同谁过不去。"（《健康报》2005 年 4 月 27 日）

2．责任感。责任感是对医务人员行为起主导作用的情感。它的产生不仅受"一切为了患者的生命与健康"的道德义务的约束，而且受医疗制度、纪律甚至是法律的约束。医疗活动中的差错、误诊、误治，许多不是因为医务人员技术方面的原因，而是由于个别医务人员医德情感淡漠，缺乏责任心，疏忽大意所致。

某医院的一位外科大夫，为一名年轻患者做单纯性阑尾炎手术时，碰破了患者的肠管而未察觉。术后，患者出现一系列的腹膜刺激症状，该医生不做任何检查，就断言患者"娇气、无忍耐力"，不采取任何有效措施，径自回家休息，最终导致患者死亡。

3．事业感。事业感是医务人员积极探索疾病，勇于追求真理的道德情感。一个有强烈事业感的医务人员，为征服疾病，可以把自己的爱好、兴趣、理想和全部的追求都凝结在救死扶伤的崇高事业上，为之奋斗终生，是一种非常宝贵的道德情感。林巧稚、赵雪芳、王忠诚等优秀医师为我们树立了榜样。

林巧稚积极参加妇科疾病的防治，经常深入农村，针对妇女的疾病调查研究。她曾组织全国性的防治滴虫性阴道炎，大规模的普查宫颈癌。20世纪60年代初经济困难时期，她全力医治妇女闭经。70年代，她积极执行计划生育，控制人口，倡导优生优育。晚年，她在病魔缠身的情况下，仍以坚强的毅力，指导自己的学生编写《妇科肿瘤》一书。林巧稚为我国的妇女、儿童保健事业默默奉献了60多个春秋，到1983年去世，她共亲手迎接了5万多个小生命的到来，她把自己的一生都献给了妇产科事业。

赵雪芳是山西省长治市人民医院的一名妇科大夫，多年来，用自己的辛勤劳动救治了无数的患者，在患者那里，她是一名好大夫。可是，她却对自己的母亲和女儿心存内疚。母亲病危时，她正在抢救患者的手术台上。母亲去世后，她才到老家去服丧。乡亲们知道她是妇产科大夫后，便纷纷上门求诊，她忍住悲痛，在乡卫生院忙了十多天，接待了300余名患者。医院为了感谢她，给了她200元劳务费。她非但没留一分钱，还添上10元，把210元钱悄悄地平均分给了医院的困难职工和住院患者。由于积劳成疾，赵雪芳患了多种疾病，包括可怕的膀胱癌、直肠癌、肺癌，三种不同类别的原发癌同集一身，一般人是难以承受这种残酷打击的，但赵雪芳全然不顾病痛的折磨，坚持工作。1996年，由于病情严重，医院送她去北京做紧急治疗，她拒绝用昂贵的药品。她说："这些药用在我这里已经没有价值了，医院别为我花太多的钱，还是把它留给更需要的患者吧！"从北京回到长治的第二天，她就拖着病弱的身体回到科里上班，把肿瘤专家"至少全休3个月"的医嘱置于不顾。她说："医生不能脱离病床，更不能离开患者，一个离开患者的医生等于没有了生命价值。"这一年，她出门诊260多次，做手术250多台，抢救危重患者500多人次。其中有一天，从早晨7：15分进手术室到下午6：30分才出来，连续做了3台手术。1997年底，赵雪芳的病情已十分严重，癌细胞已扩散到她的全身。领导命令她住院治疗，她坚持要求住在自己的值班室，以便于继续为患者诊治。就这样，人民的好医生赵雪芳在自己的值班室里度过了生命的最后时刻。这是崇高的事业情感的具体体现。

## 二、良心

### （一）含义

良心是道德情感的深化，是从道德义务和道德自我评价反映个人与社会之间关系的范畴，是个人在履行对他人和社会的道德义务的过程中形成的道德责任感和自我评价能力。

2004年初，安徽省阜阳市人民医院儿科主任医师刘晓琳发现，因营养不良而出现的"大头娃娃"数量剧增，半年就出现了20多例。刘晓琳仔细询问患儿父母，得知孩子的饮食情况后，初步判断"大头娃娃"是服用劣质奶粉引起的。她动员患儿父母对购买的奶粉做质量检测，家长觉得检测一次200元，太贵，不愿意。刘晓琳深知劣质奶粉的危害，对家长们说："你们去检测，我们帮你们解决费用。"经检测，正如刘晓琳怀疑的，劣质奶粉就是导致"大头娃娃"的元凶。刘晓琳及时向媒体举报，并通过媒体告诫婴儿家长怎样区分劣质奶粉，由此揭开了"劣质奶粉"危害儿童的真相。（《人民日报》2008年5月9日第11版）

医德良心是医务人员对医德义务和医德责任的自觉认识，是医务人员在自我意识中按照一定的医德准则进行自我评价的能力。医务人员的医德良心是在学医、从医的过程中通过外界环境的持续影响和不断的自我反省形成的，是一种相对稳定的内心信念。医德良心对医务人员提出的基本的道德要求是在任何情况下都不做有损于患者健康的事。由于医务人员的医疗行为有时是在患者不了解或不懂得医学知识甚至是在患者失去知觉的情况下进行的，因此对于医务人员医疗行为的正确性、必要性，患者很少有表达自己意愿的可能，只能被动地接受和配合诊疗。在医疗实践中，医务人员到底采取何种医疗行为，全凭医务人员的医德良心决定、指导和监督。

### （二）医德良心的特点

1. 良心是存在于医务人员意识之中的对患者和社会负责的强烈的道德责任感，是在学习医学知识和从事医疗活动中，认识到自身的使命、职责和任务而产生的对患者和社会应尽道德义务的强烈而持久的愿望。

> 2008年3月28日下午5点，刘晓琳在病房值夜班，见到重症病房住进两个孩子，病情一模一样，呼吸困难，吐粉红色痰。"这到底是什么病，为什么有肺炎症状，又有些症状与肺炎相矛盾？"患儿的病情迅速恶化，虽努力抢救，仍未挽回孩子的生命。"我从医多年，我们医院儿科是重点科室，肺炎抢救成功率达98%，可一天倒下2个，经验和直觉告诉我，这很不对劲……"当时已是凌晨，一个医务工作者的责任感，使刘晓琳马上向医院领导做了汇报。上午8点，疾控中心专家到医院采集标本，后经全市儿科专家会诊，卫生部、省、市专家诊断，该病为手足口病（EV71病毒感染），卫生部当即向全国通报了这种传染病的疫情、诊治方法和传播途径。刘晓琳说："我只是一个普通的医生，做这件事，是出于我的职业敏感和医者的责任心。"（《人民日报》2008年5月9日第11版）

2. 良心是医务人员在内心深处进行自我评价的能力，是医务人员在深刻理解职业道德原则和道德规范的基础上，以高度负责的态度对自己的行为进行自我判断和评价的心理过程。

### （三）医德良心的作用

有人形象地说："良心是一个人心灵的卫士，它是容不得意识中任何魔影侵犯的，它时刻把自己的行为置放在自我意识形成的道德天平上去称量、评价和反思。"医德良心可以帮助医务人员选择、监督、评价自己的行为。

1. 医疗行为前的选择。当医务人员准备从事医疗活动时，职业良心会促使他根据自己的道德义务，对符合医德原则、规范的行为动机给以肯定，对不符合医德原则、规范的行为动机进行抑制或否定，从而帮助医务人员做出正确的抉择。这对医务人员避免失误、预防医疗差错有重要意义。一个有高尚医德良心的医务人员，总是能使自己在面对患者时，产生一种强烈的责任感，即使是在没有任何监督、他人无法了解其医疗行为的情况下，仍自觉地以患者利益为重，自觉地承担对患者、对社会应尽的义务和应负的责任，尽自己所能为患者制定出最佳的治疗方案。

2. 医疗行为中的监督。医德良心促使医务人员不断反思自己的医疗行为，对符合医德要求的思想、欲望、情感能给予肯定和鼓励，对不符合医德要求的思想、欲望和情感则给予抑制和克服，并以良心发现的形式随时主动调节自己的行为，自觉地保持高尚的品格和道德修养。

> 一对年轻的夫妇抱着两岁的孩子来到"人民的好医生"周礼荣同志所在的医院求诊。经诊断，孩子患的是败血症并发化脓性心包炎。患儿心脏完全浸泡在脓液之中，呼吸困难，嘴唇发绀，肝大，大量腹水。一般来说，这种病只要切开心包，放出脓液，解放心脏，患者就可脱险，但死亡率极高。参加会诊的医生都认为患者不具备手术条件，动刀就会死，周礼荣却一再

申述自己的观点："不做手术，患儿很快也会死，既然这样，就不如做，死里求生。"谁知，才划开第一刀，患儿就停止了呼吸、心跳。周礼荣马上停止手术进行抢救。当患儿的心脏重又开始跳动，恢复自动呼吸后，有人劝他停止手术："让家长把孩子抱走算了，谁也说不出什么。"但是，眼看着面前的小生命，医生的责任感、良心促使着周礼荣将手术继续进行下去。患儿经及时的手术抢救和治疗终于得救了。

正是在医德良心的指导监督下，许许多多周礼荣式的医务人员在医疗活动中时刻以患者利益为重，履行着维护人民健康的神圣职责。

3. 医疗行为后的评价。医务人员在履行了道德义务之后取得了预期的治疗效果，内心感到满足和欣慰；而没有履行道德义务导致不良后果和影响，则会感到内疚、惭愧、悔恨，并出现自我谴责的心理，通过"良心发现"的形式自觉地纠正自己不符合医德要求的行为，主动地反省自己行为上的缺陷和不足，自觉承担责任。

妇产科医院的产房同时接生了两个男孩，一切工作程序完成之后，有个助产士心理总觉不平静，她有一种感觉，这两个孩子的牌子系错了。护士长、科主任立即召集当时所有的医护人员进行核实。通过回忆当时的每一个环节和动作，证明确有此事。这时，两位产妇已带着孩子出院。是否该把孩子换回来，出现了分歧。一种意见认为不讲。两家都不知道，且家长都与孩子有了感情，一旦说出来以后，医院要负一定的责任。另一种意见则认为，把孩子弄错是医院的责任，应知错就改，否则，对不起产妇及其家属，自己的良心也会感到不安。况且，两个产妇中有一个是聋哑人，如果孩子先天聋哑，对那对健康夫妇是沉重的打击。经讨论，达成一致，分别向两个家庭承认错误，让孩子回到各自亲生父母身边。经过耐心的解释、说明和道歉，工作中的失误得到了妥善补救。

## 第三节 审慎和保密

审慎和保密反映了医疗职业特殊道德关系，属于道德准则的范畴，对于诊治患者的疾病、维护患者的尊严具有十分重要的意义。

### 一、审慎

#### （一）审慎及其作用

审慎即周密谨慎。医学活动中的审慎是指医务人员在医疗行为之前的周密思考和医疗过程中的谨慎认真。审慎是医务人员内心信念和良心的具体表现，也是医务人员的义务、责任感、同情感的体现。

审慎是医务人员在世代相袭的职业传统中形成的稳定的职业心理和习惯，受到历代医学家的重视。李时珍在《本草纲目》中把"用药"比喻成"用刑""谈即便隔生死"。《褚氏遗书》指出为医者要"用药省慎"。实践证明，医务人员在诊治疾病的过程中，任何一个小小的疏忽、粗心大意和漫不经心，都会造成差错、甚至医疗事故，给患者造成了本可避免的伤痛。

我国著名的临床医学家、中国医学科学院原副院长张孝骞教授曾说："几十年来的医疗实践，我总是用戒、慎、恐、惧四个字要求自己。患者的生命交给我们，我们怎能不恐惧？怎能不戒骄戒躁？怎能不以谦虚谨慎的态度对待呢？"他还说："临床工作的基点要放在仔细观察每一个具体患者身上，而不是硬套书本上的描述。"他就是用这样的细心正确诊断、及时救治了无数的患者。

有一年，协和医院收治了一个患黄疸伴有低血糖的妇女。患者脸色苍白，有饥饿和盗汗症状，奇怪的是，治病期间竟长出明显的小黑胡。年轻大夫没见过，具有多年经验的老医生也不知所措。张孝骞教授来到病房，仔细的查问之后，认为可能是肿瘤压迫了胆道，且不是一般的肿瘤，而是一种能分泌胰岛素和其他物质的腺瘤，造成患者低血糖和长胡子。果然，经过超声检查和 X 线摄影，发现了长在患者胆道旁边的肿物。

可见，在医疗实践中坚持审慎的医疗作风，能够防止医疗差错、误诊和医疗事故的发生，提高医疗质量。

（二）审慎的道德要求

1．医务人员在医疗实践的各个环节，应自觉地做到认真负责、谨慎小心、兢兢业业，一丝不苟。医疗工作中的粗枝大叶、马虎大意甚至玩忽职守，是违背审慎要求的。医务人员在"言"上要审慎用语，在"行"上要审慎从事。"言"上的审慎是指医务人员在与患者交谈时，忌用刺激患者心理、影响患者情绪、可能导致患者误解的语言，而要用鼓励和安慰的、能给患者以信任和温暖的语言。"行"的审慎，是指医务人员在诊断、治疗中，必须充分考虑到各种可能发生的问题，选择出最佳的方案，周密细致地操作，把副作用、痛苦和可能出现的危险降到最低程度，争取最好的效果。

1980 年秋，一位老年妇女全身水肿，伴有腹水，被医生诊断为心力衰竭肝硬化引起的腹水。张孝骞教授在查房的时候，发现患者的神色间有一丝迟钝，与甲状腺功能低下的患者所特有的迟钝有些相似。于是，张教授提出患者可能是甲状腺功能低下而引起的腹水。个别医生认为老教授的想法太离谱，可是各种化验的结果使他们信服了。张教授说："现代化的设备只有与医生对患者的直接观察相结合才能发挥作用。"

在当代医疗实践中，审慎作风已经在许多年轻医生身上发扬光大。

某市医院的年轻大夫刘某就是一位具有审慎作风的医生。一次一患者因突然下肢无力、不能行走到某院就诊，医生初步诊断为关节疾患，建议到市属医院做进一步检查。由于求医心切，家属大清早就带患者等候在检查室门口。刘大夫下夜班路过，看到患者这么早就等候在这里，上前询问。听了家属的叙述，刘大夫根据自己的经验判断患者很可能是患了低钾麻痹症，这种病来势凶猛，极易造成猝死。她立即让家属将患者抬到急诊室。经检查，患者的血钾值已低到极限，此时，患者突然出现呼吸困难危象，刘大夫急忙到药房借了 5ml 氯化钾让患者口服，患者的症状才有所缓解。经专家会诊认为，若不是刘大夫采取的措施及时有效，患者极有可能死亡。

2．医务人员应当不断地提高自己的业务水平，在技术上做到精益求精。大量的临床事例表明，能否正确地诊断、治疗疾病，防范各种意外情况的发生，不仅与医务人员的医德素质有关，而且与其业务水平和能力密切相关。医务人员仅仅意识到审慎对患者身心健康的意义，但知识贫乏、业务能力差，是不可能真正做到审慎的。

张孝骞说："一个临床大夫要有过硬的医疗技术和丰富的经验"。张教授自己就是这样一位具有敏锐判断力、医术精湛的医生。在许多令人望而生畏的疑难病症面前，张教授经常出奇制胜。协和医院有一位久治不愈的患者，多次发生莫名其妙的骨折，不同的医生做出过不同的诊断：腰肌劳损、类风湿病、骨质软化症等。张教授经过仔细的询问和细心的查体，在患者的右侧腹股沟摸到一个很小的肿块。经过进一步的检查和综合分析，他做出诊断，肿块是一种能够分泌激素的间叶瘤，间叶瘤导致患者全身的钙磷代谢紊乱，造成骨质疏松，引起多发性骨折。事实证明，张孝骞的诊断是正确的，这是一种极罕见的疾病，这个病例是当时世界上发现的第8例。

可见，审慎是高尚医德与精湛医术有机结合的体现。

## 二、保密

### （一）保密及其内容

保密属于医学伦理学中特有的道德范畴，是指医务人员在防病治病中应当保守医疗秘密，不得对外泄露。

医疗秘密通常是指患者及其家庭的隐私，患者独特的体征、畸形、不愿他人知晓的疾病以及不良预后疾病的诊断。

医务人员保守医疗秘密有两方面的内容：一是为患者保密。即医生不得泄露在诊断治疗中获知的有关患者的疾病、隐私及家庭生活的情况。二是对患者保密。医生不应该告诉患者所患危重疾病的病情。前一种情况是为尊重患者的人格，后一种情况是为了提高患者治疗疾病的信心而采取的保护性的医疗措施。

### （二）保密的道德要求

**1. 保密的重要性**

保密是医疗活动的一个传统，为世界各国医务界和医患双方高度重视。古希腊时代的《希波克拉底誓言》就要求为医者"凡我执业或社交，所见所闻，不当宣泄者，我将永守秘密"。世界医学会1949年通过的《日内瓦协议法》也规定："凡是信托我的秘密，我均予以遵守。"而现代西方则将保密上升到法律的高度。例如，法国刑法规定："内外科医师、卫生官员、助产士及医生助手，以业务关系得悉病家秘密时，除于特殊情形法官使之宣布外，如无故宣泄者，应处1~6个月的监禁及罚款100~600法郎。"目前，大多数西欧国家和美国医学院校的校训中，仍将保守秘密看成医务人员的一种道德义务。如法国巴黎大学医学院的校训中规定："病家秘密，或见或闻，凡属医者，讳莫如深。"

人们之所以如此重视保密，是由医疗卫生职业的特殊性决定的。医疗卫生工作者的服务对象既不是无生命的商品、机器，也不是实验室中的生物，而是生活在一定社会环境中有思想和心理活动的人。医务人员泄露医疗秘密，不仅会引起社会中某些人对患者的歧视，造成患者的痛苦，还会使患者产生对医务人员及医疗措施不信任和恐惧感，甚至引起医患矛盾、纠纷等严重后果。

**2. 保密的道德要求**

（1）为患者保密。询问病史、查体从诊断疾病的需要出发，不有意询问患者的隐私，不有意探听患者婚姻、生育、性生活以及家庭生活情况；对在诊疗中知晓的患者的隐私，为患者保守秘密。不可将患者提供的病史任意传播扩散，否则会引发严重的后果，不仅引起社会上某些人对患者的歧视，而且使得患者的情绪恶化，加重病情。这是严重违反医学职业道德的。

（2）对患者保密。对于某些可能给患者带来沉重精神打击的诊断和预后，应对患者保密。医务人员将危重病情妥善地对患者保密，使患者能以积极的态度配合医生治疗，增加了其康复或病情好转的可能性。心身医学的研究表明，患者的精神状态和心理活动，对所患疾病及其治疗效果有很大影响。如果不注意保密，将危重病情如恶性肿瘤等直接告诉患者，有可能对患者造成心理刺激，导致其丧失治疗信心、甚至轻生等严重后果。

(3) 积极与患者家属、亲友配合，减轻患者心理负担。

某医院医务人员为一位老年患者做肺癌切除术。术前，医务人员与患者一起制定了缜密的方案。老人早上七点半进入手术室，九点多就出来了。当他醒来之后，第一句话就问几点了，特护马上回答下午四点多，其实当时才早上十点，患者听了护士的回答又迷迷糊糊睡着了。等又醒来时又问，几点了？护士又回答，快五点了。原来，患者曾在两年前做过一次肺癌手术，从早上开始直到下午三点多才做完，他知道手术所用的时间，他也明白如果癌细胞转移，就会失去手术的价值，进手术室后很快就会被推出来，如果那样，自己的生命就到了完结的时候了。因此，患者把自己的全部生存希望与手术的时间紧密地联系在一起。医护人员了解他的这种心理，为了解除患者的顾虑，就与家属配合，对患者的手术时间采取了保密措施。

我国一直坚持的是保护性医疗制度，大多数医院对恶性肿瘤等不治之症都采取对患者保密的措施。在确实无法保密的情况下，也应逐步渗透的方法，不能简单、生硬地告诉患者，以避免给患者造成精神上的打击；对已能控制或部分控制的疾病，要在做好宣传解释工作的基础上解密。对有正确人生价值观、生死观、意志坚强的重症患者，在征得患者家属同意的前提下，可告知其真实病情。

## 第四节　荣誉与幸福

荣誉是同义务密切联系的道德范畴，人们获得了荣誉之后往往有一种幸福感，因而幸福又是与荣誉相联系的道德范畴。

### 一、荣誉

#### （一）医务人员的荣誉观

荣誉是一个人履行了道德义务之后，得到社会上的赞许、表扬和奖励。医务人员的道德荣誉是指医务人员在履行了自己的职业义务之后，得到他人、集体或社会的赞许、表扬和奖励。

医务人员的荣誉包括两方面的内容。一是指医务人员履行了对社会的义务，对社会做出一定的贡献后，得到社会的公认和褒奖，是人们或社会对医务人员道德行为的社会价值的客观评价；二是指医务人员对自己行为社会价值的自我意识，在道德情感上的一种满足。当医务人员履行了对患者对社会的义务，使患者恢复了健康，实现了医学的社会目的时，常常会得到赞扬、褒奖和荣誉。社会舆论的评价越高，就越会提高医务人员对自我存在社会价值的认识。

医务人员的道德荣誉是建立在全心全意为人民健康服务基础之上的。医务人员只有热爱医学事业，全心全意为人民的健康服务，在自己的岗位上做出贡献，才会获得社会的褒奖和荣誉。医务人员的荣誉是个人荣誉与集体荣誉的统一。个人荣誉中包含着集体的智慧和力量，是集体素养、才能的结晶。集体荣誉也离不开每个医务人员辛勤工作所做出的贡献。集体荣誉是个人荣誉的基础和归宿，个人荣誉是集体荣誉的体现和组成部分。荣誉是对过去工作的评价，并不代表未来。获得荣誉之后应保持谦逊谨慎、戒骄戒躁的作风。为人类医药事业做出卓越贡献的屠呦呦研究员先后获得了拉斯克奖、诺贝尔奖、改革先锋、共和国勋章，国际天文学联合会将31 230号行星以她的名字命名，但屠呦呦却说，荣誉属于科研团队中的每一个人，属于中国科学家群体，"这是中医中药走向世界的一项荣誉。"在诺贝尔奖颁奖现场，她报告的题目是"青蒿素是中医药给世界人民的一份礼物"。

## （二）荣誉的作用

**1. 评价医务人员的行为** 荣誉通过社会舆论的力量，表明社会大众支持什么、反对什么，可以促使医务人员关心、重视自己行为的社会后果，严格要求自己，力争使自己的行为获得社会的肯定和赞许。

**2. 激励医务人员的行为** 荣誉作为一种精神力量，可以激励广大医务人员珍惜荣誉、争取新荣誉，积极向上，不断进步。

吴炯是电影《上甘岭》中的女卫生员王兰的原型之一，在著名的上甘岭战役中荣立二等功，还荣立过两次三等功。归国后受到了毛主席及其他中央领导同志的亲切接见。她的戎马生涯在中国革命军事博物馆里有源可寻。就是这样一位军功卓著、荣誉加身的英雄，丝毫不居功骄傲。她说："我的荣誉是党和人民给的，我应该更好地为党和人民做贡献"。吴医生退休之后，立志发挥余热，积极报名参加社区卫生服务，做了一名志愿者。一次，小区一位老大娘因感冒引起气管炎复发，高热不退，但大娘家离医院较远，又住在高层，十分不便。吴医生得知情况后，主动找到大娘说："打针的事我包了，您就放心吧。"吴医生一天两次为大娘打针，大娘心里过意不去，非要付钱。吴炯医生说什么也不收。见大娘生气了，吴医生就拿出自己获得的奖章和证书，认认真真地对大娘说："大姐，您的心意我领了，我收下您的钱就对不住这些奖章和证书啊！"

## 二、幸福

### （一）医务人员的幸福观

幸福是同人生意义、生活理想联系最密切的道德现象，是较高层次的道德范畴。不同人生价值观的人，会有截然不同的幸福观。物质生活是客观现实，幸福则是人的主观感受。根据马斯洛的需要层次论，任何需要层次的满足，都会产生幸福感。医务人员的幸福是建立在集体主义和高层次需要之上的，是指医务人员在维护人的健康、解除患者病痛的活动中，感受、理解到职业理想的实现而产生的精神上的满足。

我国腹部外科和普通外科的主要开拓者裘法祖教授91岁时，在全国第五届名医论坛上，用他65年的外科生涯给来自全国各地的900多位医生上了一堂课。他说："我已经老了，拿起手术刀为患者解除病痛的机会已经没有了。然而还有不少风华正茂的医生和青年学生，我愿意奉献给他们一句话，就是他们在积累理论知识和临床经验之外，还要经常思考、深刻体会什么是医生的真正幸福。"裘老认为"一个医生的真正幸福是用他自己的才智辛劳换来了患者的康复。"（《健康报》2005年4月25日3版）

医务人员的幸福观包括：

**1. 物质生活和精神生活的统一** 医务人员的幸福既包含物质生活的改善和提高，又包含精神生活的充实，只有用健康、高尚的精神生活指导和支配物质生活，才能真正感受到生活的意义。医务人员从事医疗卫生工作获得应有的物质报酬，在全心全意为患者服务，特别是从患者的康复中获得精神上的满足，实现自身的价值，从而感受到幸福和快乐。

**2. 个人幸福和集体幸福的统一** 国家富强和集体幸福是个人幸福的基础，个人幸福是集体幸福的体现，离开集体幸福，医务人员的个人幸福是无法实现的。在强调集体幸福高于个人幸福的前提下，积极关怀和维护医务人员的幸福是必要的。

**3. 创造幸福和享受幸福的统一** 劳动和创造是幸福的源泉。医务人员只有在为患者的服务之中，通过辛勤劳动、精心治疗、使患者恢复健康，得到社会的肯定，才能获得物质上和精神上的利益和享受，医务人员的幸福出现在通过职业活动为患者服务之后，也寓于职业活动的过程中，是创造与享受的统一。

**(二) 幸福观的作用**

1. 促使医务人员自觉地履行道德义务。医务人员树立了正确的职业幸福观，就能将个人幸福建立在崇高的职业生活目的和职业理想的追求上，体现在救死扶伤、防治疾病的平凡又伟大的医疗工作中，就会摆正个人幸福与集体幸福的关系，自觉地履行为患者解除病痛的义务，从而获得幸福。

2. 促使医务人员树立正确的苦乐观。医务人员树立了正确的职业幸福观，摆正创造幸福和享受幸福的关系，就会认识到没有苦就没有乐，没有辛勤的耕耘就难以体会收获的欣慰和欢乐，通过自己辛勤劳动和无私奉献使患者转危为安，而感受到自身价值的实现和工作意义，进而更加热爱自己的专业，更加努力地工作。

# 第4章 处理医患关系的道德要求

医患关系是在医疗活动中形成的由医务人员与患者构成的一种特殊的人际关系。面对将健康和生命相托的患者，医务人员应当恪守道德，全心全意为患者服务，正确处理与患者之间的关系。

## 第一节 医患关系及其性质

### 一、医患关系概述

医患关系有狭义和广义两种指谓。狭义的医患关系是特指医生、护士与患者之间的关系；广义的医患关系是指医务工作者群体与患者群体之间的关系。

#### （一）医患关系古今变化

1. 古代医患关系特点

（1）个体性特征。在古代，医生以个体劳动者的身份从事医疗活动，其与患者之间的交往模式是个体对个体的交往。

（2）直接性特征。古代医学是经验医学，医生直接面对患者，对其所患疾病做出诊断、治疗，都由医生凭借直接接触对患者进行，例如中医的"望、闻、问、切"的诊断方法，都以直接接触患者为前提。

（3）稳定性特征。古代医生数量少，患者依赖医生，以生命相托。由于古代交通不便，医生行医的范围相对固定，为一定区域的患者服务，经常入户为患者服务，从而形成了稳定的医患关系。

（4）全面性特征。古代医学具有笼统、模糊、猜测的性质，从人与自然，人与社会、人自身的整体性认识，说明人的健康、疾病，古代医生的走街串巷、进入患者家庭的方式行医，形成了与患者及其家庭的关系。

2. 现代医患关系特点

（1）多元特征。现代医学分科细化，医生的知识、技能专科化。为一位患者的诊断、治疗，需要多科室医务人员的合作，从而形成了多科室医务人员与患者之间的关系。

（2）间接特征。现代医学进步的一个重要特征是大量诊疗仪器的广泛应用。医生诊断疾病，不仅需要视、触、叩、听，而且依赖多种医疗设备检查，根据对各项检查结果的综合分析，最后确诊。这就改变了以往医生直接确诊的方式。在治疗上，也发生了类似的变化，经常通过医疗器械实现。医患间的语言和情感交流明显减少。

（3）易变特征。现代社会为大众构建了层次齐全、功能互补的医疗保健服务体系，便利的交通工具。患者可以根据自己的需要，自由选择医院、医生就医，可以在基层医院、综合医院、专科医院之间转诊。由于这些情况的出现，医患之间的关系十分复杂、多变。

### （二）影响医患关系的因素

**1. 影响医患关系的宏观因素**

社会制度对医患关系的影响。不同的社会制度，直接影响着医患关系。原始社会风雨同舟的艰苦生活，形成了团结平等、互救互助的医患关系；在奴隶社会，奴隶处于被役使的地位，无法享有与奴隶主平等的医疗权利；在资本主义社会，医生与患者的关系是金钱加买卖的关系，只能在金钱面前求"平等"；在社会主义国家，政府关怀人民大众的身心健康，构建的是新型的真诚平等的医患关系。

医学发展水平对医患关系的影响。医学科学的发展，使医务人员获得了与疾病斗争的有力武器，战胜了许多凶险的疾病，使人的健康水平和人均寿命大大提高，为和谐的医患关系奠定了基础；医学的专业化发展，分科细化，对健康疾病的认识不断深入，医患之间在知识、技能上出现了显著的不对称，使医务人员与患者的沟通交流减少。

传统观念、生活习俗、物质生活水平都对医患关系有影响。

**2. 影响医患关系的微观因素**

（1）医务人员的因素

医务人员的道德素质是影响医患关系的根本因素。医务人员具有高尚的医德情操，待患者如亲人，急患者之所急，想患者之所想，是建立真诚、和谐医患关系的基础。反之，医务人员服务态度差，冷言冷语，麻木不仁，即使医术很高明，也不会构建良好的医患关系。

医务人员的技术水平是影响医患关系的重要因素。医务人员诊断准确无误，治疗及时恰当，医患关系就会和谐、融洽。反之，医务人员技术水平低，医疗差错不断，甚至发生医疗事故，患者必然不满意，就会导致医疗纠纷。

医务人员的心理素质、心理状态影响着医患关系。医务人员不同的心理状态决定他们对患者的不同态度和在治疗上采用不同的方式。

（2）患者的因素

患者或其家属对诊治疾病需求和期望的性质、程度是影响医患关系的关键因素。一般来说，患者或其家属诊治疾病的需求和期望能够得到满足，有利于建立融洽、和谐的医患关系，其需求和期望得不到满足或得不到全面满足，医患关系则有可能出现不和谐、不融洽。

患者或其家属对疾病和医疗技术的认知水平是影响医患关系的重要因素。患者、患者家属对疾病的认知正确，对医疗技术的认知客观、全面，有利于和谐医患关系的建立；反之则不利于和谐医患关系的建立。

患者或其家属的心态是影响医患关系的不可忽视的因素。一般来说，患者受病痛困扰，尤其是受危重病的折磨，往往会出现忧郁、烦躁、焦虑、多疑、不安、沮丧、甚至绝望的心理，患者家属会因亲属患病承受很大的心理负担。患者或其家属的心态必然会影响到与医务人员的关系。

## 二、现代医患关系的性质

### （一）医患关系的契约性质

医患关系是建立在平等基础上的契约关系。契约是相关参与主体所达成的协议、合同，其内容是对各参与主体的权利与义务及其关系的相互约定。医患契约作为医患双方权利、义务及其关系约定的协议或合同，与其他契约一样，不仅应该建立在平等、合法的基础上，而且不允许违背社会道德的基本精神。这种契约的本质是对患者生命健康权和自主权益的尊重，以及对该关系中各参与主体正当权益的合理兼顾。医患契约关系的形式，有口头的、书面的，有医疗机构内部的、也有外部的。

真实、公正契约关系的建立和实现，需要比较坚实的物质基础和比较理想的人际关系基础。社会主义制度的形成、确立和巩固，为建立现代的医患契约关系提供了基础。具体地说，社会主义制度解放和发展了社会生产力，人民群众普遍地逐步地富裕了起来，服务于大众身心健康的医疗保健体系不断完善，为实现每个公民享有平等的生命健康权和医疗保健权，创造了不可缺少的物质条件。同时，社会主义制度倡导和构建全新的人际交往关系，使医患之间形成了同志式的平等关系，医务人员尊重患者的以生命、健康医疗为核心的一系列正当权益，公平地为患者提供医疗健康服务，患者及其家属同样尊重医务人员，遵从医嘱，密切配合诊治，共同履行恢复健康、维护健康、增进健康的义务，这是平等的医患契约关系得以建立的社会保障。

与一般的契约关系相比，医患之间契约关系的特点是，契约不是由双方随机、自由约定，而是基于国家法律和社会道德规范和患者实际需要的约定。例如，处于休克状态、需要急诊急救的患者，虽然没有取得患者、患者家属知情同意，没有经过签写契约的程序，但医务人员绝不能以未有契约承诺为由，不承担救死扶伤的义务。医务人员不仅要把契约视为一种签字程序，而且要把契约当成一种伦理精神，不仅要重视订立契约的形式，更要重视契约的内容、实施契约的过程和契约要达到的目的。

### （二）医患关系的信托性质

患者信任医务人员，将自己所患疾病的诊断治疗，甚至生命托付给医务人员，是和谐医患关系坚实的道德基础。作为医患关系的一方，患者信任医务人员，将自己的健康和生命托付给医务人员；作为医患关系的另一方，医务人员接受患者的信任、托付，用高尚的医德、精湛的医术，解除患者的病痛，挽救患者的生命。这是医患关系的历史，也是医患关系的现实。

医患之间的信托关系在医疗服务当中不断深化。在医疗活动中，医务人员深切理解患者的信任、托付，将患者的信任、托付转化为强烈的责任和承诺，"人命至重，有贵千金""见彼苦恼，若己有之"，转化为尊重患者，珍视患者生命的行动，一丝不苟、精益求精地为患者服务，更加坚定了患者的信任。

现代社会诚信体系和诚信运行机制建设，为医患信托关系提供了保障。诚信法治体系建设、诚信道德氛围营造、诚信管理体系运行，都为医患信托关系提供支持。患者求医行为的信任托付和医务人员的诚信服务，也成为社会法治建设和社会道德进步的重要组成部分。

## 第二节　医患关系发展趋势与医学道德

### 一、医患关系民主化趋势及其道德要求

#### （一）医患关系民主化趋势

民主是现代社会文明进步的产物。民主的一般含义是主权在民、人民做主。民主反映在医患关系中，主要体现在患者维护自身权益的意识在逐渐形成并不断强化，医务人员更加自觉地尊重、维护患者的自主性、自主权。医患关系民主化趋势，既是社会发展的标志，也是医学进步的标志，在本质上反映了道德进步。

在我国，伴随着社会主义市场经济的发展、医疗保障制度的完善以及健康教育和健康促进的发展，医患关系的民主化趋势不断增强，"指导 - 合作型""共同参与型"的诊疗模式正逐步成为医患关系的主流。患者的素质不断提高，平等、民主、维权意识不断上升，医疗保健需求不断增长，出现了多元化、全方位、多层次、高标准的医疗保健需求，而社会调节机制还不够健全，这必然对医务人员道德水平和专业技能提出更高的要求，对医患关系中的道德建

设提出了更高的要求。

### （二）医患关系民主化趋势的道德要求

医患关系民主化趋势提出的道德要求主要有两个方面：一是以人为本，尊重患者；二是平等待患，一视同仁。

在医疗活动中，民主不仅是一种良好的医疗作风，而首先是医务人员追求的道德境界，是医务人员对患者的尊重和关怀。平等待患作为医务人员的美德和境界，在本质上是对患者自主性、人格尊严的尊重、维护。现代民主理念要求医患平等交往，要求医务人员一视同仁地对待有千差万别的患者。要做到平等待患、一视同仁，医务人员就必须不断提高道德素质。

## 二、医患关系法治化趋势及其道德要求

### （一）医患关系法治化趋势

在世界范围内，医患关系法治化起始于20世纪中叶，很快成为一种潮流，并导致规范医务人员行为的各种医德法规的颁布，如1946年的《纽伦堡法典》、1949年的《日内瓦协议法》。医德规范与法律相互对应、不断强化，是医患关系法治化的一大特征。例如美国医院协会于1972年采纳和公布了《患者权利法案》，随后就有16个州以此为依据，通过立法制定了有关患者权利的伦理法规，强化了医学伦理规范在实践中运用的有效性和权威性。

在我国，传统的医患关系基本依靠道德来维系。20世纪后期，特别是改革开放以来，在社会法治化建设的背景下，伴随着医患之间的权利、义务关系日益社会化、复杂化，仅仅依靠道德自律来调节医疗服务中的利益矛盾关系表现出不足，医疗卫生服务的法治化步伐加快，患者的权利在法律上得到了越来越多的保障，法律规范逐步成为医患关系的制约手段，为构建和谐医患关系提供了法律基础。例如，原来作为医学伦理准则的"知情同意""保护患者隐私"等内容，陆续成为有关法律法规的内容。已经颁行的《中华人民共和国执业医师法》以及相关的法律、法规，吸纳了现代医学伦理理念。这些法律、法规的颁布实施，为医患关系的道德建设奠定了基础。

### （二）医患关系法治与德治的统一

医患关系法治化既反映医学道德进步的要求，又在医学道德进步中发挥着保障和促进作用，反映了医疗活动中法治与德治的有机结合和相互促进。在处理医患关系的实践中，医患双方都特别关注法律规则，法治的力量和作用也确实是十分巨大的，但是法治的力量和作用只有以医学道德为依托，同德治结合，才能取得预期的效果。在现代医患关系的构建中，法治不仅不能取代、排斥医学道德建设的地位和作用，而且对医务人员的职业道德提出了越来越高的要求。因为，自觉遵法、守法是建立在对现代医学伦理理念、基本准则的全面、深刻的理解之上的；只有弘扬道德，才能化解医患关系中存在的多元价值冲突，才能破解某些"两难选择"，体现社会公正。

## 三、医患关系中介化倾向及其道德要求

### （一）医患关系的中介化倾向

在现代医疗活动中，科学仪器、设备的应用越来越多，仪器设备在诊疗中的作用越来越突出。仪器设备作为不可或缺的中介物，频繁地出现在医患交往中，使医患关系形成了一种"人（患者）-机（物）-人（医务人员）"交往模式。这种现象带来了双重伦理效应。首先是正效应。随着科学技术进步，诊疗设备的大量投入使用，使医生的诊断越来越准确，使治疗越来越及时、有效。仪器设备的合理运用最大限度地减轻了患者的损伤和病痛，降低了医务人员的劳动强度。其次是负效应。负效应主要表现在两个方面。一是淡化了医患之间的情感和思想上的

交流，使医务人员产生了依赖医疗仪器的心理，个别医生甚至错误地认为，先进的医疗仪器完全可以代替对患者必要的问诊、细致的体格检查以及科学缜密的临床思维；由于医患之间必要的感情交流大大减少，出现了医学服务过分依赖仪器、设备的趋势。二是导致"看病贵"。高新仪器检查成本高、费用大；个别医生追求"经济效益"，过度检查，过度治疗。

### （二）医患关系中介化倾向背景下的道德建设

医患关系的中介化倾向要求医务人员加强职业道德修养，在应用高科技诊疗仪器时关心患者，尊重患者，融洽与患者之间的关系。当代名医曾昭耆曾明确指出，即使面对再先进、再现代的仪器设备，我们也不能做它的奴隶！大量的医学实践证明，医患关系中介化趋势提出的伦理要求就是合理地应用医疗仪器设备，尤其是合理使用高、新医疗仪器设备。而要真正做到合理运用，就必须严格把握适应证，充分考虑病情是否需要，充分考虑可供选择的医疗仪器设备的使用次序，充分考虑患者及其家庭的经济承受能力。高、新医疗器械绝不能代替医患之间的必要交流，绝不能代替询问病史，绝不能代替临床体格检查，绝不能代替临床思维。这既是临床诊疗的技术要求，也是临床诊疗的道德要求。

# 第三节　医务人员与患者沟通的道德要求

医患沟通是处理医患关系基本的、重要的方法。医务人员在医患沟通中起着主导作用。对医务人员与患者沟通的道德要求是，确立与患者沟通的理念，坚持与患者沟通的基本原则，掌握与患者沟通的方法。

## 一、医务人员要牢固树立与患者沟通的理念

与患者及其家属沟通是医务人员的基本能力，掌握与患者沟通的技能，在临床工作中实现与患者的有效沟通，首先要牢固树立与患者沟通的理念，认识与患者沟通的道德本质。

### （一）医患沟通的道德本质

医患沟通是医务人员与患者、患者家属及相关人员之间，围绕患者疾病的诊断、治疗、预防、康复，以语言和非语言的方式进行的信息、情感交流。

医务人员与患者的沟通是建立在道德基础之上的。要实现医务人员与患者之间的有效沟通，就必须发挥医务人员和患者的双主体作用和医务人员的主导作用。在医患沟通中，医务人员和患者都是主体。患者及其家属作为求医行为的主体求助于医务人员；医务人员作为医疗服务的主体为患者诊断、治疗疾病，全心全意为患者服务。在医患沟通中，医务人员是主导。医务人员的职责是为患者解除病痛，其职业的特殊性、专业知识技能的系统性、为患者诊治疾病的时效性，决定了医务人员主导着医患沟通。

与患者沟通已经成为医学人才培养的重要内容。国际医学教育专门委员会（Institute for International Medical Education, IIME）制定的"全球医学教育最低基本要求"的七项内容的第三项即是"沟通技能"，位列"临床技能"之前。1989年，世界医学教育联合会（World Federation for Medical Education, WFME）在日本福冈召开会议，大会决议指出"所有医生必须学会交流和处理人际关系的技能。缺少共鸣（同情）应该看作与技术不够一样，是无能的表现。"

掌握和应用与患者沟通的技能必须以牢固确立与患者沟通的理念为前提。与患者沟通是医务人员的职业需求，反映了医务人员的道德素质。沟通不仅是及时、正确诊断和有效治疗的前提，而且是增强患者诊治疾病信心、构建和谐医患关系的基础。患者的求医行为贯穿了对医务人员的信赖，但信赖有一个从抽象到具体的过程。患者进入医院，接触到医务人员后，对医务

人员的信赖即开始了从抽象到具体的转化，医患关系也随之展开。从根本的意义上说，患者对医务人员的信赖源于医务人员的职业素养、医术，而与患者的沟通既是医务人员职业素养的表现，也是为患者诊断治疗的开始。

### （二）医务人员与患者沟通的目的

医务人员与患者沟通的出发点和落脚点是患者的生命和健康，是为了维护患者和社会大众的利益。只有通过与患者、患者家属的良好、有效的沟通，得到患者健康和疾病状况的真实、全面信息，才能做出正确的诊断、有效的治疗，才能得到患者、家属的积极配合。通过沟通，医务人员将对患者诊断、治疗的信息明确、通俗、及时地传达给患者、患者家属；同时得到家属对有关诊断治疗的态度和具体意见。西方医圣希波克拉底认为，药物和语言都可以治疗疾病。有效的沟通有时可以发挥增加治疗效果的作用；在有些心身疾病的治疗中，甚至可以发挥药物治疗不能实现的作用。患者、患者家属对医务人员的误解有时源于沟通不畅。如医务人员的诊断、治疗信息传达不及时、不明确、不通俗，就会使患者、患者家属产生误解。与患者的有效沟通，可以避免误解，防范医疗纠纷。

### （三）医务人员与患者沟通的内容

国际医学教育专门委员会对"沟通技能"的具体要求是"注意倾听、收集、综合、理解有关信息；促进患者和家属之间的理解，使他们在做出决定时处于同等地位；有效地与同事、社区人士、公共媒体交流；团队协作、与医疗保健中其他专业人员互动；具有健康教育的能力并积极开展健康教育；促进患者与社会的相互影响；应用语言和文字；妥善保管医疗档案；介绍适合听众需要的信息，讨论可达到的并可接受的强调个人或社会优先的行动计划。"

这些内容可以归纳为，医务人员与患者、患者家属之间的沟通，医务人员之间的沟通，医务人员与社会的沟通，医务人员与患者沟通的形式等。这些内容反映了医务人员承担着崇高的社会道德责任。

## 二、与患者沟通的基本原则

要实现与患者的有效沟通，必须坚持以下原则。

### （一）尊重原则

人与人之间的任何沟通都是以尊重为基础的。医务人员以为患者解除病痛为目的，积极主动地与患者沟通，尤其具有尊重患者的特点。要实现与患者的有效沟通，医务人员之间应当互相尊重。

1. 尊重患者是与患者沟通的前提。只有尊重患者，才能得到患者所患疾病的信息，做出正确的诊断治疗。饱含尊重、理解的语言，一句三冬暖；缺乏尊重的冷言冷语，一句三伏寒。医务人员应和蔼地与患者打招呼，对年长者宜用尊称。医务人员不可生硬地直呼其名，更不可用门诊号、床位号呼叫患者。同情是尊重的基础。"我之有疾，望医之相救者何如？我之父母妻子有疾，望医之相救者何如？"反映了清代著名医家费伯雄对患者的深切同情。理解是尊重的前提。"见彼苦恼，若己有之"，反映了唐代名医孙思邈对患者疾苦的深刻理解。患者、患者家属对医务人员的评价取决于诊治的结果，也取决于医务人员的同情心、服务态度和职业道德。患者、患者家属感受到被重视，感受到周到细致的服务，就会由衷地尊重、感谢医务人员。在一定意义上可以说，与患者良好的沟通本身就是一种心理支持、心理治疗。尊重包括对患者家属的同情、理解。医务人员不能因为患者就医晚延误了疾病的诊治时机，埋怨患者家属。

2. 医务人员之间的相互尊重是与患者沟通的重要保障。尊重作为和谐医际关系的基石，包括医务人员上下级之间、同级医务人员之间的相互尊重，不同科室、部门之间的相互尊重，院内、院外医务人员之间的相互尊重。医务人员之间的相互尊重是医学的传统。孙思邈就曾严厉批判过违背这一优良道德传统的医者："道说是非，议论人物，炫耀声名，訾毁诸医，自矜己德。偶然治瘥一病，则昂首戴面而有自许之貌，谓天下无双，此医人之膏肓也。"而宋代名医钱乙尊重同道的道德风范则成为千古佳话。宋神宗时，皇太子仪国公患抽风病，御医都治不好，皇帝召钱乙进宫诊治。钱乙用黄土汤治愈了皇子的病。宋神宗赞扬钱乙并问黄土汤为什么能治好皇子的病。钱乙在回答黄土汤的治疗作用后，强调"诸臣所治垂愈，小臣适当其愈。"

### （二）自律原则

医务人员与患者的沟通是纯洁无私的。宋代《小儿卫生总微论方》提倡医生要"正己正物"。"正己"在"正物"之先。"正己"指精通医理，严肃医风。包括性情要温柔典雅，为人谦虚恭逊，举止合乎礼节，动作文明轻柔，不装腔作势，不妄自尊大。"正物"指诊断正确，用药恰当。清代名医徐大椿在《医学源流论》中对心术不正的医生的不道德行为给予了揭露："诈伪万端，其害不可穷也。或立奇方以取异；或用僻药以惑众；或用参茸补热之药以媚富贵之人；或假托仙佛之方以欺愚鲁之辈；或立高谈怪论惊世盗名；或造假经伪说瞒人骇俗；或明知此病易晓，伪说彼病以示奇。"

### （三）科学原则

与患者沟通的目的是为患者诊断治疗疾病，必须严谨、规范、有序。在临床上，视、触、叩、听是与患者沟通的开始。医务人员和蔼的态度、通俗的语言、优雅的举止，既体现了医务人员的人文素养，也体现了科学精神。与患者沟通要忌冷淡、忌专业词汇晦涩表述、忌语言粗俗。祖国传统医学望、闻、问、切对"问"有明确的规定。明代名医张景岳的"十问歌"有言"一问寒热二问汗，三问头身四问便，五问饮食六问胸，七聋八渴俱当辨，九问旧病十问因，再兼服药参机变，妇女尤必问经期，迟速闭崩皆可见，再添片语告儿科，天花麻疹全占验。"系统、规范的问诊成为与患者沟通的坚实载体。

## 三、与患者沟通的基本方法

### （一）认真、仔细地倾听

倾听是与患者沟通的重要方式。认真、仔细地倾听既是医务人员尊重患者的工作态度，也是为患者诊治疾病的途径。认真、仔细地倾听，在具体的治疗场合有不同的要求。对初诊患者要全面沟通，形成对患者的病情做出准确的判断；对急症患者要快沟通，忙而不乱，快速把握疾病的症状和性质；对重症患者要细沟通，及时为患者家属讲清危险，研究、协商救治方案；对复诊患者要重点沟通，观察治疗效果，掌握病情变化，及时调整治疗方案；对住院患者要在系统检查中深入沟通；患者出院，要以叮嘱的方式沟通；回访患者，要以关切的问候方式沟通。

### （二）针对患者实际

与患者沟通要针对诊断、治疗的实际，包括认真、客观、通俗地说明诊断、治疗方法。如所做的检查的意义、不同治疗方案的优长，患者接受检查、治疗会出现的副作用。与患者沟通要针对患者、患者家属的实际。如患者、患者家属受教育程度、认知水平、工作情况、年龄差异等。古代"贵人难医"的故事就说明了患者身份影响着医患沟通、影响对患者疾病的诊治。东汉年间的宫廷御医郭玉医术高超，经常受到皇帝的嘉奖。一日，皇帝听说郭玉为百姓治病疗效极好，为达官贵人治病效果欠佳，便想出一招，让有病的贵人穿上破旧的衣服，像穷人一样请求郭玉治病，竟都一治而愈。皇帝不悦，召郭玉入宫询问。郭玉答，行医之道必须精神集中，意念专一，治疗疾病方能得心应手。而给达官贵人治病先有四难，一是不尊重医生的意见，总自以为是；二是生活不规律、不检点；三是体质弱，难于用药；四是好逸恶劳。本来就难于医治，又加上这些权贵之人对待医生的态度常常是盛气凌人，令人见面便生恐怖之心，所以更是难上加难。就针刺之法而言，本在于心神专注，针刺之深浅仅在于毫微之间。而为贵人治病，常令人心中惶恐不安，手法失度，所以贵人之病难医也。皇帝听后，点头称是，责令宫中贵人改看病陋习。患者年龄也是影响沟通的因素。老年患者感官能力降低，思维不够敏捷，言语迟缓，医务人员要尤其耐心、细致，对重要的诊治措施不但要突出，而且要重复；不但要与患者沟通，而且要与患者家属沟通，向家属说明情况。对婴幼儿的诊治要与监护人沟通。与需要手术治疗患者家属的沟通，要充分说明手术的意义、风险，既要有语言的沟通，还要以签署手术知情同意书的方式确认沟通的结果。在与患预后不良疾病患者的沟通中，要认真考虑患者的心理承受水平，要与其家属沟通决定怎样告知患者病情。

由于医疗卫生服务的特殊性，医务人员与患者的沟通还衍生出在健康教育健康促进中面向大众的沟通、以预防传染性疾病流行为目的的与易感人群的沟通等。这些沟通也都要从实际出发，突出针对性。

（三）在沟通中深入分析、及时判断

与患者沟通，不仅要听和说，而且要分析。只有在对沟通中获得的信息做出全面深入分析的基础上，才能得到对患者疾病的正确认识。医务人员与患者沟通的过程，就是医务人员将患者、患者家属对患者疾病情况诉说条理化，并与医学知识、医生经验比照，形成对患者所患疾病的判断的过程。所以，与患者沟通的本质是分析，是由此及彼、由表及里、去粗取精、去伪存真，反映了医务人员对患者的高度负责。在这个过程中，切忌主观先入、以偏概全。

# 第5章 处理医务人员之间关系的道德要求

医务人员之间的关系是医疗卫生活动中的重要人际关系。现代医疗卫生工作的社会化程度越来越高,分科和分工越来越细,医务人员之间的关系呈现出联系日益频繁广泛、相互交错、复杂多样的趋势。医务人员之间相互信任、密切合作,是提高服务质量实现医疗卫生服务整体效应的基本保障。

## 第一节 正确处理医务人员之间关系的意义

医务人员之间的关系包括直接从事医疗卫生工作的医生与护士、医护人员与医技人员、医技人员与医技人员以及医生、护士、医技人员与行政管理人员、后勤服务人员之间的关系。处理好医务人员之间的关系是最大限度地满足人民群众对医疗卫生服务需要的重要保证,是医务人员全心全意为患者服务的重要保证,是和谐医院建设和医疗卫生事业发展的重要保证。

### 一、有利于建立和谐的医患关系

良好的医务人员之间关系是建立和谐医患关系的基础。由于现代医患关系的显著特点是医务人员群体与患者之间的关系,医务人员之间的关系必然作用于对患者所患疾病的诊治,必然影响到医患关系。

#### (一)医务人员之间关系直接影响医疗服务质量

现代医院作为一个系统,由若干个子系统组成,而每个子系统又由众多的人员、仪器设备设施构成。由于医学科学的发展,分科越来越细,患者到医院诊治疾病要经过许多环节。各个岗位上的医务人员互相配合,共同努力才能完成诊断与治疗等工作。任何一个环节的疏忽和脱节都会影响医疗服务的整体水平。良好的医务人员之间关系则可以提高诊断、治疗水平,改善患者的心理状态,促进患者的康复。和谐的医务人员之间关系是提高诊治水平的基础。在现代诊疗工作中,医生对疾病的诊断,需借助物理化学、影像学、病理解剖学等检查手段,需要与辅助科室密切配合、通力协作,任何环节的拖延、失误,都会延误诊断或造成误诊、误治,给患者造成不应有的损失。

良好的医务人员之间关系是提高诊疗水平的保证。在医疗活动中,医务人员的互相信任、互相支持、密切合作是提高医疗水平的重要保证。患者入院后,需要医生、护士、医技人员共同服务。医生下医嘱,需要护士执行,护士在护理患者过程中发现问题及时向医生报告。患者的病情变化,需要医生、护士的密切观察。外科手术治疗,术前相关科室的检查和准备,术中麻醉师、术者和助手的协作,器械护士和巡回护士的积极配合,术后医护人员的认真观察和精心护理,都充满了协作、合作。

良好的医务人员之间关系可改善患者的心理状态,可为患者提供舒适、和谐、愉快的人际环境。医际关系和谐，患者不论是检查、诊断和治疗都顺利，无"扯皮"、推诿现象，患者就会心情舒畅，有安全感，增强了战胜疾病的信心和勇气。相反，医务人员互相不配合、推诿、使患者跑了这科去那科，得不到及时治疗，必然造成患者心理失衡。

（二）医务人员之间关系和谐可以减少、避免医患纠纷

医患纠纷的原因复杂多样，其中，医务人员之间关系不和谐是诸多原因中的一种。如某医院，一位医生综合各种检查，并请血液病专家会诊后，对一位患者所患疾病做出了白血病的诊断，但一名同级医生却向患者说："您患的病我看像结核病"。患者和家属开始怀疑起原有诊断，放弃了正在进行的系统治疗去上海诊治。由于中断治疗，患者病情急剧恶化，最终死亡，而上海医生的诊断仍然是白血病。患者家属往返上海求医花费很大，又失去亲人，便由对那位不负责任医生的意见转变为对医院的意见，形成了纠纷。这个案例说明，医务人员的整体素质、医务人员之间关系和谐是多么重要。

在临床工作中，患者对医生的信任是求医行为的基础，医务人员对患者的尊重、负责是患者配合诊治的重要保障。和谐的医患关系，是在信任、尊重、负责的基础上发生发展的。患者对医务人员的误解、医务人员的误诊误治都在影响着患者对医务人员的信任，都有可能导致医患纠纷。而避免和消除误解、误诊误治需要医务人员共同努力。

## 二、有利于医院整体效应的发挥

医院是为患者服务的系统，医务人员之间关系和谐才能保障医院整体效应的发挥。

（一）发挥人力资源的整体效应

人力资源是医院的第一资源，是医院建设与发展的第一要素。只有优化配置人力资源，发挥人力资源的潜力，才能促进医院各项工作的顺利进行。人力资源整体效应的实现有赖于医生、护士、医技人员、后勤供应服务人员、管理人员等各类人员的合理配置；还依赖于管理人员对各类人员的组织、调配，做到人尽其才，特别是应对突发事件，如危重患者抢救，抗洪、抗震救灾，三下乡医疗服务，更需要组织和协调，在快速反应中，密切配合。

（二）发挥物力财力的整体效应

医院的仪器设备、医用物品、房屋、资金等需要有计划、有组织地按照实际需要配置调度，实现物尽其用。要达到这样的目的和效果，就需要管理人员和医务人员相互理解、相互支持，通力协作，形成合力。

（三）发挥医疗和科学研究的整体效应

医疗活动中，需要医务人员的相互配合，互相支持。不论是诊断还是治疗，都需要医生、护士、医技人员的协作。没有协作，患者的疾病就得不到正确的诊断和及时的治疗。在诊疗过程中，哪一环节的疏忽都会给患者造成损害，甚至造成不可挽回的后果。临床科研同样需要医务人员之间的协作。科学研究是探索未知的过程，信任、理解、支持是取得研究成果的重要保障。

（四）发挥医院管理的整体效应

和谐的医务人员关系是提高医院管理水平的基础，是高水平医院管理的重要标志。医院管理的重要任务之一就是协调医务人员之间相互关系。在医疗实践中，医务人员由于工作岗位、综合素质、认识水平不同，常常会发生一些误解和矛盾，妨碍医疗工作的顺利进行。要消除误解解决矛盾，就要理顺医务人员之间的关系，就要营造良好的人际关系、和谐的工作氛围。人际关系和谐了，医务人员思想统一，感情融洽，步调一致，就会提高医院管理的整体效应。反之，医务人员关系紧张，就会产生"内耗"，医院就缺乏战斗力。

### 三、有利于医务人员成才

医务人员的成长受主观努力和环境条件的影响,在环境条件的诸多因素中,人文环境非常重要。医务人员之间良好的关系促进医务人员医德素质的提高,有助于优良思想作风的形成、医疗技术水平的不断提高。

#### (一)促进医务人员道德素质的提高

医务人员医德素质的形成有赖于医学院校医学伦理学教育、入职后的医德医风教育,这是提高医德水平的重要途径。其中,在长期工作实践中医德环境的影响,特别是中、老年医生的传帮带是良好医德素质培养的重要途径。

榜样的力量是无穷的,中老年医生优良道德品质的示范作用是青年医师和医务人员整体医德水平提高的有效方式。

#### (二)促进优良医疗作风的形成

医务人员优良的医疗作风可以提高服务质量、消除患者疑虑、消除患者心理压力。良好的医疗作风的形成依赖于良好的医务人员之间关系。

#### (三)促进医疗技术水平的提高

医务人员医疗水平的提高是一个学习、实践、再学习、再实践循环往复的过程。青年医务人员的知识和技能一方面从书本获得,另一方面需向老医生、中年医生学习,更多的是互相学习,互相切磋,医务人员之间关系和谐,医疗技术水平提高就会加快。

### 四、有利于医学事业的发展

医学事业的发展受社会制度、政治、经济、文化等多种因素影响,其中,医务人员之间的关系对于医学事业发展的影响不可低估。

#### (一)医务人员之间关系直接影响社会效益和经济效益

医院是社会主义精神文明建设的窗口。医务人员之间关系如何,是医德医风建设的重要标志,反映医院的精神文明程度。良好的医务人员之间关系,和谐的工作配合,友谊、团结的气氛,优美的语言,端庄大方的举止行为,给人以启迪和影响,医院的小环境将对社会的大环境起到积极作用。

医院要在为患者提供医疗卫生服务的过程中实现社会效益和经济效益。医务人员关系融洽营造的和谐人际环境增加了患者对医院的信赖,患者愿意到医院就诊,住院治疗,医院的门诊量、住院患者人数就会增加,医院的社会声誉和经济效益就会提高。反之,医务人员关系不和谐,患者没有安全感,得不到很好的医疗服务,否则就不愿到这样的医院就医,医院必然丢掉社会效益和经济效益。

#### (二)医务人员之间关系直接影响医学的发展

医务人员之间关系对医学的发展有着重要作用,高度分化与高度综合的统一是现代科学技术的重要特征,协作精神在科学研究中的作用越来越重要。正如爱因斯坦所说:"除非许多个人无私合作,就得不到真正有价值的东西"。

现代医学与自然科学、生命科学、社会科学广泛交叉、渗透。电子学、分子生物学、遗传工程学、高分子化学、免疫学、心理学、社会学、经济学、超微结构观察技术、超微量分析技术、生物工程技术、克隆技术、电子计算机等学科的快速发展,不断为健康和疾病的研究开辟道路,需要医学工作者与其他学科的研究者相互配合、共同协作。17~18世纪那种科学家个人孤军奋斗的时代已经结束。现代医学研究中任何一个难题的突破,都是多学科、多领域长时间协作的结果,离开了协作,离开了多方面的共同努力,是很难取得成就的。这种协作趋势的日益加强，要求医学研究工作者必须有团结协作精神，正确处理好人际关系，善于与他人合作，这是医学进步的基本保障。

## 第二节　医务人员之间关系的基本类型

在人类医疗实践活动中，医务人员关系的形成与发展经历了由简单到复杂的过程，归纳起来，主要存在以下四种基本类型。

### 一、指导服从型

医务人员上下级之间处于指导和被指导的关系，形成了上级医务人员指导下级医务人员、下级医务人员服从上级医务人员的关系。指导服从型关系源于医疗卫生工作的特点。医疗卫生活动关系到患者的健康和生命，对从业人员的素质、知识、技能、经验要求高，上级医生的思维、知识结构、技能、临床经验一般都优于下级医生。下级医务人员尊敬德高望重、医术精湛的上级，思想感情上敬重，工作上自觉服从，是医学界的优良传统，是医疗活动中的业缘状态，是医学事业健康发展的保障。

指导服从型关系是建立在平等和相互尊重基础之上的。下级医务人员尊重上级，虚心向上级求教、学习；上级医务人员尊重下级医务人员，注意听取下级的意见，培养下级，提携优秀的下级。医学事业在这种传帮带中发展，医学道德和医学技术在传帮带中传承。

### 二、合作型

合作型是指医务人员之间在知识、能力上互补，在工作上合作。在医务人员群体中，个体之间在知识、技能、临床经验上存在差异是一种常态，医务人员之间相互学习、密切合作是医疗工作科学、规范开展的基本保障。

合作型关系也存在于老、中、青年医务人员之间。老、中、青医务人员之间思想、知识、性格、气质、能力、技能、精力上各有不同。老年人沉稳，考虑全面，经验丰富，但易产生排斥新生事物的思想倾向；中年人思维严密，勇于开拓，知识面广、技能娴熟，但缺乏青年医务人员的敏锐、发散思维；青年医务人员思维敏捷，富于想象力和创造力，知识结构合理，计算机能力较强，但缺乏临床经验，临床技能不完善。这就要求老、中、青医务人员互相取长补短，优势相济。合作关系还存在于不同科室的医务人员之间。现代医学专业分工呈精细态势，相对人体的整体统一性和疾病的复杂多样性，任何专科、专业医务人员的知识技能都是不完备的，只有多学科、多专业的有机结合才能做好临床诊治工作。对病情复杂疑难病例和危重病例抢救治疗，尤其需要多学科医务人员的紧密合作。多学科的协作与配合也表现在医学研究中。

### 三、竞争型

竞争是一种普遍的社会现象。医务人员之间的竞争是同道之间的竞争。随着社会的发展和医学进步，这种竞争越来越显著。社会主义市场经济体制的建立，打破了分配上的平均主义，将竞争机制引进了医疗卫生领域，使竞争不仅存在于医院之间，也存在于医院内部，存在于医务人员之间。竞争的结果是医院之间、科室之间、医务人员之间发展速度差异加大。医务人员之间的竞争突出地存在于同级医务人员之间。医务人员由于医疗技术、科学研究能力、教学水平的竞争上存在差异，产生危机感、紧迫感，产生在竞争中取胜，超过对手的心理状态。不同级别的医务人员之间也存在竞争,但相对较弱。竞争关系处理得当,会催人奋进,提高医疗卫生服务的整体水平。当前既要克服计划经济的遗留影响,"大锅饭"的惰性心态,不适应竞争的危机心理、茫然心理、嫉妒心理、逆反心理,同样要防范竞争引发的矛盾、冲突、混乱,使竞争有利于患者的救治及医疗卫生产业的发展。

### 四、"相轻"型

相轻型关系是指医务人员之间指导服从、合作、竞争关系破裂,形成了互不服气、互相拆台的人际关系。产生的原因是个别医务人员私欲强,计较个人利益,或故意与他人对立,制造纠葛,挑剔、诋毁别人。处于这种关系的医务人员互不尊重,甚至互相攻击,当面顶撞,不但个人的形象受到影响,而且影响到医患之间的关系,导致患者与医务人员之间的矛盾。"相轻"型关系存在的原因表面上看是由于竞争,彼此之间有利益上的矛盾,或在竞争中关系处理不当,但根本原因在思想意识、道德水平。"相轻"型关系虽发生在个别医务人员之间,却严重影响医务人员的形象,严重影响医院的形象和信誉,影响医德医风建设,损害患者利益。因此,要高度重视,严格防范。一旦发现苗头,要通过积极的思想教育工作和强有力的管理将其消除在萌芽之中。

## 第三节 正确处理医务人员之间关系的道德要求

融洽医务人员之间关系的主要依靠道德建设,通过理想信念、社会舆论、传统习俗的作用来实现。正确处理医务人员之间关系应遵循如下的道德要求。

### 一、共同维护患者利益和社会公益

患者利益包括患者个体利益和患者群体利益,社会公益是指社会绝大多数人的利益。处理好医务人员之间关系的基础是共同维护患者利益和社会公益。维护患者利益和社会公益是医务人员的神圣职责和奋斗目标。

患者利益与社会公益既相互区别,又相互联系,两者根本利益是一致的。其中,包含局部利益与整体利益关系,个体与群体利益的关系,眼前利益与长远利益的关系。

社会公益即公共利益,绝大多数人的利益。医学伦理学强调社会公益就是从社会公共利益和大多数人的长远利益出发,公正合理地解决医疗活动中出现的各种利益矛盾,使医疗活动不仅有利于患者个体,还有利于群体乃至后代,有利于医学科学的发展。社会公益的实质是如何使利益分配更合理,更符合大多数人的利益,体现了更大范围上的公正。医务人员要兼顾患者利益与社会公益,在维护患者利益的同时,要着眼于群体公益、科学公益、后代公益、医疗群体公益。

群体公益。公益首先是着眼于群体的概念,着眼于绝大多数人的利益,为绝大多数人服务。使人人都享有医疗保健,提高全民族的健康水平,减少乃至杜绝医疗服务中的不合理、不公正现象,是医疗卫生服务的目的。

科学公益。医疗服务不但要立足于现实,而且要立足于发展,立足于长远,要求医学科学的发展符合人类的长远利益。

后代公益。医疗服务不但要服务于患者个体,而且要考虑患者所患疾病的家庭背景是否影响其后代。后代公益就是提倡在对当代人健康负责的基础上,保障后代的健康,给后代创造一个良好的生存环境,包括保护环境、节约资源等。

医疗群体公益。医疗卫生服务不排除兼顾医务人员的利益。群体公益、科学公益、后代公益是包含医务人员的利益于其中的。

公益的基本原则是：个体利益与群体利益兼顾，以群体利益为重；局部利益与整体利益兼顾，以整体利益为重；眼前利益与长远利益兼顾，以长远利益为重。当患者利益与社会公益出现矛盾时，在维护患者利益的同时，必须维护社会公益。如对需要隔离治疗的传染病患者的严格隔离治疗就是为了维护社会公益。要求传染疾病患者，在疾病传染期，接受隔离治疗，不到公众场所，避免与他人接触，防止造成传染性疾病的蔓延，目的在于保护健康人群，维护社会公益。

## 二、彼此平等、互相尊重

尊重同行、平等相处，增强彼此间的理解是处理医务人员之间关系的重要思想基础和道德原则。医务人员虽然有高级、中级、初级职务之分，同一科室医生有上级和下级之别，有领导与被领导的关系，但在为患者服务的工作性质上，在政治地位、民主权利、人格上没有高低贵贱之分，彼此是平等的。

在平等的基础上，医务人员之间要互相尊重。只有尊重人、理解人，才能更好地与同行平等相处，互相信任，互相支持。医务人员大都接受过正规教育，社会需要层次比较高，都希望别人从各方面承认自己，尊重自己。而要得到他人的尊重，必须尊重他人。只有尊重他人才能与他人进行感情上的沟通，语言上的交流，在心灵深处发生共鸣。在诊治疾病时，医务人员之间会存在着各自不同见解，只要对患者有利，就要尊重他人意见。在学术上，不同学派，不同学术见解是经常发生的，要鼓励他人发表不同的学术见解，以严肃认真的态度开展学术讨论。

医疗活动中医务人员之间的平等是相对的，不平等是绝对的，应力求在不平等中求平等。要"诚于嘉许，宽余称道"，要有宽广的胸怀，做到刺耳的话冷静听，奉承的话警惕听，反对的话分析听，批评的话虚心听。

在处理医医关系时，要严肃而不孤傲，稳重而不呆板、尊重而不盲从、热情而不轻狂，沉着而不寡言，幽默而不伤人。

## 三、互相支持、互相帮助

处理医务人员之间关系，要求同存异。根据趋同离异规律，思想、观点、情趣、爱好相同或相似的人们关系容易融洽，而思想观点、情趣、爱好不同甚至相反的"往往疏远"，医务人员群体也不例外。

在医疗活动中，医生的诊断治疗具有相对独立性。医生有独立的处方权、诊断权、治疗权，多数情况下，患者是由一个经治医师负责，医生之间工作彼此间相对独立。但医生又必须与其他医务人员合作，才能完成诊断治疗，维护患者的利益。这是促进医生之间关系持久稳定发展的主要保证，也是促进医生之间相互合作，相互支持的基础。因此，医务人员之间都要为对方的工作提供方便、支持和帮助，履行相互支持和服务的义务。

医务人员个人经历不同，思想性格不同，为解除患者的病痛在一起工作，必须求大同存小异。求同就是在为患者服务的立场、原则上求得一致；存异就是在非原则问题上不追究，采取宽容态度。只有这样，才能处理好医务人员之间的关系。

## 四、彼此信任、互相协作和监督

彼此信任是相互协作的基础和前提。医务人员之间要达到相互信任，首先要立足于本职，从自我做起，即在自己的岗位上发挥积极性、主动性和创造性，以自己工作的可靠性和优异成绩去赢得其他医务人员的信任。同时，自己也要对他人的品格、能力等有一个正确的认识，认识过低难于产生信任，认识过高而产生的信仰又难以持久。同事间发生了意见分歧，应努力设法达到彼此谅解。不得恶意中伤、诽谤或传播有损于同事的言论。

在相互信任的基础上，才能产生医务人员之间协作的愿望和富有成效的协作。协作是提高医疗质量，多出快出科研成果的客观需要。在协作中要明确协作是相互的、互利的，不能以个人为中心，要采取积极主动的态度，才能达到实质的、持久的协作，而不是表面形式上短暂的协作。在现代医学技术高度发达的今天，没有多专业、多科室医务人员之间的广泛协作，是难以提高医疗质量、取得科研成果的。

在相互协作的同时，为了患者的利益，为了防止出现失误和差错，还要加强相互监督。当发现其他人有可能出现医疗事故、差错时，要及时给予忠告和提醒，不能事不关己，袖手旁观，更不能等着看别人的笑话，任差错事故发生、发展。对医疗事故、差错或有失医生尊严的行为要勇于批评。医务人员对别人的忠告、批评应抱着虚心的态度认真对待。不能置若罔闻，更不能认为是有意刁难。

任何一种医疗差错和事故都可能给患者带来痛苦甚至灾难。为此，医务人员之间应该互相监督对方的医疗行为，以便及时发现及预防、减少医疗事故、差错的发生。一旦发现医疗事故和医疗差错，绝不能明哲保身、不闻不问、少说为佳，应该不护短、不隐瞒、不包庇，要及时纠正，使之不铸成大错，绝不能幸灾乐祸、乘人之危、贬低别人，提高自己、借题发挥、有意传播、"落井下石"，更不能到患者中去散布，搬弄是非，挑拨关系。对医疗事故、医疗缺陷和医疗差错，医护之间应该善意批评，真诚帮助，既要相互督促，又要正视错误，这是医务人员之间共同遵循的道德准则。

## 五、互相学习、共同提高

互相学习是医务人员的美德。在医务人员中，每个人的资历、专业经验、技能等都不尽相同，相互学习可以取长补短，有利于医务人员个体的成长，也有利于医学事业的发展。对同行的优点，特长要虚心学习，取他人之长补己之短，对自己的医术专长不保守、不垄断，无私地传授于人。帮助同行进步和提高，是医务人员的责任和义务。自私、保守，将一技之长看成追逐名利，与同事争高低的资本，为每一个正直的医务人员所不容。同行之间相互学习，是相互间友善关系的表现，也是品质高尚的标志。自古以来，品德高尚的医家，都积极倡导同道之间相互学习，相互支持。清代医家叶天士善于汲取名家之长，在他成名之后，仍然不耻下问、虚心请教于人，他为了得到当时金山寺一位医学造诣精深的高僧的指点，曾虔诚地在寺门外恭候了几天几夜，这种虚心向同道学习的精神，在医界传为佳话。

# 临床诊疗的道德要求

第6章

20世纪40年代以来，系统论、人的需要层次论、人与环境的相互关系等学说的提出以及精神病学、社会学的发展，为人们提供了一个重新认识人类健康与心理、社会环境之间关系的基础，对传统的生物医学模式提出了挑战。1977年美国纽约罗切斯特（Rochester）大学精神病学和内科学系恩格尔（G.L.Engel）教授提出了生物-心理-社会医学模式。这种医学模式用生物、心理、社会统一的观点认识健康与疾病，既重视生物因素在疾病过程中的重要作用，又重视心理、社会环境因素的重要影响，使人们对健康、疾病的认识发生了根本变革，对临床诊疗的道德建设产生了重要而深远的影响。

## 第一节 临床诊断的道德要求

医生对患者疾病的诊疗是一个连续统一的过程。诊断是医生对患者所患疾病的认识和做出的判断，是医生通过采集病史、体格检查以及各种辅助检查措施，收集患者的病情资料，然后将资料进行整理、分析和归纳，从而做出概括性判断的过程。简单疾病通过医生询问病史和体格检查即可确诊，较为复杂的疾病需要医生与医技人员协作，进行必要的辅助检查，才能确诊。有些疑难疾病，虽然病史和各种检查齐全，也不能及时确诊，往往还需要通过会诊及对症治疗中反复检查和观察，甚至通过实验性治疗或手术探查才能确诊。

疾病诊断的道德要求，贯穿于询问病史、体格检查和辅助检查的各个环节之中。

### 一、询问病史的道德要求

询问病史包括医生通过与患者、患者家属或有关人员交谈，了解疾病的发生和发展过程、治疗情况以及患者既往的健康状况等，是获得患者病情资料的首要环节和疾病诊断的主要依据之一。能否取得齐全、可靠的病史，直接关系到下一步的检查、诊断、治疗和护理。

在询问病史的过程中，医生应遵循以下道德要求。

#### （一）举止端庄，态度和蔼

在询问病史时，医生的举止、态度会影响与患者的沟通与交流。医生的举止端庄、态度热情，可以使患者、患者家属产生信赖感和亲切感，使患者的紧张心理得以缓解，有利于患者陈述病情、告知与疾病有关的隐私，从而使医生获得全面可靠的病史资料。相反，医生衣冠不整、举止轻浮、态度冷淡或傲慢，易使患者产生不安全感和心理压抑情绪，不愿意畅所欲言，结果形成一种简单、刻板的问答式的交流，医生难以获得全面的疾病资料，从而影响了对疾病的诊断，甚至造成漏诊或误诊。

#### （二）全神贯注，语言得当

在询问病史时，医生的精神集中而冷静，语言通俗、贴切而礼貌，能使患者增强信心和感到温暖，有利于准确地掌握病情。相反，如果询问病史时，无精打采或干扰过多或漫无边际地反复提问，则会使患者产生不信任感。询问病史还要避免专业性强难以理解的术语，避免使用惊叹、惋惜、埋怨的语言，防止增加患者的心理负担；忌用生硬、粗鲁、轻蔑的语言，防止引起患者的反感、引发医患纠纷。

### （三）耐心倾听，正确引导

由于患者求医心切，期盼尽早解除病痛，在医生询问病情时，生怕遗漏，有时会出现较长时间的述说。此时，医生不要轻易打断患者的陈述或显得不耐烦，要耐心地倾听，善于综合分析。有些患者的陈述似乎是生活经历，但可能对分析患者的心理、疾病的社会因素有益；有些患者被忧虑或隐私困扰，通过宣泄或抒发，感到心里痛快，有利于医生找到疾病的根源和对症治疗。但是询问病史的时间有限，如果患者的述说离题太远或患者不善于表达自己的病情，医生应巧妙地引导患者转到关于疾病的陈述上来，或专找患者的关键问题询问，避免机械的听记。医生还要避免有意识地暗示或诱导患者提供希望出现的资料，避免问诊走向歧途，以致造成漏诊或误诊。当询问与疾病有关的隐私时，要首先讲明目的与意义和为患者保密的原则，以免产生不必要的误会。

## 二、体格检查的道德要求

体格检查是医生运用自己的感官和简便的诊断器械对患者的身体状况进行检查的方法。中医体检包括望诊、闻诊、问诊、切诊，西医包括视诊、触诊、叩诊、听诊。这些方法都很简便、经济，是医生形成确定诊断的重要环节，必须给予高度重视。在体格检查中，医生应遵循以下道德要求：

### （一）全面系统，认真细致

医生在体格检查过程中，要按照一定的顺序检查，不遗漏部位和内容，不放过任何疑点。对于模棱两可的体征，尤其是重要器官的体征应反复检查或请上级医生核查，做到一丝不苟。对于危重患者，特别是昏迷患者，为了不延误抢救时机，当时可以扼要重点检查，但待病情好转后，必须补充检查。在体格检查中，要避免主观片面、粗枝大叶、草率行事，否则会造成漏诊或误诊。

### （二）关心体贴，减少痛苦

遇到疾病缠身、心烦体虚和焦虑恐惧的患者，医生尤其要关心体贴，尽量减少痛苦。在体格检查过程中，要根据患者的病情选择舒适的体位，注意寒冷季节的保暖，对痛苦较大的患者要边检查边安慰。检查动作要敏捷、手法要轻柔，敏感部位要用语言转移患者的注意力。不要长时间检查一个部位和让患者频繁地改变体位，更不能我行我素、动作粗暴，以免增加患者的痛苦。

### （三）尊重患者，心正无私

在体格检查时，注意力要集中，要按照规定顺序依次暴露和检查各个部位，检查异性、畸形患者时，态度要庄重；遇不合作或拒绝检查的患者，不要勉强，待做好安抚解释工作再查或先查容易检查的部位。为异性、畸形体检患者时，不准有轻浮、歧视的表情或语言。男医生为女患者体检，应有女护士在场。

## 三、辅助检查的道德要求

辅助检查包括实验室检查和特殊检查，是借助于化学试剂、仪器设备及生物技术等对疾病进行检查的方法。有时，辅助检查对疾病的诊断起着关键的作用。在辅助检查中，临床医生应遵循以下道德要求：

### (一)从诊断要求出发,目的纯正

辅助检查要从患者所患疾病的实际出发。为了做出及时、正确的诊断,在患者可以耐受的前提下,即使做多项检查、反复检查,也是无可指责的。但是,简单检查能解决问题,就不得作复杂而危险的检查;一项检查能得出结论的,不得做更多的检查。因怕麻烦、图省事,需要为患者做的检查项目不做,是一种失职行为;出于"经济效益"等非诊断的需要进行"大撒网"式检查,同样是失职行为。二者都是不道德的。

### (二)知情同意,尽职尽责

医生确定了辅助检查的项目后,要向患者和家属讲清楚检查的目的和意义,让其理解并表示同意后再行检查。特别是一些比较复杂、费用比较昂贵或危险较大的检查,更应得到患者及其家属的理解和同意。有些患者对某些检查,如腰穿、骨穿、内镜等存有顾虑,因惧怕痛苦而拒绝检查时,医生应尽职尽责地向患者解释,讲清辅助检查对尽早确定诊断和进行治疗的意义,不能不做解释,听其自然,也不能强行实施检查而剥夺患者的自主权。

### (三)综合分析,切忌片面

辅助检查能够使医务人员更深入、更细致、更准确地认识疾病,为疾病的诊断提供重要依据,特别是一些疾病如癌症的早期,在没有明显症状和体征时,辅助检查有助于及早诊断和治疗。但是,由于辅助检查受各种条件的严格限制,有些结果反映的又是局部表现或瞬间状态,存在一定的局限性,因此,要注意将辅助检查的结果同病史、体格检查资料比照,综合分析,防止片面夸大辅助检查在诊断中的作用。

### (四)密切联系,加强协作

辅助检查分别在不同的医技科室或研究室进行,而各医技科室和研究室都有自己的专业特长,医技人员应利用各自的特长主动开展工作,充分发挥各自专业,更好地为临床服务。但是,医技人员为临床服务并不意味着为临床医生服务,而是和临床医生一起为患者服务。临床医生与医技人员的目标是一致的,在辅助检查中两者是直接相联系的,双方既要承认对方工作的相对独立性和重要性,又要相互协作、共同完成对患者的诊断任务。当辅助检查与临床检查不一致时,双方应主动协商共同分析。如果相互之间发生了矛盾,双方应主动沟通,化解矛盾,以便更好地为患者服务。总之,密切联系、加强协作在辅助检查中是很重要的,是需要临床医生与医技人员共同遵守的道德要求。

## 四、会诊的道德要求

会诊是为求得正确的诊断和治疗措施而采取的一种集思广益的临床判断方式。会诊有利于对患者复杂病情做出科学诊断和处置,也有利于医务工作者相互学习,取长补短,提高业务水平。会诊不仅涉及医患关系,也涉及医际关系,有着特殊的道德要求。

### (一)从维护患者利益出发

会诊的目的是分析病因,做出正确的诊疗决策,增进患者的身心健康。无论是经治医生,还是参加会诊的其他医务工作者,都应当围绕这个目的参与会诊工作。

### (二)经治医生客观陈述患者的状况

经治医生最先接触患者,对患者的病情及信息掌握较全面。为了做出正确诊疗决策,经治医生必须客观介绍情况,不得从个人利益出发,不得缩小病情,不得推卸责任,不得因顾及自己的虚荣心而故意夸大病情及其复杂程度。

### (三)尊重科学,学术面前人人平等

无论什么级别的医生在参与会诊时都应当具备严谨的科学精神和实事求是的作风。不能故意炫耀自己的知识而提出不切实际的意见,影响正确结论的形成。要做到学术面前人人平等,

无论是谁，正确的就要坚持，错误的就要修正。不能以势以权压人，更不能相互指责和挑剔，不能知情而不发表自己的不同意见。同行之间应当虚心求教，相互尊重和提高。

## 第二节 临床治疗的道德要求

临床治疗包括药物治疗、手术治疗、心理治疗、饮食营养治疗等方法。在正确诊断的基础上，恰当的治疗措施是促进患者康复、减轻疾病痛苦的关键环节。治疗方法的选择与医务人员的道德水平密切相关，因此，医务人员应当重视和遵守治疗中的道德要求，同时不断努力提高自己的治疗水平，取得最佳效果。

### 一、药物治疗的道德要求

药物治疗不仅能控制疾病的发生和发展，同时也能调整机体的功能，是促进和保护人类健康的有力武器。但是，药物治疗也有双重效应，用药恰当对患者有利，反之则有害。

（一）道德用药与非道德用药

用药的目的就是要解除患者的疾病与痛苦，促进和维护患者的身心健康。凡是与此目的相一致的用药都属于符合道德的用药，主要表现在以下几个方面：①使疾病、功能障碍消除，恢复机体功能的用药；②减轻患者病情程度的用药，如缓解控制疾病症状的用药、对晚期癌症患者使用适量镇痛镇静药；③改善卫生条件及临床工作条件用药，如施用杀虫药、消毒药等；④征得患者同意、有严格安全控制并确认对患者有利无害的试验性用药；⑤增强机体抗病功能和免疫能力的用药，如营养滋补用药、免疫接种等。

非道德的用药是指不良动机支配下的用药，表现为：①医疗单位为了增加经济收入给患者超出治疗需要的药物；②强制性试验用药，即在不征得患者同意，强迫用药，或以欺骗手段进行药物试验；③单纯的行为控制，且目的在于支配别人的用药，如使用迷幻剂及性激素药从事犯罪活动；④政治目的或经济目的等非医疗目的用药，如第二次世界大战期间日本侵略者输入中国大量麻醉品及降低人体功能的药物。

（二）药物治疗的道德要求

**1. 对症用药，剂量适宜**

对症用药是指医生根据临床诊断选择相应的药物进行对症治疗。为此，医生必须首先明确疾病的诊断和药物的性能、适应证和禁忌证，然后有针对性地选择药物。疾病诊断不明确且病情较重，或者诊断明确而一时尚没有可供选择的治本或标本兼治的药物，可以暂时应用改善症状的药物，以减轻病痛和避免并发症。但是要警惕对症用药后掩盖疾病的本质，防止延误病情与发生意外。

剂量适宜是指医生在对症用药的前提下，因人而异地掌握药物剂量。由于用药剂量与患者年龄、体重、体质、重要脏器的功能、用药史等多种因素有关，医生应具体了解患者的情况，努力使药物在体内达到最佳治疗量，又不至于发生蓄积中毒，不给患者带来危害。

**2. 合理配伍，防止毒副作用**

在联合用药时，合理配伍可以提高患者抵御疾病的能力，也可以克服或对抗一些药物的副作用，即使药物发挥更大的疗效又使药物的毒副作用减少。要达到合理配伍，首先要精选药物，其次要掌握药物的配伍禁忌。药物的拮抗作用既可以给患者带来近期危害，又会给日后的治疗设置障碍。无论是联合或单独用药，都必须了解药物的疗效和副作用，并随着病情的变化调整药物的剂量、种类，以取得最佳的治疗效果，防止因使用药物而引发的药源性疾病。

### 3．节约费用，公正分配

在药物治疗时，医生应在确保疗效的前提下尽量节约患者的费用。常用药、国内生产的药物能达到疗效时，尽量不用贵重药、进口药；少量药能解决治疗问题，就不要开大处方，更不能开"人情方""搭车方"。

进口药、贵重药数量少、价格高，使用时要认真选择适应证，要根据患者病情的轻重缓急全面考虑，做到公正分配，公平处方。不能因亲友、熟人、特殊关系而随便滥开这些药物，更不能以药谋私。

### 4．严守法规、接受监督

医生在用药治疗中，要执行我国《执业医师法》第二十五条规定，使用经国家批准使用的药品、消毒剂。严格遵守国家制定的《药品管理法》《麻醉药品管理条例》《医疗用药、限制性药物管理规定》等法规，除正当治疗外，不得使用麻醉药品、毒副反应大的药品。

医生在用药的过程中，应随时接受护士、药剂人员和患者的监督，以便尽早发现不当或错误的处方、医嘱。美国研究人员在纽约的阿尔巴尼医疗中心20个月的调查发现，临床药师查出并避免了1048起抗生素使用错误，占总处方的5%～10%。其中，70%可能产生轻微不良后果，30%可产生严重后果。

## 二、手术治疗的道德要求

手术是一种临床常用的治疗手段。由于手术治疗本身具有损伤性、复杂性和风险性等特点，对从事手术的医务人员提出了严格的道德要求。

### （一）手术的特点

#### 1．损伤的必然性

任何手术都不可避免地会给患者带来一定程度的损伤和破坏，导致疼痛、功能受损、器官缺损、形态变异等，这些损伤有些是暂时的、可逆的，有些则是永久的、不可逆的。手术损伤的程度一方面取决于病患的性质、病变部位、患者的身体状况；另一方面取决于医务人员的技术水平、道德素养、责任心和手术条件等因素。

#### 2．技术的复杂性

手术的技术性强，复杂程度高，手术医生与患者之间需要密切配合。操作者的技术水平如何，手术中的配合是否默契，术后的观察是否及时、细致、全面等，都直接影响手术的效果。随着现代医学的发展，外科手术越来越向高、精、尖、微、细、便捷等方向发展，对麻醉人员和手术人员的技术、敬业精神、责任心等的要求也越来越高了。

#### 3．过程的风险性

由于病情的多变、患者的个体差异以及人体许多未知因素的存在，任何手术都具有一定风险，尤其是危重、疑难病症患者的手术，病情复杂，变化快，风险更大。一旦发生意外，将给患者造成严重损伤，甚至危及生命。因此，承担手术的医务人员肩负着维护患者生命的重大责任。

#### 4．患者术前、术中的特殊心理状态

接受手术治疗的患者大多存在紧张、恐惧、焦虑心理，有些患者对手术缺乏了解，害怕麻醉、担心手术出现意外，紧张、恐惧、焦虑心理更为严重，是手术治疗的不利因素。

### （二）手术治疗的道德要求

#### 1．术前准备的道德要求

（1）严格掌握指征，手术动机正确。医务人员应根据患者的病情和手术特征，对手术治疗与非手术治疗，创伤代价与效果进行全面的权衡。由于手术具有创伤性与风险性等特点，医

务人员在选择某种手术方案时，必须严格掌握手术指征，充分考虑患者付出各种代价后所得到的治疗效果是否划算或满意；考虑这样的选择是否有利于患者及其家属。只有当治疗效果最佳，代价相对最小，患者又是可接受的，手术方案才符合医德要求。

（2）患者知情同意。手术治疗前，必须得到患者及家属对手术的真正理解和同意。这是对患者基本权利的尊重。医务人员要向患者及其家属讲解、分析病情，客观介绍手术治疗和非手术治疗的效果和代价。鉴于手术治疗具有的风险性创伤性，医务人员应以实事求是的态度和高度负责的精神，介绍和分析有关的情况，充分尊重患者的选择，保护患者的利益。患者及家属知情同意后，需签订同意手术的书面协议，签订协议是患者及家属知情同意的客观形式，表明患者及家属对医务人员的信任和对手术风险的理解。

（3）认真制订手术方案。由经验丰富的医务人员主持，根据疾病性质、患者具体情况制订一个安全可靠的手术方案。麻醉医师应在认真检查患者、详细了解病史和有关情况后，参与手术方案的讨论，并根据手术需要和患者的具体情况，选择最佳的麻醉方法，以保证手术的安全进行。要充分考虑麻醉和手术中可能发生的意外，并制定出相应的对策。

（4）帮助患者做好准备。医务人员要帮助患者在心理上、躯体上做好接受手术治疗的准备。尽管患者已同意接受手术，但仍会有情绪上的波动，出现焦虑不安、恐惧紧张、抑郁等心理反应。这些不良的心理反应会造成患者生理上的变化，如睡眠不佳、食欲下降、烦躁不安、脉搏加快、血压上升等，这些都不利于手术的顺利进行，因此，需要医务人员充分理解患者的心情，耐心、细致地进行解释、劝慰，赢得患者的充分信任，帮助他们摆脱不良情绪，以良好的心态接受和配合手术。在这一阶段，医务人员耐心细致的工作方法，认真负责的工作态度，对患者的心情有着极为重要的影响。

**2．手术中的道德要求**

（1）严密观察，处理得当。麻醉医生要为患者提供无痛、安全、良好的手术条件，以配合手术医生完成手术治疗；还应运用自己掌握的监测、复苏知识和技术，对患者进行认真观察。一旦观察指标出现异常，要及时冷静地处置，并将情况告诉手术人员，以便相互配合，排除险情，消除异常，保证手术的顺利进行。

（2）认真操作，一丝不苟。在手术中，医务人员要以严肃认真、一丝不苟和对患者生命负责的态度进行手术。这不仅是对主要手术者的医德要求，也是对手术室所有医务人员的道德要求。手术者对手术的全过程要有全盘的考虑和科学的安排，手术操作要沉着果断、有条不紊。对手术中可能出现的意外应做好思想上、技术上和客观条件上的准备，一旦手术遇到问题，要大胆、果断、及时地处理。对意识清醒的手术患者，医务人员还要给予安慰，定期告知手术进展情况，医务人员在术中讨论病变情况时，也应注意方式方法，避免给患者造成不良刺激。

**3．术后的道德要求**

（1）严密观察病情。由于患者机体刚刚经历了创伤，身体虚弱，病情容易波动。医护人员要密切观察患者病情的变化，发现异常，及时处理，尽可能减少或消除可能发生的意外。

（2）努力解除患者的不适。患者术后会常常出现疼痛等不适，医务人员应体贴患者尽力解除其痛苦，在缓解患者躯体不适的同时，给予精神上的安慰。那种以为术后疼痛是"正常的"，对患者术后不适表现麻木不仁、漠不关心的行为是违背医学道德的。

**4．手术治疗中特殊问题的道德要求**

大多数情况下，医务人员讲明情况，患者知情同意，配合手术。但也有例外，如有精神障碍的患者，患有不治之症并对手术不抱希望的患者等，有可能不听医务人员的解释，拒绝手术。在这种情况下，医务人员怎样做才符合医学道德呢？在医疗实践中，医务人员应该尊重患者的自主权，患者有询问了解病情，接受、拒绝或选择治疗方案的权利，但如果这种拒绝有可能危及患者自身健康甚至生命时，医务人员应当根据具体情况，耐心解释，并采取积极措施。具体说来：

（1）对不具备自主选择能力或丧失自主选择能力的患者，医务人员可以在征得家属、监护人同意后进行手术。医务人员首先要对患者的自主选择能力进行判断。参照我国《民法通则》，10周岁以下的患者不具备选择能力，应由其父母或监护人来知情同意后代其做出选择；对于16岁到18岁之间已有劳动收入的患者或18岁以上的患者，应由他们自行决定是否同意手术；对于10周岁至18周岁之间，完全靠父母生活的，则应视具体情况而定，一般应征求本人意见，但最终应由其父母或监护人来决定是否同意手术。对病理性的自主选择能力丧失，如昏迷的患者、精神病患者等，应将选择权转移给其家属、单位或监护人，由他们听取医务人员介绍后做出选择。

（2）当有选择能力的患者拒绝手术治疗时，应慎重对待。非急诊手术，应先弄清楚患者拒绝的理由，然后针对原因，做耐心细致的工作，包括劝说、解释、分析利害，如果仍无效，则应尊重患者的选择，放弃或暂时放弃手术，代之以患者可以接受的其他治疗方案，同时做好详细的记录，并请患者签字；对急诊患者，当手术是抢救患者的唯一方案时，则可以不考虑患者的拒绝，在征得其家属或单位的同意后，立即进行手术。这样做虽然违背了当事人的意愿，但不违背救死扶伤的医学人道主义精神，是符合道德的。总之，在医疗实践中，医疗行为是否符合医学道德的关键是看这种行为的出发点、过程和后果是否有利于抢救患者的生命，是否有利于提高患者生命质量和恢复健康。当然，在这一过程中，尊重患者的人格和权利也是十分重要的。使抢救生命、恢复健康与尊重患者人格和权利达到高度统一是医务人员的道德追求，是医务人员较高道德水平的体现。在某些特殊的场合，两者发生矛盾时，抢救生命、恢复健康应当是第一位的。这样做符合医学人道主义精神。

### 三、中医治疗的道德要求

在临床上，中医学的有些治疗方法，如针灸、推拿、刺络、拔罐等，有别于西医学，应遵守相应的道德要求。

尊重患者。在治疗前，要讲解中医治疗的意义、方法，以及治疗中会出现的感觉，帮助患者建立对中医治疗的认知。在征得患者同意后，方可实施治疗。多数情况下，中医治疗是一位医生为一位患者服务，医生要尊重患者的隐私。

耐心体贴。由于针灸、推拿、刺络、拔罐在非麻醉条件下进行，而患者对中医治疗的认知、疼痛感知又存在着个体差异，医生在操作中态度要和蔼，理解患者的感受，手法要精准，动作要轻，尽量减轻患者痛苦。

确保安全。对饥饿、疲劳、精神高度紧张的患者，应在患者进食、休息、解除紧张心理后再施治。对血压突然升高的患者，须血压平稳后再行治疗。当个别患者出现"晕针""晕血"反应时，医生切忌慌乱，要及时采取有效措施，最大限度地缓解患者的不良反应。

### 四、心理治疗的道德要求

心理治疗又称精神治疗，是用心理学的理论和技术治疗患者的情绪障碍与矫正行为的方法。心理治疗不但是心理疾病的主要疗法，而且是躯体疾病综合治疗中的一种辅助治疗。心理治疗是现代医疗的重要治病及康复手段，是新医学模式指导临床工作的必然产物。虽然中外历史上很早就有心理治疗的案例，但作为一种独立的治疗体系和方法，广泛应用于临床活动，还是现代的事情。一方面心理治疗作为独立的治疗手段应用于精神及心理疾病的防治；另一方面心理治疗作为整体治疗的方法和措施，融入了临床治疗的各个领域、过程、环节。心理治疗应遵守下列道德要求：

### （一）满足患者的心理需要，保障患者安全

建立良好的医患关系，是心理治疗的基础。与有心理问题的患者建立良好的医患关系，有诸多困难。面对或狂躁易怒，或沉默不语的患者，医务人员要有耐心，要给予患者更多的同情、关心。对情绪激动的患者要耐心地同他们交谈，不能粗暴制止；对不善于表达者应当耐心启发。一般说来，患者的心理需要主要有两个方面：一是需要被尊重、认识、接纳。医务人员不仅应当礼貌、热情对待患者，而且还应当主动帮助他们在新环境中建立和谐的人际关系；对待有精神症状或心理变态的患者，应当尊重他们的人格，不能歧视、辱骂。二是了解病情的需要。医务人员在确认医疗信息对患者有利无害时，应当尽量满足他们的要求，以利于患者放下包袱，积极配合治疗。

在心理治疗过程中，由于患者个体差异及病情程度的差异，加之患者情感及情绪易产生意想不到的变化，有些患者容易对生活失去信心，甚至会出现自残或自杀的情况。为此，在心理治疗时，医生应当洞察患者的情绪变化，预测患者的心理状态，采取必要的安全措施。另外，在心理疾病中，绝大多数患者发病都涉及一定的社会背景，有些患者不愿意让人知道其个人隐私，医务人员在了解患者的社会关系背景及隐私后，应当尊重患者的意愿，为患者保守秘密。否则，不仅不利于心理治疗，而且会给患者造成新的心理伤害，甚至出现自杀等不良后果。

### （二）提高针对性，选择适当的治疗方法

由于患者病情不同，在年龄、性别、文化、职业、家庭等因素上存在差异，在对患者进行心理治疗时必须具体情况具体分析，要有针对性。如女性患者对疼痛的耐受性相对较差，羞怯心理较重，且情感较为脆弱；青年人患病，由于怕影响工作、学习及前途，易焦躁不安，或急于治愈或悲观失望；老年人一般情况下既怕吵闹又怕孤独，情感也比较脆弱。这就需要医生在进行心理治疗时，要根据患者具体情况及个性特征制订不同治疗方案，进行有针对性的心理治疗。

要正确使用心理治疗的方法，保证治疗效果。心理治疗有许多方法，对一般患者主要是通过语言交谈和咨询去改善患者的心理状态。对较为严重的心理疾病还要运用心理测试、行为矫治、重建人际关系、改变知识能力等方法。在心理治疗中，无论什么方法的运用都应当严格按科学办事，不能滥用、乱用。否则，会给患者造成不良影响。如心理测试的量表运用及其解释就应当严格规范。在心理治疗中，有时为了保护患者或为了直接达到心理治疗的目的，医务人员可以使用谎言。由于此类谎言是为了患者的健康，因此称为"神圣的谎言"。但这种谎言的使用是有条件的，运用时应严谨无误、十分慎重。针对性强的治疗，也应当严格把握限度，方法必须恰当。对恐惧症的治疗，一般多用脱敏。脱敏治疗应当逐步、有序地进行，并且应当同患者协商好，不能突然施行。如果不区别情况，初次接触患者就随意阔谈或故意用患者恐惧的对象（如毛毛虫、蛇等）试探患者的心理体验及反应，轻则会造成患者从此不再复诊，重则加重患者病情甚至危及生命。

### （三）创造有利于治疗的环境

有利于心理治疗的环境包括两个方面。一是客观环境。包括患者接受治疗的环境和休养的环境。如医院优美、清洁、安静；病房的色调、空气、陈设宜人。二是患者所处的社会交往环境。医患关系、患者之间的关系、患者与亲属的关系是否和谐都会直接影响到患者心理。医务人员除应努力同患者建立起和谐的关系外，还应努力帮助患者建立起和善、友爱的患者之间的关系及亲属之间的关系。这是心理治疗的特殊要求，也是对从事心理治疗的医务人员的特殊道德要求。

## 五、饮食营养治疗的道德要求

饮食营养治疗是根据治疗疾病的需要，合理调配食物中所含的营养素以及采用科学的烹调，使其起到辅助治疗的作用。饮食营养疗法已有几千年的历史，是现代医学综合治疗的重要组成部分。

在饮食营养治疗中，医务人员应遵守以下道德要求：

### （一）保证饮食营养的科学性和安全性

运用饮食营养方法治疗某些特殊性疾病，有特殊的饮食和营养标准。如对某些眼科疾病及皮肤病患者需要提供含有丰富维生素K的饮食；对消耗性疾病、烧伤和外伤患者应提供高热量的饮食；对心、肾和肝病引起水肿的患者需要供给低盐饮食；对胰胆疾病引起的脂肪吸收不良者要提供低脂肪饮食；对糖尿病患者应当给予适量的碳水化合物等。医务人员应根据病情要求去设定饮食，计算饮食的营养价值，配制食谱，开出科学的营养处方。进行饮食治疗的患者，须用特备的餐具，标签上注明病房、床号及姓名，避免出差错。炊事员要根据营养处方加工烹调各类主副膳食，除了保证营养素在烹调过程中少丢失外，还要严格执行卫生制度。如操作间生熟分开，餐具严格消毒，以便防止交叉感染和食物中毒，确保饮食营养治疗的安全性。

### （二）创造良好的进餐环境和条件

干净、舒适、优美的进餐环境，患者心情愉快，可以增进患者的食欲，有利于消化、吸收，提高饮食营养的治疗效果。因此，医务人员要努力消除引起患者不愉快、不利于进餐的因素，创造良好的进餐环境。如及时清除屋内的污物、垃圾、便器及异常气味，餐具要清洁、干净、完整无损；用病房鼻饲、造瘘进食的患者用屏风遮挡；进食时播放一些轻音乐等。进餐前，医务人员要尽力排除患者的烦恼，帮助不能自理的患者洗手、漱口和安排合适的体位等；进餐时，医务人员要暂停影响进餐的医疗处置，对不能自理的患者给予主动、热情、耐心的喂食，对食欲不佳的患者要耐心劝导其尽力配合饮食营养治疗；进餐后，医务人员要提醒患者漱口，帮助行动不便的患者洗刷餐具，指导患者做轻微的运动或帮助患者恢复餐前体位。

### （三）尽量满足患者的饮食习惯和营养要求

我国地域广大，民族众多，不同地区和民族的饮食习惯不同。因此，在不影响患者治疗的情况下，医务人员应尽量满足患者的饮食习惯，特别是尊重少数民族的饮食习惯。由于患者年龄、性别、病情的不同，营养的要求也不同，医务人员要尽量满足患者的营养需求。如儿科患者正在生长发育阶段，需要丰富的营养，除糖、蛋白质和脂肪外，还需要补充钙、铁等无机盐及微量元素；加之患儿的咀嚼能力差，消化功能也不健全，还要求饮食美味、可口、新颖多样、易于消化。其他像孕妇、老年患者、手术前后的患者等均有特殊的营养要求，医务人员都应尽力满足，以帮助患者更快地康复。

# 第7章 临床护理的道德要求

临床护理是临床医疗工作的重要组成部分。在临床医疗工作中，护理人员与患者接触最多，了解患者情况最直接、具体，许多治疗方案都是通过护士实施的，医护人员的密切配合是临床工作得以顺利进行的基本保障。护理工作与其他临床工作一样，具有鲜明的道德内涵，弘扬崇高的道德精神、贯彻道德准则是做好护理工作的基本条件。

## 第一节 护士角色与护理道德

按照社会学家米特的"角色理论"，任何社会个体都隶属于某个社会群体，都充当着一定的社会角色。从事护理工作的人隶属于护士群体，在社会中行使着护士的角色。牢固树立护理道德观念，在工作中讲求护理道德是顺利地行使护士角色、圆满地完成护理工作的基本保证。

在近代，护理工作作为一种专门职业确立，同其特有的道德特征直接相关。19世纪上半叶的欧洲，看护患者被当作一种"下贱活"和惩罚女犯人的手段，可以代替坐牢。当时的患者，特别是战争中的伤病员由于得不到及时的治疗和妥善的护理，许多人死于非命。在这种情况下，受过良好教育、才华出众、端庄美丽的南丁格尔（Nightingale.F，1820—1910）毅然投身于护理患者的工作。她不顾社会舆论的讥讽、家庭的反对，全身心地投入了护理工作，创立了护理学。1855年，英、法对沙俄的克里米亚战争爆发，南丁格尔获悉战争中伤病员因得不到及时的护理而大批死亡，立即率领应招的护士赶赴前线。在战场上，她们为伤员清洗伤口、创面，拆洗衣服，消灭虱鼠，甚至安排伙食、洗刷地板，每天工作超过20小时。她们的工作改变了战地伤员救治护理的局面，使伤病员的死亡率由50%下降到3%。南丁格尔等的事迹充分体现了这些护理学开拓者的崇高道德品质。她们的献身精神使这项长期受人歧视的工作变成了需要有高尚情操、具备多方面知识和技能才能胜任的受到人们尊重的科学事业。

我国护理事业的发展也体现了护理工作者崇高的道德情操。为人们所熟悉的护理专家王秀瑛、陈路得、佘韫珠、王懿等护理界前辈，用她们严格认真的工作态度、对患者无微不至的体贴，为护士的称号增添了光彩。护士角色与护理道德的关系，还可以从护士群体的内部差异来说明。护士作为一种社会角色，由许多不同的个体担任。一般地说，经过一定的护理专业训练，从事护理工作的人都在行使着护士角色。但是，由于从事护理工作的个体在道德修养、文化知识、临床经验、家庭影响等方面存在着差异，使不同护士个体在护士角色行使上存在着明显的区别。为了叙述上的方便，我们将护士群体划分为四种类型（表7-1）。

从简表可以看出，决定护理人员工作效果的因素有知识水平、专业思想、责任心、临床护理经验、护理操作水平、对患者态度各项。护理工作效果是各项因素作用的一个整体效应。但各项具体因素对工作效果的影响并非平分秋色、完全相同。其中，护理人员的专业思想和责任心等项在诸因素中处于比较重要的地位。就Ⅰ型和Ⅱ型比较，她们的知识水平相同，但由于专业思想和责任心不同，导致临床护理经验、对患者态度的差别，结果在工作效果上差别很大。可见，作为一名护士，仅仅具备较全面的知识是不够的，还必须具备牢固的专业思想、较强的责任心。否则，不安心本职工作，对患者采取不负责任的态度，就不能自觉地积累自己和他人的经验，很难提高业务水平，收不到良好的工作效果。就Ⅲ型和Ⅳ型来看，他们的知识水平相近，都处于一般水平，但工作效果并不一样。Ⅳ型的专业思想牢固，责任心较强，虽业务知识和操作水平并不高，但有全心全意为患者服务的良好道德情操，其工作效果可以超过Ⅲ型而达到或超过Ⅰ型。从发展的角度看，Ⅳ型一定会在工作中虚心学习，不断丰富自己的知识，总结各方面的经验，提高操作水平，逐步缩小同Ⅰ型的差距，以至步入Ⅰ型的行列。Ⅲ型就不同了，她们专业思想不牢固，责任心不强，不安心护理工作，有"凑合干"思想，加之知识不全面，结果不可避免地会影响到表中其他各项，导致工作效果很差。

表7-1 护士群体分类简表

| 标准<br>类型 | 知识水平 | 专业思想 | 责任心 | 临床护理经验 | 护理操作水平 | 对患者态度 | 工作效果 |
| --- | --- | --- | --- | --- | --- | --- | --- |
| Ⅰ | 较全面 | 牢固 | 强 | 丰富 | 较高 | 好 | 好 |
| Ⅱ | 较全面 | 不稳定 | 不强 | 一般 | 较高 | 差 | 一般或较差 |
| Ⅲ | 一般 | 不稳定 | 不强 | 一般 | 一般 | 差 | 差 |
| Ⅳ | 一般 | 牢固 | 较强 | 一般 | 一般 | 好 | 一般或较好 |

还可以从安全护理的角度对这几个类型进行评价。一般而言，临床护理中事故的出现都同护理人员的责任心不强及对患者服务态度差有一定关系。工作中马虎大意，违反操作规程，常常是发生事故的前导。所以，故事多见于Ⅱ型和Ⅲ型之中，并非不可理解。而在Ⅰ型和Ⅳ型中事故较少也属必然。即使知识水平一般的Ⅳ型，由于她们安于职守，责任心强，严格遵守操作规程，也能够防止事故发生，少出或不出差错。可见，专业思想和责任心是决定护理工作效果的两个重要因素，这两个因素恰恰反映了护理人员的道德水平，是护理道德的重要组成部分。可以说，不安心护理专业、缺乏责任心的人，就从根本上违背了护理道德、脱离了护士角色。

2010年至2014年，由中国生命关怀协会、中华医学会医学伦理学分会全国护理伦理学专业委员会的包括26个省、自治区、直辖市、特别行政区的100多位护理学专家、医学伦理学专家、临床一线护士组成的团队，制定了"护士伦理准则"。该准则在广州军区总医院试行，收到了很好的效果。该准则见本书附录6。

## 第二节 基础护理的道德特征

基础护理是临床护理的重要内容。强化护理人员的道德修养是提高基础护理质量的基本保障。

### 一、道德特征在基础护理中的表现

基础护理是带有共性的生活服务和技术服务工作。这项工作的内容和要求，在《基础护理学》和《临床基础护理操作标准》中都有明确的规定。有人认为，只要按照这些规定去做就能做好基础护理工作，谈不上道德问题，其实不然。从人们对基础护理的认识到基础护理工作的具体实施都表现着显著的道德特征。一些人把基础护理看作没有技术含量的琐碎小事，在工作繁忙、人员紧张时，只忙于治疗，忽略了基础护理。在救治危重患者时，有人只注意观察患者神志、血压等生命体征的变化，而忽略了皮肤的护理，结果，一夜之间，患者就发生了褥疮，给患者带来了不应发生的感染隐患，加重了病情。这种护理工作的失误，不仅反映着某些护人员对基础护理工作的轻视,同时也表现出她们伦理道德观念的缺乏。相反,重视基础护理工作,在基础护理中一丝不苟、认真负责,既反映着护理人员扎实的护理知识和过硬的护理技术,又表现出护理人员较高的道德情操。一位急性心肌梗死患者病情危重,入院后意识模糊,于当晚开始烦躁不安,一直安静不下来。可观察患者的病情及心电图等都无明显变化,一时找不出患者烦躁不安的原因。晨护时,护士为患者整理床单、协助其翻身时,发现患者膀胱充盈,及时通知医生为患者导尿,解除了患者因尿潴留而出现的痛苦和不安情绪,使患者很快安静下来。

在临床护理中,忽视基础护理或基础护理不能达标的原因,往往不在于护理人员不懂得护理知识或不掌握基础护理技术,而在于某些护理人员不能全身心地投入护理工作,不能想患者之所想,急患者之所急,不能自觉地以为解除患者病痛为己任。在临床实践中,差错往往与道德观念淡漠相关联。

## 二、增强护理人员的道德修养是提高基础护理质量的基本途径

提高基础护理质量是临床护理一项经常性的工作。做好这项工作的方法有多种。可以从强化基础护理知识入手,也可以采取业务技术练兵的方法,还可以采取定期抽查考核的形式。这些方法对于提高基础护理水平是有效的。但其作用常常是短期的,而不是长效的,往往是热得快,凉得也快。我们认为,增强护理人员的道德修养是提高基础护理质量的重要途径,而且是一条基础性的、长期起作用的途径。

良好的道德观念可以促使护理人员自觉地提高基础知识,钻研操作技术。护理人员自觉自愿地为患者做好基础护理,首先必须树立热爱自己专业的事业心和全心全意为患者服务的道德责任感。有些护理人员专业思想不牢固,轻视自己从事的工作,不懂得做好生活护理可以直接为患者减轻痛苦,能为诊断和治疗提供线索,根本不愿做患者的生活护理,不愿到患者床前去,甚至交给家属去做,基础护理的质量就更谈不上了。热爱护理事业,有良好的道德修养的护士则不同,她们满腔热情地为患者服务,不但在患者的治疗、抢救上认真负责,在患者的生活护理上也一丝不苟。不论是喂水、喂饭、协助大小便,还是危重患者的特殊护理操作,如翻身、按摩、擦浴、口腔护理等,都认真、精心地去做,为患者的治疗、康复创造了条件。有些患者激动地说:"护士真比我的亲生儿女还要亲!"这是对她们高尚的道德情操的最好评价。

## 三、基础护理的道德准则

热爱护理事业,重视基础护理工作,是做好基础护理最基本的也是最重要的道德要求。护理事业是崇高、伟大的事业,这一事业与他人的健康、幸福密切相连,减轻患者的痛苦、方便患者、以患者的利益为重是护理工作的基本原则。将每一项具体的护理操作与全心全意为患者服务的道德意识联系起来,是做好基础护理工作的坚实基础。

遵守护理工作的规章制度,严格执行操作规程是做好基础护理工作的技术规范,也是道德规范。护理工作的规章制度和操作规程对护士的行为、工作的质量提出了明确的要求,这些要求具有鲜明的道德内涵,与护理工作的道德要求是一致的。护理人员严守规章制度、严格执行操作规程反映着她们良好的道德意识,而工作疏忽大意、违反操作规程、不遵守规章制度的个别护理人员则是道德水平低下的表现。细致、耐心、热情是做好基础护理的重要条件。只有仔细、认真才能观察到患者的细微变化,才能理解患者的要求,才能准确无误地完成各项操作。护士面对的是被疾病折磨的患者,有些危重患者神志不清,大多数患者心理上有压力、烦躁,更需要护理人员耐心、热情地为他们服务,在基础护理中努力减轻他们心理上的压力和烦躁情绪。

## 第三节 整体护理的道德要求

整体护理是 20 世纪 70 年代以后逐渐兴起的一种护理制度，强调以患者为中心、以现代护理观为指导、以护理程序为基础框架，强调护理工作对患者的责任，它的提出、确立、完善是护理工作的道德特点的进一步体现，也对护理人员的道德素质提出了更高的要求。

### 一、对患者的责任意识是做好整体护理的前提条件

整体护理是建立在护理人员对患者高度负责基础之上的，因此做好整体护理的重要前提是提高护理人员的责任意识。没有对患者高度负责的责任意识就不会有对患者高度负责的护理操作。

整体护理打破了将护理工作仅仅看作机械执行医嘱、附属于医生的错误观念，对护理人员在临床医疗工作中的作用和地位给予了更为准确的说明，要求护理人员对患者做全面详尽的了解，掌握患者所需解决的护理问题，在分析这些问题的基础上，提出护理目标、制订护理计划、实施系统的整体护理。整体护理的主要特征是护士为患者提供个性化的、整体的、有效的护理，根据患者的需要，对患者全面负责，帮助患者建立战胜疾病的信心，积极配合治疗，早日恢复健康。护士对患者的护理是一个完整的过程，不仅局限于患者住院治疗期间，患者病情稳定或痊愈出院后，护士对其健康仍负有责任，要定期随访，给予指导使其健康水平得以保持和不断提高。整体护理对护理人员的责任意识提出了很高的要求，建立责任意识是推行整体护理的重要前提。

### 二、心理护理是整体护理的重要内容

整体护理的对象是患病的"人"，而不是人患的"病"。南丁格尔说过，"护理工作的对象，不是冷冰冰的石块、木头和纸片，而是有热血和生命的人"。现代生物-心理-社会医学模式要求从心理、生物、社会的整体论的观点认识和治疗疾病。整体护理要求护理人员不仅要掌握患者的机体病理生理改变，不仅要掌握患者机体局部的变化，而且要掌握患者机体整体的变化，掌握患者的社会背景和经济状况；不仅要看到患者患病的躯体，而且要了解患者特殊的心理波动，实施心理护理。

心理护理对护士的道德修养提出了较高的要求。护士要有同情、体贴患者的情感，不仅要能够感受到患者机体的病变带给患者的躯体局部的痛苦，而且要能够感受到患者因机体变化而产生的心理上的痛苦，随时发现患者心理的变化、情绪的波动，并给予针对性的心理治疗，使患者恢复和建立最佳的心理状态，配合治疗和护理工作。取得患者的信任，给患者以安慰、鼓励，调动和培养患者战胜疾病的信心和勇气，是心理护理的重要内容，而护理工作者高尚的道德情操就蕴涵于其中。

### 三、广博的知识是做好整体护理的基本保障

整体护理对护士的知识结构提出了很高的要求。在整体护理中，护士应具有护理专业知识和技能；为配合医生的工作、对患者病情有清晰的认识，需要有尽可能多的医疗知识；为了解患者的心理，实施心理护理，需要有心理学知识；适应社会文化进步，需要有较高的文化水平和高雅的修养；为了解患者家庭和患者所处的社会环境，需要社会学的知识，等等。护理人员适应整体护理的需要扩展知识结构充分体现了她们对崇高的道德境界的向往和追求。

# 第四节 特殊科室护理中的道德要求

护理工作作为临床工作的重要组成部分存在于临床工作的各个部门之中。临床各科护理工作既有普遍性，又有各自的特殊性，因此，道德要求也不完全相同。

## 一、门诊护理的道德要求

门诊部是医务人员和患者联系的重要场所，患者挂号、就诊、检查、交费、取药、治疗一系列活动都在门诊部进行。门诊部是医院对外的一个窗口，直接反映着医院的医疗水平和医德医风状况，这种特殊工作环境对护理道德提出了特殊的要求。

热情、耐心是对门诊护理工作的基本要求。医院是人们不愿来又不得不来，不熟悉又不得不熟悉的场所，患者带着病痛来到一个生疏的地方，医院的环境、周围的病友特别是重症患者，给患者的心理造成了无形的压抑。此时患者渴望弄清病因、及早解除病痛。因此，门诊护士要体谅患者，热情接待患者，主动说明就诊制度、程序，耐心解答患者提出的问题，并维持好就诊秩序，使患者产生安全感，使紧张、焦虑的心情安静下来。门诊护理人员应严忌谈笑、打逗，不要冷淡、顶撞患者。对某些重症患者，要协助家属搀扶，对某些对门诊检查有疑问的患者，要协助医生说明各项检查指标的意义。

严谨、细致也是对门诊护理工作的道德要求。有些急、重症或创伤性患者要在急诊室做紧急的诊断和处理，有些患者需要在门诊观察室观察治疗，护理人员要配合医生进行及时的、有效的诊断和治疗，因此需要护理人员具有严谨、细致、快节奏的工作作风，此时急患者之所急是对护理人员的道德要求。

## 二、手术室护士的道德准则

手术室是为患者施行手术治疗的场所，手术室工作质量直接影响到患者的预后、乃至生命的安危。手术室的工作性质对护理人员的技术水平和道德素质都提出了较高的要求。

手术室护理工作要做好"细""熟""稳"。"细"是指细致、认真。手术前，护士要仔细、认真地做手术准备工作，备好手术器械、设备、抢救药品、仪器；要做好患者手术前的准备工作，如姓名、床号、住院号、手术部位都要逐一核对，准确无误。手术中，要细心观察手术进行情况，密切配合手术医生工作；手术结束时，要严格清点器械、敷料、线轴等物品，防止遗留在患者伤口中。"熟"是指技术熟练，手术中，器械护士要主动灵活地传递手术医生需要的器械、敷料、缝线，协助手术医生完成手术操作。"稳"是指具有良好的心理素质，紧张而不慌乱，同时稳定患者的情绪。紧张、恐惧是手术患者常有的心理特征，手术室护士应进行有针对性的劝说工作，进而缓解、消除患者的紧张、恐惧心理。

## 三、供应室护士的道德要求

供应室为诊断、治疗工作提供无菌用品，是医疗工作的重要保障部门。医疗用品的无菌质量直接关系到医疗效果、关系到患者的健康和生命。因此，供应室护士的工作有着鲜明的道德内涵，应贯彻严格的规章制度和道德准则。

"严格""极端"是供应室工作的道德准则。供应室护士要一丝不苟地严格遵守无菌原则，按规章制度清洁、消毒、存放、保管。领取物品时要认真核对、准确无误、杜绝差错。供应室工作既要对手术患者的健康、生命负责，还要对社会环境负责。要科学处理消毒、灭菌过程中的废水、废气、废渣，防止医源性污染的发生。

# 第8章 预防医学的道德要求

随着生物-心理-社会医学模式的出现和不断确立,预防医学在医学和医学实践中的重要地位和作用日益突出。预防医学直接涉及卫生防疫和环境保护两大方面,与社会的方方面面发生着种种复杂的联系。协调好疾病预防工作与社会的关系,正确处理各种矛盾,关系到预防医学工作的成效,直接影响着社会人群的整体健康。预防医学工作者必须充分认识预防医学工作的社会意义,遵守预防医学道德的原则和要求。

## 第一节 预防医学及其道德原则

预防医学是研究社会人群健康,探究人体内外环境及社会活动对人类健康的影响,制定预防、控制、消灭疾病的对策,维护和改善人类生产和生活环境,增进人类健康的科学和技术。预防医学的宗旨在于保护劳动力,提高人类健康水平,促进社会发展。与基础医学、临床医学相比,预防医学有其自身的任务、特点和特有的道德原则。

### 一、预防医学的任务和特点

#### (一)预防医学的任务

预防医学以维护和增进人类健康为目的。不同的历史时期,预防医学研究的内容和承担的任务不尽相同。我国现阶段预防工作包括开展以防病灭病为中心的疾病控制、监测监督、卫生宣教、科学研究等。

1. 通过卫生统计学的原理和方法,收集和分析有关数据、信息,为卫生行政部门提供制订卫生防疫工作规划的依据,协助组织制定卫生政策,指导预防工作的具体开展。

2. 开展传染病、地方病、职业病的预防、控制和监测工作,进行计划免疫接种、消毒处理、隔离监测等工作。

3. 保护环境。对环境中的有害因素,如"工业三废""生活垃圾""噪声"等造成环境污染和破坏生态平衡的因素进行严格控制,维护环境卫生和美化环境,以降低和消除自然环境对人身造成的危害。

4. 开展健康教育,引导人们改变不良卫生习惯,为个人的自我保健提供咨询指导。包括:控制吸烟、酗酒、杜绝毒品和药物滥用,维持合理的营养,保持适当的体育锻炼和合理的生活规律,保持积极的心理状态,减少精神紧张等。

#### (二)预防医学的特点和发展趋势

预防医学是在临床医学、基础医学和社会学基础上发展起来的。作为现代医学的重要组成部分,它既体现着现代医学发展的一般规律,又具有自身的特点和发展趋势。

**1. 预防医学的特点** 首先是具有实践范围的广泛性。从地域来看,从江河湖海到高山平原,从中心城市到偏远农村都是预防医学的实践场所;从人群来看,预防医学的服务对象包括男女老少,各行各业,不仅有个体患者,更多情况下是社会人群;从涉及的学科范围来看,预防医学既是一项技术性很强的工作，又是一门自然科学和社会科学相互渗透的边缘学科，不仅涉及基础医学和临床医学知识，还涉及生态学、地理学、遗传优生学、社会学、心理学、管理学、伦理学等许多人文和社会科学知识。特别是随着医学模式的转变和人们对健康要求的日益提高，预防医学实践范围也在不断地扩大。其次是协作性。预防医学的具体工作需要社会各部门的大力支持和配合，需要全社会人员的积极参与和共同合作才能切实完成任务，保障人民健康。再次是紧迫性。疫情往往表现出突发性和流行迅速的特点，可能在极短的时间内危及千百万人的生命健康。一旦发现有霍乱、流感、病毒性肝炎、SARS等疾病的流行或大范围的食物中毒事件的发生，就要求预防保健人员立即奔赴现场，配合医疗救护、消毒、隔离等处理，必要时还要进一步制订免疫计划，严密监测控制，完成紧急防疫任务。最后，预防医学工作具有隐效性。由于预防医学工作对象的社会性、群体性、工作任务的长期性，使得其工作成效相对滞后，不是短期可见的。如烈性传染病天花的控制和消灭，是靠广大卫生预防保健工作者经过几个世纪的工作才得以最终实现的。

**2. 预防医学的发展趋势** 预防医学发展至今经历了两次革命。第一次革命发生于19世纪下半叶，采用"预防接种、杀菌灭虫、抗菌药物"等方法有效地控制了严重危害人类健康的传染病。第二次革命始于20世纪60年代，主要采取改善自然、社会和家庭环境，推广文明、健康、科学的生活方式，加强体育锻炼，控制不良心理因素等方法，力图降低当今严重危害人类健康的心脑血管疾病以及肿瘤等的发病率。初步实践表明，这方面的前景令人振奋，但面临的任务也是长期而艰巨的。目前预防医学呈现出了如下发展趋势：

首先，预防医学与基础医学、临床医学结合，形成了三级预防模式。第一级预防又称病因学预防。主要针对疾病发生的生物、物理、化学及社会心理因素，提出综合性预防措施，通过健康教育，倡导科学的生活方式，进行计划免疫等具体措施，改善生产、生活环境，消除致病因素。第二级预防又称发病学预防。即在疾病临床前期通过体格检查，做好早期诊断、早期治疗，对传染病要早隔离、早报告，及早控制传染源，切断传播途径以防止其流行蔓延。第三级预防也称为临床预防。即通过专科门诊或由社区建立家庭病床，加强包括心理、生理咨询在内的综合治疗措施，防止病情恶化，预防并发病。三级预防模式体现了预防医学在疾病发生前后各阶段的全方位预防。

其次，预防医学与医学心理学、医学社会学结合，形成了综合预防模式。预防医学在揭示自然因素对人类健康危害作用的同时，注重研究社会因素、心理因素与健康的关系；主张在政治、经济、文化、职业、婚姻、家庭等方面建立和谐的人际关系，保持健康、积极的心理状态；同时强调全社会要创造一种轻松和谐的社会心理环境，加强对全社会成员的心理健康教育，指导人们培养健全的人格，以保持和促进身心健康的全面发展。

**3. 中医学特色鲜明的预防疾病理念、方法——"治未病"** 《黄帝内经》提出的"上工不治已病治未病"理念是中国传统医学的重要思想，其养生、防病的方法为历代医家重视、发展。"养生"中的"生"包括生命、生存、生长；"养"包括保养、调养、补养、护养。"养生"的内涵，一是延长生命的时限，二是提高生活的质量。

进一步整理、研究包括道家、儒家在内的中医学"治未病"理念、方法，可以丰富、发展预防医学。道家的养生思想强调"清静无为""保养精气、顺乎自然、气功修炼""恬淡虚无，真气从之，精神内守，病安从来。"儒家的儒家养生思想强调"天行健，君子以自强不息"。"仁者寿""智者寿""欲而不贪"是儒家在养生道德理念上的重要思想。这两种思想形成了一个静动结合的思维方式，贯穿在中医养生学发展过程中。

近年来，国家卫生管理部门提出了构建中医特色明显、技术适宜、形式多样、服务规范的预防保健服务体系是治未病健康工程的目标。不断提高中医预防保健服务能力和水平，满足人民群众日益增长的多层次多样化的中医预防保健服务需求，将中医学强调的心理健康、饮食养生、运动养生、气功养生、药物养生等方法传达给患者及其家属,是治未病健康工程的目的。以治未病理念为指导,融健康文化、健康管理、健康保险为一体,是治未病健康工程的服务模式。

## 二、预防医学的伦理内涵

### (一)预防医学的形成和发展以道德为基础

预防医学起源于人类早期的医药活动之中。《韩非子》记载:"上古之世,人民少而禽兽众,人民不胜禽兽虫蛇。有圣人作,构木为巢以避群害,而民悦之,使王天下,号之曰有巢氏。民食果蚌蛤,腥臊恶臭而伤害腹胃,民多疾病。有圣人作,钻燧取火,以化腥臊,而民悦之,使王天下,号之曰燧人氏。"在朴素的人本思想推动下,预防疾病的方法在实践中不断积累,有利于早期人类的生存和繁衍。一部预防医学史,铭记着预防医学工作者们的不断探索,艰苦工作,默默奉献。预防医学每一次进步,都凝聚着预防医学工作者忘我的牺牲精神。

### (二)预防医学是最经济、最积极的医学服务

医学服务的最终目的是维护和促进人类健康。预防医学是最经济的医学服务。在维护或改善人的健康状况上,预防医学所需费用是临床医学所需费用的几十分之一;如果考虑到劳动力因患病对生产效益的影响,预防医学所节省的资金要远远超过这个数值。在与危害人类健康的各种因素进行斗争的过程中,预防医学。充分体现了人类对生命和健康的认识水平,体现了人类利用客观规律为自身服务的主观能动性,最大限度地维护和增进了人类的健康水平,提高了社会生产力,有力地推动了社会进步。

### (三)疾病预防工作关系到民族的健康素质和国家的繁荣昌盛

人民群众的整体健康素质既是一个国家昌盛的重要衡量指标,又是国家繁荣昌盛的基本保证。疾病预防工作直接影响社会人群的整体健康。历史上预防医学曾有效控制了天花、霍乱、鼠疫等疾病的发生和流行。但许多急性传染病、地方病、职业病、寄生虫病仍严重威胁着人类的健康。由于生活方式和行为方式等社会、心理因素引发的疾病也成为人类健康的大敌。有效控制心脑血管疾病、慢性中毒引发的疾病、肝炎以及艾滋病等性传播疾病,仍是预防医学面临的重大任务。疾病预防工作关系着全民族乃至全人类的命运和前途。

## 三、预防医学的伦理原则

### (一)坚持群众受益

预防医学实践的目的和根本宗旨是维护和改善人们的生产、生活环境,保护生产力,提高社会成员的整体健康水平,促进社会的繁荣和发展。这一根本宗旨要求预防医学必须坚持群众受益、维护公益原则,把人民群众的健康利益放在首位,以社会的公益事业为重。在制订计划,采取具体措施的过程中始终坚持这一基本原则。在处理利益冲突时坚持局部利益服从整体利益,眼前利益服从长远利益,不能为了个别企业、单位的眼前利益而置广大群众健康于不顾。

### (二)坚持"预防为主"

预防医学是最经济、最积极的医学服务,预防医务人员必须坚持"预防为主"的思想,防身健体,防病于未然,在实际工作中以饱满的工作热情,积极主动地采取各种措施维护和改善环境,消灭可能引发疾病的各种因素,充分发挥第一级预防的作用。面对已经出现的疫情要积极采取措施,隔离传染源,切断传染渠道,保护易感人群,有效地控制疫情的发展。

### (三)坚持严谨求实

预防医学工作任务要求预防工作者具有高度负责、严谨求实的科学态度。丝毫的疏忽和虚假都可能造成疫情的发生和流行,或者引起人群不必要的忧虑和恐慌。预防医学工作的社会性

要求工作人员要坚持原则、不徇私情、秉公执法。在市场经济条件下，利益的驱动可能使个别人或企业通过不法手段，以损害他人健康破坏自然和社会环境为代价满足一己私欲，这种情况下，预防医学工作人员能否秉公执法是一个关乎群众生命健康和社会公益的重要问题，因此必须坚持严肃、公正原则。

## 第二节　卫生防疫的道德要求

卫生防疫作为预防医学的重要内容，以急性传染病、地方病、寄生虫病等为对象，根据其特征、规律及相关影响因素，采取相应的技术和行政措施，以达到预防、控制和消灭其流行的目的。具体来说要加强急性传染病、寄生虫病、地方病的监测和控制，通过收集资料，做好流行病学调查，制订防治计划和各种防治常规或防治方案，建立疾病监测网点，并指导具体工作，进行卫生检疫，消毒灭虫，同时加强防治研究，卫生宣教工作。卫生防疫是预防医学重要的组成部分，其工作的效果直接影响着社会人群的健康水平。

### 一、卫生防疫工作人员的基本素质

卫生防疫工作对象和工作内容的特殊性，以及工作任务的繁重性对卫生防疫工作人员的素质提出了更高的要求。

**（一）健康的体魄**

在身体素质上，卫生防疫工作人员要有健康的体魄和较强的抗病能力。卫生防疫工作接触的多为急性传染病，这使工作人员被感染的危险性比普通人大大增加，没有较强的抗病能力很难保证自身的健康，也就无法有效地工作。如果自身染有疾病，在工作中不仅增大交叉感染的可能性，还可能在对健康人群进行预防接种等工作中把病菌传染给别人，从而造成医源性传染。另外，有些具体工作的强度较大，任务较重，也要求工作人员有良好的身体素质，确保有效完成工作任务。

**（二）合理的知识结构**

由于卫生防疫工作涉及的学科范围较广，不仅要求卫生防疫人员牢固掌握专业知识，还应掌握广博的人文和社会科学知识，包括心理学、伦理学、社会学、行为科学、人际关系学、法学、卫生经济学、人口学等。具备较高的人文素质，这样才能为顺利完成工作任务提供必要的知识保证。

**（三）良好的心理素质和协调社会关系的能力**

预防医学作为最经济、最积极的卫生服务，已逐渐被人们所重视，然而其价值实现的隐效性又导致卫生防疫人员的地位和收入相对较低。这一矛盾往往造成卫生防疫人员心理的失衡。同时卫生防疫工作可能损害了个别人或企业的经济利益，又常常招致一些人的抵制，增加了完成任务的难度。合格的卫生防疫人员必须有良好的心理调适能力，及时正确地调节自己的心态，采取恰当的方法，协调各方面关系。

### 二、卫生防疫工作的道德要求

新中国成立以来，我国卫生防疫工作取得了显著的成绩，广大卫生防疫工作者坚持"预防为主"的方针，积极开展以防病治病为中心的疾病控制、监测和监督，开展卫生宣教和研究，建立了"康复中心"等防治网点，基本消灭了严重危害人民健康的某些烈性传染病，有效控制了地方病、职业病和寄生虫病的发病率，人民的生活卫生条件有了明显改善。同时当前我国卫生防疫工作仍面临艰巨任务：农村仍有许多人口缺乏安全饮用水；全国尚有近30种传染病；地方病和寄生虫病在局部地区还有流行；职业病和中毒事件屡有发生；性传播疾病呈急剧上升趋势，艾滋病来势凶猛，易感人群不易监测；同时还要为某些危害人类健康的"现代文明病"提供预防对策。而现有的人力、物力、财力条件有限，严峻的形势对卫生防疫工作提出了更高的道德要求。

### （一）热爱预防工作，任劳任怨

热爱预防工作、任劳任怨的敬业精神是对卫生防疫工作人员提出的首要道德要求。一方面要树立"预防为主"的思想，充分认识自身工作的社会意义，增强对卫生防疫工作的责任心和荣誉感；要正确对待卫生防疫工作中存在的问题和困难，发扬无私奉献精神，克服低人一等的思想，要甘当无名英雄，全心全意为人民健康服务，在大灾大疫面前，闻风而动，临危不惧，一心赴救，深入灾情、疫情最严重的地方，为人民群众扶危解难。另一方面要求防疫工作者努力学习知识，奋发进取、不断提高工作技能。在工作实践中自觉学习、虚心请教、灵活运用、刻苦钻研，把自己的聪明才智贡献于社会，服务于人民。

### （二）极端负责，一丝不苟

卫生防疫工作的成败直接关系到人民的生命健康和社会的繁荣，要提倡极端负责的态度，一丝不苟的工作作风。从资料的收集、流行病学的调查分析和疾病的监测，到具体工作中的消毒杀虫、预防接种、食品卫生检疫、国境卫生检疫都必须严格细致，使收集的资料全面翔实，调查报告科学合理，制订的计划严密周全，不留死角，卫生防疫不容有任何疏漏。

### （三）文明礼貌，团结协作

卫生防疫工作要求卫生防疫工作者互相支持、齐心协力，同时要求深入社会群众，取得全社会的支持和配合。卫生防疫人员开展工作时要友好热情，文明礼貌，细心仔细做群众工作，晓之以理、动之以情、导之以行，虚心听取群众意见。不仅要进行卫生监督、检查，还要提供咨询指导，采取各种便民措施，利用各种途径和方法，及时广泛地开展卫生宣传教育，强化民众的大卫生观念，引导群众养成良好的卫生习惯，增强健康文明、科学的生活方式，做到防疫工作和群众工作相结合。同时要与毗邻地区互通情报，加强联防。协调与工交、农林、财贸、文教、政法、劳动、环保等社会部门和团体的关系，相互配合，以促进防疫措施的落实。

### （四）维护公益，秉公执法

卫生防疫工作的全局性要求工作人员以国家和人民群众利益为重，切实维护和执行国家的各项卫生法规，坚持原则，秉公执法。新中国成立以来，特别是近20年来，我国卫生立法工作不断加强，卫生法规逐步完善。这些法律法规的制定给卫生防疫工作提供了法律依据，使卫生预防工作走上法制化轨道。为维护社会公益，保护人民生命健康提供了法律保障，同时也促进了大卫生观念的普及和预防医德品质的培养。

这些法规的贯彻实施，又依赖于卫生防疫人员良好的道德素质，要求卫生防疫人员在执行卫生法规过程中坚持维护社会公益、依法办事、公正严明、不畏权势、不徇私情，坚持修身正己，不贪赃枉法，不滥用职权，自觉维护法律尊严，为社会负责，为人民生命健康负责。

## 第三节　环境保护的道德要求

环境保护是预防医学的重要组成部分，在当今社会，环境保护的地位和意义日趋突出。只有全人类共同努力，遵守环境伦理，才能更好地解决全球性的环境问题，维护全人类的生存空间。

## 一、环境与健康

环境是人类赖以生存的自然因素和社会因素的总和。

环境可以分为自然环境和社会环境。自然环境是指环绕人们周围的各种自然因素的总和,主要由地球表层的大气圈、水圈、岩石土壤圈、生物圈等构成。社会环境则指人们所处的一定社会各种因素的总和,包括政治、经济、思想、文化、宗教、伦理等社会关系。

环境是人类生存和发展的基础。良好的环境,有利于人类身心健康,有利于社会的生产发展。环境的恶化,则不利于人类的身心发展,阻碍社会的进步。

人类和环境是相互作用的,二者之间不断地进行着物质和能量的交换,人既是环境的产物,又是环境的创造者。人总是生存在一定的环境之中的,同时人又通过自身的实践活动在不断地改造和创造自己的生存环境。这种改造和创造应该是以符合客观规律为前提的,当人类的行为违背了客观规律,就会造成环境的恶化,这种被恶化的环境反过来又通过对人的作用而危害人类健康,影响社会的发展。

在环境与健康关系问题上,传统健康观念只注重自然环境的影响,随着医学模式的转变,人们对健康的理解更加全面,并日益关注心理和社会环境对健康的作用,从而对环境的认识更加全面、深刻。

自然环境对健康的影响,主要表现在生物因素、物理因素和化学因素对人体健康的影响。社会环境对健康的影响,首先体现在生产力水平上。生产力水平决定着社会的整体发展水平,与一定生产力水平相适应的劳动条件、居住条件、医疗卫生设施、医疗卫生制度等卫生服务系统直接影响着人类健康。而精神和物质生活方式对健康也有重要的影响。随着心脑血管疾病、交通事故、肝病、慢性中毒及性传播疾病的不断增加,现代医学日益认识到精神和物质生活方式对健康的重要影响。随着工业文明的发展,环境污染、生态平衡的破坏,人们精神的高度紧张,人类赖以生存的环境在不断恶化,由此引发的疾病已成为人类健康的大敌。为了有效地预防和控制疾病,增进健康,就必须大力提倡尊重客观规律,保护环境,协调人与环境的关系。

## 二、环境伦理及其历史演变

环境伦理是指在处理人与周围环境的关系时,尊重自然和社会规律,保持生态平衡,使人与周围环境能和谐发展、相互促进。

纵观历史,对人与自然的关系的认识大致经历了三个发展阶段。

### (一)人是自然的奴隶

在远古社会,生产力水平低下,人类依靠采集野果、捕鱼、打猎为生。古代人认为自然中的某种生物或力量与自己有亲缘或某种特殊的关系,不仅全力保护而且对它们顶礼膜拜,祈求自己氏族、部落的繁荣昌盛。这个时期,人类将自身的存在和发展完全寄希望于自然的庇护。在当时人的思想意识中,不可抵御的自然力量,决定着自己的命运。在自然面前,人毫无主动权而言,只有忠实地依附于自然才能使自己得以生存。

### (二)人是自然的主人

随着科学技术的发展和应用,特别是工业革命以后,人类逐步摆脱了自然奴隶的地位,取得了辉煌的工业文明。在成果面前,人类愈来愈认识到自身的智慧和力量,提出了"人定胜天""征服自然"的口号,不断地向自然开战。毁林开荒,填海造田。工矿企业的兴旺、交通事业的发展、农作物产量的增加,自然中几乎处处都受到了工业文明的冲击。人类在自然面前俨然以统治者自居。

在人类为现代工业文明欢呼的同时,自然也开始了对狂妄的人类进行无情的惩罚。土地沙漠化、气候反常、水源污染、大气污染、生态平衡的破坏……这一切都是人类对环境无节制地开发利用的结果，由于人类永远无法独立于环境之外，不得不品尝自己种出的这许多苦果。

### （三）人是自然的朋友

严酷的现实迫使人类反思自己。人类终于认识到人类是自然的产物，也是自然的维护者，人类无法离开自然，只有尊重自然，保护环境，协调好人与自然的关系才能生存和发展。科技的发明与科技成果的应用只有在符合自然规律的前提下才能造福于人类。1989年联合国大会上，首次把环境保护问题作为大会辩论的一个议题列入会议议程。目前，人们已愈来愈多地认识到热爱自然，保护环境的重要意义，各国从政治、经济、法律、外交等多方面予以重视。我国已把"保护环境"作为我国的一项基本国策，提出走可持续发展的道路。

## 三、环境保护的道德要求

### （一）尊重自然

大自然是人类赖以生存的物质基础，人类在开发、利用自然资源的同时，必须正确认识人与自然的关系，尊重、保护自然环境，维护生态平衡。大自然有其固有的发展规律，人类的生存环境有其自身的存在特性。人类对自然的尊重，集中体现在尊重自然规律上，要求人类不断认识自然界的客观规律，并按照这一客观规律的要求开发和利用自然资源，绝不能违背自然规律，不顾自然的承受能力，过度地开发、利用，以免自食恶果。

### （二）平等互利

在保护环境中，坚持平等互利的原则体现在两个方面：一方面，在人与自然环境中的各要素之间要坚持平等互利。人、动物、植物都是大自然的成员，人有权利，动物植物也应有权利；人需要营养和食物，动植物也需要营养和食物。生物圈中任何一个环节的过度膨胀和减少都会引起整个生态的失衡。人只有与其他生物平等相处，以互利的原则处理彼此间的矛盾，才能维护共同的长久发展。另一方面，体现在人类内部的平等互利，不同的人群，不同的人种，不同的国家和地区，都有共同享受优美环境的权利，同时又有创造、改善和保护环境的义务。环境问题，是全人类的问题，需要全人类的共同努力才能解决，任何国家，任何单位都不能为了自身的局部利益而损害他人的利益和全局利益。在纵向上，今人和后人具有同样的权利和义务，今人的幸福不能建立在对后人权利剥夺的基础之上。

### （三）整体优化

环境是一个大系统，包含许多子系统和各种要素。系统内部各要素和子系统之间不是彼此孤立的，而是相互联系、相互制约的。一个子系统的变化会使其他子系统乃至整个系统发生变化。在环境保护的工作中，要按照系统的原则，整体规划，这样才能切实有效地保护环境，避免因孤立片面地考虑问题而使环境遭到破坏，导致资源的浪费或加剧环境的恶化。

### （四）面向未来

环境保护工作是"功在当代，利在千秋"的系统工程。今人与后人在自然环境中的平等权要求环境保护工作要立足现在，着眼未来，走可持续发展之路。在具体工作中要努力为子孙后代的发展打下良好的基础，提供应有的保障，避免"今朝有酒今朝醉"的短期效益。同时要努力营造环境保护意识浓郁的社会文化氛围，把环境保护的意识渗透给下一代，并将其作为培养人才的重要方面，这样才能确保人类的生存和发展。

# 第9章 社区卫生服务与道德进步

发展社区卫生服务，是中国医疗卫生体制改革的重要举措。中共中央、国务院《关于卫生改革与发展的决定》明确提出：要"改革城市卫生服务体系，积极发展社区卫生服务，逐步形成功能合理、方便群众的卫生服务网络。"截至2009年底，中国内地的社区卫生服务中心（站）已达27 308个、床位数达到13.1万张、医务人员205 996人，2009年的诊疗人次数达到3.8亿人次。社区卫生服务在医疗卫生工作中发挥着越来越大的作用。

社区是具有一定的社会活动、存在互动关系和文化维系力的生活群体及其活动区域。在城市，社区的基本单位是街道和居民小区；在农村，社区的基本单位则是乡镇或村。社区卫生服务是面向社区、面向家庭的医疗卫生服务。社区卫生服务以社区内居民的健康为中心，以老年人、妇女、儿童和残疾人为重点，提供集预防、医疗、康复、保健、健康教育和计划生育为一体的综合、连续、方便、快捷、经济的卫生服务。

社区卫生服务以全科医学为基础，包括开展健康教育、建立家庭健康档案、家庭病床，开展传染病防治、妇幼保健、康复医疗等内容。由于社区卫生服务有利于全民健康水平的提高，目前，不论发达国家还是发展中国家都在推行这种医疗卫生服务形式，并积累了一定的经验，形成了较为系统的社区卫生服务体制。如乌拉圭的社区卫生服务本着保障居民基本医疗的宗旨，针对患者发病多在家中或住所周围的实际情况，将20世纪初那种传统的纵向和集中型医疗模式，转变为先进的、横向的、医院高墙以外的、巡回出诊或上门的预防和社会性医疗服务，解决了来自于居民个人、家庭和社区的90%以上的健康需求，使居民以较低的支出得到较高质量的医疗卫生服务，形成了以方便患者为出发点的完整的社区初级医疗服务模式，受到了居民们的欢迎（《健康报》1997年12月25日）。社区卫生服务作为实现基本医疗的重要途径，它的出现是医疗卫生事业发展的必然，也是医学道德进步的需要。社区卫生服务有着丰富的道德内涵。密切关注世界各国社区卫生服务的动向，借鉴别国社区卫生服务的经验，探索适合中国国情的社区卫生服务模式，是中国医疗卫生改革的重要内容。

## 第一节 社区卫生服务的道德内涵

社区卫生服务有着丰富的道德内涵。

### 一、社区卫生服务适应医学模式转变的要求，在更高的水平上为人民群众服务

医学的服务对象是人，这里的"人"不仅是生物学意义上的，而且是社会学意义上的人，是二者的有机结合。现代医学实践证明，在医疗活动中，必须同时注重并寻找患者生理、心理、社会诸多方面的致病因素，才能完成对患者的正确诊断和全面治疗，实现医学目的。而要做到这一点，就得依赖正确的医学模式的指导。医学模式与医学实践是辩证统一的。医学实践的发展促进医学模式的转变，医学模式又能动地作用于医学实践。现代医学实践和疾病谱的变

化表明，心理和社会因素已成为当代不可忽略的致病因素，这种转变要求迅速建立起一种新的医学模式，即生物-心理-社会医学模式，用新医学模式替代长期以来在医学实践中居于统治地位的生物医学模式，进而促进医学发展。

就医学自身而言，医学模式的转变是医学发展的产物，是医学对人体疾病现象认识深化的结果；但就医学与社会的关系而言，医学模式转变恰恰是医学在更高的水平上满足社会需求、提高医疗服务水平的表现。

近一个世纪以来，指导医疗实践活动的一直是生物医学模式，致使医务人员在行医过程中，忽视了患者是具有心理活动的、在特定的社会氛围中生存的人这一不可抹杀的事实。由于生物医学模式仅仅在生物学意义上理解人、关怀人，认识疾病、治疗疾病，而不能从心理的、社会的意义理解健康和疾病，因此，生物医学模式指导下的医学活动对人的健康和疾病的认识是片面的，对人的生命的尊重只停留在生物层次上。生物医学模式既不利于对患者所患疾病的诊断、治疗，不利于医学的发展，也不利于医学的道德价值的实现。

一般认为，当代医学模式已经转变，生物医学模式已被生物-心理-社会医学模式取代。张金钟在1996年提出了一种不同的见解，认为医学模式的转变只是理论形态的，在现实的医学活动中，在实践上，医学模式并没有根本转变，甚至根本没有转变（张金钟：《医学模式的转变在实践上为何滞后》，《医学与哲学》1996.7）。医学模式转变在实践上滞后的一个重要的原因就是医疗服务体系的不健全，缺乏实施新医学模式的载体，而社区卫生服务恰恰是实施新医学模式的重要载体。

在一些大医院，医生在进行门诊服务时，每天最少接待30～40位患者，如此大的工作量使医生根本无暇顾及患者的心理状况，甚至来不及仔细询问病史就进行诊断、开处方，在这种情况下转变医学模式谈何容易？

社区卫生服务体系的优越在于可促进医学模式在实践上的转变和落实。在社区卫生服务体系中，医疗服务的对象不仅包括患者，而且包括健康人，每个人都拥有自己的"家庭医生"，这个"家庭医生"掌握社区人群的健康档案、家庭状况，为其定期体检、及时上门诊治。在这种服务方式下，医生可以全方位地、从而更有效地为患者服务，医生有条件同患者交谈，了解患者的心理需求及所处的社会环境。

在北京市朝阳门社区卫生服务站曾经发生过这样的事情：有一位哮喘患者，不知跑了多少家医院，也不知吃了多少药，就是不见效。全科医生走进他的家庭，发现这家养鸟。原来，这位哮喘患者的过敏源是鸟毛。全科医生通过说明指导，帮助患者恢复了健康，没有用药就治好了患者的病。这是在医院就医很难顾及到的（《健康报》1997年2月16日）。

社区卫生服务还有利于医患双方多层次，多方位的接触和了解。进而使患者增加对医生的信任，愿意对医生敞开心扉，为医生从生理、心理、社会多角度掌握患者的信息，正确诊断患者的疾病，采取多种方法对患者进行综合治疗，创造了条件。

## 二、社区卫生服务保障患者基本权利，彰显医学的人道主义本质

医疗卫生工作具有显著的道德特征。其道德特征是通过及时消除患者疾患，解除患者痛苦，保障人民身心健康实现的。

随着生活水平的不断提高，人民群众对健康问题更加重视，对健康的要求也越来越高。人们开始把拥有一种适当的、能保障本人及家人健康、安逸，尤其是保障必需的衣、食、住、医疗和社会服务的生活作为自己的一种权利。但是，就目前我国医疗卫生体制的现状来看，还不能够满足群众的这种需求，甚至连群众最基本的医疗需求都不能满足。

大中型医院过于集中，医院的窗口设立繁杂，烦琐的看病、住院手续给患者就医造成诸多

不便，延误病情的现象时有发生。患者生病后应得到及时治疗的基本权利得不到保障。在这种医疗服务体系中，大多数患者都是有病才看，无病不查，消除症状即可，不做愈后随诊，人为造成了医疗卫生部门服务的间断性，不仅不利于患者的全面康复，而且致使人群中许多潜伏的疾病得不到及时的发现和治疗，疾病的预防受到一定影响，使许多患者遭受到本来可以避免或减轻的痛苦，医学全心全意为人民服务的宗旨得不到充分展现。

社区卫生服务则能使患者得到及时的医疗卫生服务。在社区卫生服务体系中，医患之间建立了较为固定的双向联系，患者随时可与医生联系并很快得到治疗。为了方便社区居民，很多地方的社区医生将移动电话的号码公开，随叫随到，及时为患者提供医疗服务。1998年正月初一，一大早，北京宣武区一位冠心病患者头晕恶心起不了床，家属立即呼叫社区卫生服务站，不到5分钟，值班医生便赶到患者家中，经过及时处置，使这位出现高血压危象的患者转危为安（《健康报》1998.3.5）。这种快速便捷的服务充分显示了医学的人道主义本质。社区卫生服务保障了居民的基本医疗权。哈尔滨道外区是哈尔滨的老城区，居民的收入不高，医疗支付能力较低，许多居民把大医院比作星级饭店，看得见，进不去。开展社区卫生服务之后，居民的基本医疗需求得到了保障。社区医生不开大处方和贵重药，不仅为居民们治病，还成为居民健康的引导，很快得到居民们的信任（《健康报》1997年7月25日）。

天津社区医疗服务也给居民带来了实惠。某社区有一对夫妇长年患病，子女住的又远，平时只要老两口谁不舒服，儿女就得请假轮流照看，开展社区卫生服务以后，社区大夫每天都去他们家，成了他们的保护神。一次，老人生病，先给儿女打了电话，又打了社区医生的电话。等医生看完病，儿女们才赶到。后来，孩子们为老人选择了离儿女近的住房，老人们没有搬去，他们说："这里有社区医生，我们坚决不换房。"（张建新：《让医院离您近些》，《半月谈》1998.15）

社区卫生服务使居民得到了连续、稳定的医疗。因为社区医生掌握患者的健康档案，通过对患者进行定期检查，可及时发现和治疗疾病，消除隐患，降低各种疾病的发病率，尽可能使居民免受病痛折磨；社区卫生服务人员还定期对患者进行预后随访，保证了医疗服务的连续性，有利于患者的全面康复。社区卫生服务实现了医疗服务和医疗保障的有机结合，使病者及时得到诊治，有利于康复，使健康人更健康，充分彰显了医学的人道主义本质。

## 三、社区卫生服务有利于建立新型医患关系，促进医德医风的好转

纠正医疗行业的不正之风是医疗卫生工作面临的重要任务。要纠正行业不正之风，就要对不正之风的根源有一个全面的认识。笔者认为，医疗卫生行业的不正之风的存在除了医务人员收入不甚合理、市场经济的负面影响、道德滑坡等诸多方面的原因外，传统的医患关系也在一定程度上为不正之风提供了方便之门。

传统的医患关系强调医生的绝对权威，患者由于不懂得医疗保健知识，对医生盲目地尊崇。传统的医患关系造就了传统的就医方式：患者到医院，一进诊室，看到的是端坐桌前、握有自己生杀大权的医生，敬畏之情油然而生，不由得对医生俯首称是，被治好之后更是感恩戴德。这种医患关系的畸形发展必然导致"红包"现象，医德医风"滑坡"。

社区卫生服务改革了旧的服务方式，改变了传统的医患关系。在社区卫生服务中，医务人员走出院门，入户到人，使患者充分感受到医患之间服务与被服务的关系，增强医患之间的平等性；同时社区卫生服务要求医务人员在行医过程中对居民进行健康教育，对患者讲授基本的医学知识，使患者对医学常识和自己的疾病有初步了解，积极参与到治疗中去，从而改变以往的被动地位，建立起新型的医患关系。

社区卫生服务既体现着良好的职业道德，也有利于医务人员良好道德品质的形成。对医

务人员道德养成规律的研究表明，医德情感在良好医德的形成过程中具有重要的作用。在旧的服务体系中，一些医生对患者的同情逐渐随着门诊量的增加而淡漠、麻木，"患者"二字中的"人"字逐渐被遗忘，他们只见"病"，不见"人"，忽略自己的职责，为治病而治病。

在社区卫生服务中，医生对病痛带给患者及其家庭的痛苦和负担有了深入的了解，从而激发了医务人员对患者的同情、尊重、理解、关心；同时，从坐堂待诊到上门服务，服务方式的变化可以使医务人员正确认识医疗部门的服务性，以正确的态度服务于患者，自觉加强医德修养。

### 四、保证卫生资源的充分利用，提高卫生服务的整体水平

在我国，医疗卫生资源配置不合理，卫生资源不能有效利用乃至浪费已成为一个亟待解决的问题。近三十年来，随着科学技术的进步，特别是科学技术在临床诊断、治疗上的应用，新的诊疗仪器不断问世，在一定意义上可以说是已经引发了或至少是正在引发着临床医学诊治手段的一场革命。同时，由于经济的发展，技术引进的力度不断加大，渠道也不断增多。这于当代医学的进步是一个不可或缺的条件。改革开放以来，我国不断引进新的诊疗设备，消化和吸收国外新技术，医疗水平有了较为显著的增长。但也不得不承认，在技术、设备引进和使用的指导思想上是存在一定的片面性的。卫生资源利用上的不合理，成为阻碍提高医疗服务整体水平的一个重要原因。

一些地区、一些单位不是从整体效益和长远利益出发，而是追求局部效益、短期效益，盲目、重复引进高新技术设备，造成我国医疗卫生资源的投入在整体上缺乏均衡性，出现了卫生资源配置不合理、某些大城市的先进设备得不到充分利用与某些地区缺医少药并存的现象。在具体的使用中，也存在着卫生资源利用不合理，浪费严重的现象，某些单位为了追求经济效益，不分适应证、不讲针对性地滥用医学高新技术，致使国家有限的卫生投入大都集中用于少数人和一些大病、重病，而大多数公民的基本医疗却得不到保证。"医疗面前人人平等"的社会主义医学人道主义原则得不到充分体现。社区卫生服务能有效抑制卫生资源引进和利用中的不合理现象，保证卫生资源使用中的公正性，形成以人群健康促进经济发展，经济发展促进卫生资源增加，卫生资源增加促进人群健康的良性循环，从而提高医疗卫生服务的整体水平。正如卫生部原部长陈敏章所说："发展社区卫生服务是卫生改革的方向之一，这项工作既涉及区域卫生规划和医疗保障制度改革，也涉及医疗运行机制的改革，并为调整现有卫生资源、搞好区域卫生规划提供了一种有效手段"。社区卫生服务加强了社区的预防和保健工作，减少了多发病、常见病的发生，抑制了一些慢性病的发展，能有效地控制高、精、尖技术的使用；同时，社区卫生服务人员在治疗、保健的过程中，充分利用社区内现有的卫生资源，合理发展适宜技术，在一定程度上减少了卫生资源闲置和浪费的现象，缓解了资源短缺的矛盾，有利于卫生资源的合理配置。

社区卫生服务确保居民以较少的投入获得最佳的医疗卫生服务，充分体现了医疗卫生服务的公平原则。

## 第二节 社区卫生服务的道德保障

由于社区卫生服务有着丰富的道德内涵，社区卫生服务体系的建立和发展必然促进社会道德进步。但这只是社区卫生服务与道德进步关系的一个方面。社区卫生服务与道德进步的关系还有另一方面，即社区卫生服务的实施，社区卫生服务目标的实现需要道德进步来保障。

社区卫生服务在满足广大人民群众对医疗卫生服务的需求、提高人民群众的健康水平上的

作用已为世人认同,加强社区卫生服务、提高社区卫生服务的质量也已经在全国范围内实施。但是,就社区卫生服务的现实水平与社会的需求而言,社区卫生服务还不尽如人意,还存在着许多差距。

在组织形式上,各地社区卫生服务的水平参差不齐,社区卫生服务的总体网络尚不健全。建立、健全包括社区卫生服务在内的健康服务体系是世界健康服务的趋势。被世界卫生组织选入世界健康城市的意大利的博洛尼亚市的一大特征,就是保健体系健全,高质量的保健服务网络为保障市民健康做出了突出的贡献。(参见阚百鸣:《博洛尼亚市的保健体系》,《健康报》,1997年10月9日)我国的社区卫生服务整体水平的提高有赖于社区卫生服务的网络化。我国的健康城市试点市海南省海口市已于1995年提前实现农村"人人享有初级卫生保健"的规划目标,并在1998年实现,城区居民"人人享有初级卫生保健"的奋斗目标。他们的一个成功经验就是社区卫生服务网络化。

同时,社区卫生服务的人员构成有待加强。就社区医务人员整体的知识、技能结构和素质而言,与社会的需求还有较大的距离。强化社区卫生服务对培养社区卫生服务队伍,培养全科医师、社区护士提出了很高的要求。在管理上,社区卫生服务亟待规范化。从我国社区卫生服务的现状看,探索适合中国国情的社区卫生服务形式,制定相应的法律、法规、管理评价体系和道德规范是刻不容缓的任务。

发展社区卫生服务的一项重要工作是加强医德建设。社区卫生服务对道德进步提出了进一步的要求:社区卫生服务要求医务人员具备良好的道德素质,需要与之相对应的道德规范的制约,必须建立社区卫生服务的道德评价体系,同时,还要营造有利于社区卫生服务健康发展的社会道德氛围。

## 一、社区卫生服务需要医务人员具有良好的职业道德素质

社区卫生服务不同于医院内服务。在医院内,对一些复杂的疾病可以由相关科室的医务人员共同诊断、治疗,从而为提高确诊率、减少误诊提供了保障。而社区卫生服务的站(点)的显著特点,就是不具备医院的条件。在条件差的情况下,为患者提供一流的服务,无疑对社区医务人员的素质提出了很高的要求。

在社区,医务人员会遇到各科疾病、遇到各种各样的情况,这就要求社区医生必须具备全面的专业技能,才能为社区居民提供全面的、全程的服务。社区医师要负责社区内所有居民健康问题的首诊,为需要者提供连续、综合、整体化的初级医疗保健服务,要有能力协调周围的卫生资源并利用其为自己的患者提供必要的专业服务,因此,社区卫生服务需要的不是专科医师,而是训练有素的全科医师。但绝不能仅仅从生物医学的狭小范围理解"全科医学",而必须从生物、心理、社会有机结合的层面上理解现代医学。医学不仅仅是生物医学,还是人文社会医学,这就对社区医生提出了新的、更高的要求,即社区医生必须具有传统的生物医学知识,还必须具有哲学、心理学、社会学、管理学、教育学等相关的人文社会科学知识,才能够建立关于健康、疾病的整体概念,掌握诊断、治疗疾病的最佳方法,为患者提供高质量的服务。正如世界全科医生组织前主席李仲贤博士所说:"医疗保健系统若不是以受过良好训练、采用现代方法的全科医生为基础,便注定要付出高昂的失败代价(转引自周东海:《论我国全科医生的发展战略》,《健康报》1997年7月20日)。"

社区卫生服务需要医务人员具备良好的素质,其中,尤其对医务人员的道德素质提出了很高的要求。在社区卫生服务中,医务人员要在特殊的环境和条件下贯彻以患者为中心、全心全意为患者服务的原则。如前所述,社区卫生服务是医疗服务的"移位",是指医务人员由医院下到社区,入户服务。这样,医务人员就置身于庞大的社会系统中,置身于服务对象之中,直

接、主动地与服务对象发生联系。这无疑为医务人员深入了解服务对象的情况,为服务对象提供及时的、全面的服务提供了最佳的条件,从而能够在较高的水平上实现"以患者为中心"的原则。但是,由于医务人员置身于服务对象之中,少数医务人员为整个社区的人服务,加之部分居民为获得某些超出常人的特殊服务而采取的不正常的举动,在市场经济负面影响存在的情况下,极易引发"以医务人员为中心"的情况出现。因此,社区医生只有精湛的专业技能而不具备高尚的道德素质,是无法胜任社区卫生服务工作的。

社区卫生服务人员应具备如下的道德素质:

**1. 较强的参与热情和医德情感**　参与热情是培养良好职业道德的基础,社区卫生服务能否让居民满意、社区医师能否全身心地投入工作都以此为前提。而长期以来专业化的医疗服务模式对各级各类医务人员的影响是根深蒂固的,他们大都习惯了坐在诊室看病,习惯了患者"找"上门看病,社区卫生服务要变患者"to see doctor"为医生"to see people"。不破除这种思维定式,医务人员就无法深入到社区中去为广大群众提供医疗服务。

北京朝阳门医院在开展社区卫生服务的初期,面临的最主要的问题就是医护人员的思想转不过弯来、放不下架子、不愿干、不会干的问题。医院领导通过做大量细致耐心的思想工作,通过向医务人员介绍全科医生的服务方法及国内外家庭医学的发展动态等各方面的知识和社区医疗需求的调查,很快确立了医务人员走出医院的信心,培养了医务人员参与社区卫生服务的热情。在实践中发现,由于有了参与热情,医务人员都能较好地正确处理各种利益关系,自始至终为居民提供热忱,特别是对设立的家庭病床提供无微不至的照护。可见,参与热情是社区卫生服务人员必须具备的道德素质。

医务人员的医德情感是医患交往的润滑剂,医生的体贴、关怀和周到的服务,不仅能推动医患关系的良性发展,而且还可促进患者身心的全面康复。马克思曾经说过:"一种美好的心情,比十付良药更能解除生理上的疲惫和痛楚"。《褚氏遗书》中也指出:"夫医者,非仁爱之士不可托也,非聪明理达不可信也,非廉洁淳良不可信也"。在社区,医务人员的服务对象不仅包括患者,而且包括健康人,服务方式不仅包括诊断、治疗,而且包括疾病预防、康复和健康指导。这就是要求医务人员倾注情感,视服务对象如亲人,以良好的情感状态影响服务对象。对患者,在及时有效的药物治疗的同时,给予精神上的支持和帮助,以利于其病情向好的方向转化;对健康人,通过有效的预防和健康教育,提高他们的健康水平。

**2. 不懈的敬业精神和高度的道德责任感**　敬业精神是为社会提供良好服务的一种职业伦理精神,是社会职业道德的基本要求,道德责任感是对服务对象的需要和要求的自觉认识,是培养良好职业道德的基础。只有具备不懈的敬业精神和高度的道德责任感才能保证社区医生从患者的角度出发,本着医学人道主义的宗旨为患者提供服务。为了使居民感到亲近,社区医师甚至将自己的生活深深扎根于社区之中,这便是高度的敬业精神和道德责任感。不懈的敬业精神和高度的道德责任感可促使社区医生管理好居民的健康档案,定期为社区居民体检并及时对患者进行愈后随访,确保居民全面康复;高度的道德责任感还可保证社区医生在行医过程中自觉开展健康教育,帮助居民提高生活质量和生命质量,提高社区居民的身体素质。

**3. 慎独精神**　社区卫生服务对社区医生的自律提出了很高的要求。在医院里,医生处在严格的组织管理中和其他医务人员的监督下,在他律的作用下,形成了较好的自律氛围,某些违反道德的行为受到了一定的制约。在社区服务中,则出现了新情况。社区卫生服务是以全科医学为依托的,社区医生要为社区居民提供全方位的服务,社区医生与居民之间形成了相对固定的联系。社区医生要为许多居民服务,且要入户服务。在入户服务时,又常常是独自一人,没有其他医护人员在场。这种没有他人监督的服务方式无疑对社区医生提出了较高的道德要求。社区卫生服务人员必须自觉加强医德修养,培养慎独精神,在无外人监督的情况下,能够严格自律,以"不畏人知,畏我知"的良好道德意识自觉遵守医德规范,保持医学事业的纯洁性。

## 二、社区医师的职业道德规范

为了向社区居民提供良好的医疗卫生服务,确保居民能以较低的费用享受到高质量的医疗保健服务,社区卫生服务人员还必须遵循相应的道德规范。这些道德规范是:全心全意的服务态度,审慎严谨的工作作风,为患者保守秘密的原则。

**1. 全心全意为社区群众服务**　社区卫生服务的一个显著特点是及时、定期地为社区居民提供有效的服务。在提供服务时,社区医生必须迅速、快捷、一心赴救,一旦居民求医,社区卫生服务人员必须保证在最短的时间内赶到。有些地方的社区卫生服务站设立了24小时热线电话、医生公布个人电话号码,就是为了使居民在疾病发作时能与社区医生迅速取得联系,缩短居民就医的等候时间。保证居民得到及时医治的医疗权,充分展示了社区卫生服务的人道主义本质。

**2. 审慎严谨的工作作风**　疾病的发生和发展没有定式,而药物治疗往往存在着副作用,因此,自古以来,医界认为"用药如用兵",草率从事就会"杀人",如我国古医书《本草类书》中说"夫用药如用刑,误即便隔死生,……盖人命一死不可复生,故须如此详谨",要求医生在诊病治病时,必须谨慎。社区卫生服务更要求医生有审慎严谨的工作作风。因为社区卫生服务不同于医院服务,社区医生为患者提供的是全程服务,入户服务时不可能携带高新科技设备、仪器,而社区居民对社区医生的信任与医院医生是相同的,这就要求社区医生在诊病治病的过程中,一定要审慎严谨,不能轻率从事,以免发生误诊误治,危害居民健康。

**3. 为患者保守秘密的原则**　为患者保守秘密是中外医学道德的共同规范,古希腊医圣希波克拉底曾指出:"凡我所见所闻,无论有无业务关系,我认为应守秘密者,我将永守秘密。"社区卫生服务的特殊服务形式要求社区卫生服务人员一定要遵循保密的道德原则。社区卫生服务体系中,医务人员经常出入居民的家庭,在诊病治病的过程中,对所辖区内居民的家庭状况、生活环境、经济收入、人格秉性甚至有关的隐私都会有一定的了解,对此,医务人员要有较强的患者权利意识和较高的职业道德,尊重患者权利,为患者保守有关秘密,在任何场合和任何情况下,都不向别人泄露患者不愿让别人知道的个人隐私。否则,将会侵害患者的权利,甚至导致严重后果。

## 三、建立社区卫生服务的道德评价体系

建立道德评价体系,是深入开展社区卫生服务工作的重要保障。随着我国医疗卫生体制改革的进一步深化,社区卫生服务的覆盖面越来越广,为使这项工作不断规范化,应建立切实可行的社区卫生服务评价体系并定期进行评价工作。在评价体系中,包括行政评价、技术评价和道德评价,道德评价是一个非常重要的内容。在社区卫生服务中,经常开展包括道德评价在内的检查、评价工作,是社区卫生服务工作健康发展的基本保障。

社区卫生服务的道德评价体系包括以下内容。

1. 社区卫生服务是否坚持了经济效益与社会效益相结合,以社会效益为主的宗旨。有些地方开展社区卫生服务在一定程度上可以说是"不得已而为之",是在卫生院、保健站为改变经济窘况、冲出效益危机,实现自救,而大胆地走出医院、进入社区。但医疗服务事业的首要特征是公益性,社区卫生服务,之所以成为医疗卫生服务的重要组成部分,为广大人民群众所欢迎。一个重要的原因就是保障了居民的基本医疗,使居民能就近享受到连续、方便、有效和价格低廉的医疗保健服务,从而彰显医学的人道主义本质。因此,各社区卫生服务站应坚持社会效益为主的原则,做到有偿服务与无偿服务相结合。这是衡量社区卫生服务道德绩效的首要标准。

2．社区医生能否对服务区内居民的健康状况有清晰的了解，区内居民的健康状况能否达标。社区医生应该熟悉所属区内居民的健康档案和居民住所的地理分布，这些情况的掌握不仅有利于社区医生对区内居民进行定期体检和检查，还有利于社区医生在居民发病时能以最快的速度赶到居民住所，体现社区卫生服务的快捷、及时的特点。社区卫生服务能有效抑制常见病和多发病，提高居民的生活质量和生命质量。因此，社区卫生服务是否真正实现其道德内涵，还要通过社区内居民的健康指标来评价。开展社区卫生服务后，社区内慢性病和常见病的发病率应有所下降，妇女儿童的保健条件应大大加强，居民中的医疗科普知识普及率应有所提高，生活方式应趋于科学合理，社区居民的身体素质应有所提高。如天津市提出的社区卫生服务应达到的目标，以居委会为单位社区卫生服务覆盖面达90%，健康档案建立和使用率达80%，妇女儿童保健管理率达90%，社区慢性非传染性5病（高血压、脑卒中、恶性肿瘤、冠心病、糖尿病）患者管理率达80%，居民健康知识知晓率达70%，社区居民"家庭保健合同"签订率达50%（《健康报》1997年7月25日）。这些都是社区卫生服务道德评价体现应该包括的内容。在社区卫生服务体系中，社区医生都与居民签订了健康合同。签订健康合同是社区医生对社区居民的承诺，按约履行健康合同是社区卫生服务道德内涵的体现。因此，对社区卫生服务进行评价时，不能只检查是否签订了健康合同，还应看是否真正履行了健康合同。

3．社区内卫生资源能否得到充分的利用。社区卫生服务的一个优势是能够最大限度地使用卫生资源。在社区，医生尽可能利用区内现有卫生资源，改变目前存在的动辄便使用大型、高、新科技设备检查、治疗的情况，避免浪费。因此，衡量一个社区卫生服务站是否充分体现了社区卫生服务的道德内涵的又一个重要标准就是区内卫生资源的利用情况。检查和评估的标准是看与之相对应的居民卫生消费是否下降。社区卫生服务是为了让居民以较少的投入获得最佳的医疗卫生服务，在同等情况下，开展社区卫生服务后，一些常见病、多发病的治疗费用、妇女儿童保健费用等都要低于以前。

4．社区卫生服务机构是否具有必要的设备，人员构成是否具有合理的梯队。这是开展社区卫生服务，提高社区卫生服务质量、实现社区卫生服务道德内涵的必要保障，也应成为道德评价体系的重要内容。要形成理想的社区卫生服务站，切实方便群众，一个重要的步骤就是建立一支医疗设备和人员力量都比较合理的社区卫生服务队伍。社区卫生服务站的地理位置应尽可能地方便大多数居民，站内应配备必要的设备、仪器、药品和救护车；并应成立24小时服务中心，实行全天候医疗服务。上海、郑州等地还出现了"寻呼医生"。上海浦东新区在组建社区卫生综合服务网点时，充分考虑居民的需要，进行合理布局，使有限的资源得以充分利用。全区30多个综合服务网点共有3500平方米用房，使85%的人口可在步行15分钟内到达网点，获得医疗和急救服务（《健康报》1997年7月27日）。另外，社区医生良好的素质是实现社区卫生服务道德内涵必不可少的重要因素，要对他们进行持续的职业技术和道德培训，以保证社区医疗卫生服务的水平。

社区卫生服务应该网络化、系统化、规模化，定期体检、免费检查，开展培训、讲座、进行有计划的健康教育。

5．对社区医务人员道德状况的评价。

## 四、营造有利于社区卫生服务的社会道德氛围

社区卫生服务是医疗卫生事业的重要组成部分，需要全社会的理解和支持。应将社区卫生服务同物质文明建设和精神文明建设有机地结合起来，把社区卫生服务纳入经济和社会发展规划、纳入精神文明建设规划、纳入社区建设和社区服务系统之中。要广泛宣传社区卫生服务的道德内涵，宣传社区卫生服务道德内涵要靠全社会的力量来实现。

无论从社区卫生服务的性质、规模看，还是从这项工作的内容、难度看，其道德内涵的实现和健康发展仅仅依赖于社区卫生服务站的医务人员是远远不够的。

社区卫生服务站和社区医务人员是社区卫生服务的载体，与社区卫生工作的质量直接相关。但是，社区卫生服务作为医疗卫生服务系统的一个子系统，它的存在与医疗卫生服务大系统中的其他子系统是分不开的。社区卫生服务站的工作是以各级医院和预防保健机构为依托的。社区卫生服务的广泛开展，对各级医院和预防保健机构的工作提出了更高的要求。社区卫生服务站的工作人员与各级医院和预防保健机构的医务人员应定期岗位轮换，这既有利于提高社区卫生服务医务人员的医务水平，又有利于提高其他医疗机构医务人员的水平，还有利于医务人员之间的沟通。在这个意义上说，社区卫生服务必然要求提高医务人员的整体水平（当然包括道德素质），只有提高医务人员的整体素质才能提高社区卫生服务的质量。

社区卫生服务也对社会整体道德水平、对作为服务对象的社区居民的道德素质提出了较高的要求。为保证社区卫生服务的效果，要提高全社会的道德水准，社区居民应具有正确的社区观念和较高的道德素养，要理解、支持社区医生，主动配合他们开展工作。本章标题"社区卫生服务与道德进步"中的"道德进步"，严格地说，是社会整体道德进步之谓。

# 第10章 医学研究的道德

医学研究的任务在于揭示人类生命运动的本质和规律，揭示人类疾病的发生、发展及其预防的规律，探索诊断治疗疾病、保障和增强人类健康的途径与方法。医学的进步基于基础和临床医学研究，而医学研究最终结果取决于人体试验。从事医学研究要具备知识、方法、技能、设备，更要注重道德。

## 第一节 人体试验的道德准则

人体试验是以健康人或患者为受试者，用人为的试验手段有控制地对受试者进行观察和研究，以判断相关假说的真理性的过程。其中，以健康人为受试者的医学试验称为现场试验（field experiment），以患者为受试者的试验称为临床试验（clinical trial）。人体试验必须遵循以下道德原则。

### 一、有利于医学进步、社会发展

医学研究的主要目的是改善预防、诊断、治疗、康复的方法，提高对疾病病源和疾病发生因素的认识。而人体试验的根本目的在于研究人体的生理机制，探索疾病的病因和发病机理，改进疾病的诊断、治疗和预防康复措施，维护和促进人类的健康水平。人体试验必须有利于医学发展、有利于社会进步。背离这一根本目的，为个人或少数人私利，随意利用人体做试验是不道德的行为。

人体试验有利于医学科学技术水平的提高，有利于人类整体的利益。但是，我们不能因此忽视在具体的人体试验中每一位受试者的利益，特别要关注那些无能力做出同意或拒绝参加试验决定的受试者的利益，最大限度地保障受试者安全。人体试验必须具有充分的科学依据，设计必须严密，必须在动物试验得到验证的基础上进行。

### 二、受试者知情同意

人体试验的受试者是为医学认识疾病、诊断治疗疾病做贡献的人，他们的高尚行为应当得到尊重，人体试验必须以受试者知情同意为前提。受试者知情同意是指受试者完全理解有关医学研究的性质、可能发生的危险和带来的益处，理性地同意参加试验。知情是同意的前提和必要条件，同意必须满足三个条件：①受试者处于能够自由选择的地位；②受试者具备必要的知识；③受试者有正常的理解力。人体试验前，研究人员必须把试验的目的、内容、方法、预期效果、潜在危险等告诉受试者。受试者《知情同意书》的"告知部分"是受试者获得试验研究全面、准确信息的重要文本。

知情同意的目的是保护受试者，尊重受试者自主决定是否参加试验的权利。人体试验必须征得受试者本人同意。当受试者是认知水平低下的婴幼儿或特殊人群时，需要受试者的家属、监护人代表受试者知情同意。受试者具有拒绝参加试验和随时退出试验的自由和权利。受试者做出同意参加试验的决定后,有权撤销同意意见;已经参加试验的受试者可以随时退出试验。研究人员不得诱导受试者参加试验,不得歧视退出试验的受试者。

### 三、维护受试者利益

在医学研究中,受试者的利益永远是第一位,必须首先考虑和维护受试者的利益。人体试验的目标人群可以是健康的志愿者,也可以是患有某种相关疾病的患者,甚至可能是孕妇、胎儿、幼儿意识丧失者。受试者知情同意是受试者参加试验的前提,但不能替代、减轻研究者维护受试者利益的责任。安全是受试者的根本利益。在设计包含人体试验的医学研究项目时,就要预测受试者的安全是否能够得到保障。在研究项目审查中,伦理审查与科学审查同等重要。要充分评估受试者在人体试验中的风险,对于有可能给受试者造成身体上或精神上的严重伤害的项目,无论试验的科学价值有多大、无论对医学的发展和人类的健康具有多么重要的意义,都不得实施。以危重患者作为受试者时,不应停止特效药物的使用。病情进展快的患者,一般不选为受试者。

由于科学研究具有探索性、研究过程中存在着不确定性,人体试验中受试者的风险往往不可避免,维护受试者的利益具有一定的难度。在人体试验之前,要充分评估受试者可能承担风险的类型、范围、程度,要制订相应的预案和应急措施;在试验中,一旦发现研究会给受试者身体或心理造成伤害,应立即中止试验;一旦发现受试者受到伤害,应立即采取治疗,使伤害减少到最低。

维护受试者利益包括保护受试者的隐私。研究人员不得泄露受试者身体的隐私,不得泄露涉及受试者生活、家庭、后代的隐私;泄露受试者个体、群体隐私的行为,不仅会受到道德的谴责,还会受到行政处分,严重的会受到法律的制裁。

### 四、严谨的科学态度

对受试者生命和健康的珍视、对受试者的人文关怀,表现为严谨的科学态度。首先,人体试验建立在对相关的基础理论、文献资料全面系统理解和充分的基础试验、动物试验"正结果"基础之上。所选择的临床试验方法必须符合科学标准和伦理标准。其次,人体试验前,周密思考试验的目的、要解决的问题、预期的效果、可能对受试者造成的伤害,受试者预期的受益应超过可能出现的伤害。试验设计必须确保试验中不发生意外。

严谨的科学态度是人体试验顺利进行的重要保障。科学研究既需要探索未知、开拓创新的科学精神,更要具有虚心继承、求真务实、一丝不苟的科学态度,人体试验关乎人的健康和生命,要做到万无一失(可参阅本书附录7)。

## 第二节 伦理委员会和伦理审查

以人为研究对象的医学研究必须接受伦理委员会的审查。项目立项之前,研究者要征得伦理委员会的同意,在整个项目实施过程中,要接受伦理学委员会的检查、监督。

### 一、伦理委员会

伦理委员会亦称伦理审查委员会,其基本的职责是保证受试者的尊严、人身安全、权益,促进药物临床试验科学、健康地发展,增强公众对药物临床试验的信任和支持。伦理委员会应由医药学专家、非医药学专业人士组成，其中要包括伦理、法律专业人士、研究单位之外的人士，要包括不同性别的人士。伦理委员会独立于所在单位，不受参与试验者的影响。

伦理委员会必须遵守国家法律和法规，按照国家规定开展伦理审查工作。2010年11月2日国家食品药品监督管理局发布了《药物临床试验伦理审查工作指导原则》（国食药监注[2010]436号）。该指导原则明确规定了伦理委员会对药物临床试验进行审查监督时的权力：①批准或不批准一项药物临床试验；②对批准的临床试验进行跟踪审查；③终止或暂停已经批准的临床试验。

为做好伦理审查工作，伦理委员会成员要定期、不定期参加专门的培训。伦理委员会要对人体试验的设计方案进行分析、评价和指导，要监督正在进行的研究。研究者必须将项目的进展，特别是将不良事件，及时、准确、全面地提供给伦理委员会。

## 二、伦理审查

试验方案、病例报告表（受试者情况表）、统计分析计划是临床中人体试验设计的三个核心文件。人体试验只有在获得了伦理委员会的审核批准之后方可开始实施，在试验过程中应随时接受伦理委员会的检查和监督，试验结果报告要经过伦理委员会审查才可以公布或发表，以确保人体试验符合伦理要求。

国家食品药品监督管理局2010年11月2日发布的《药物临床试验伦理审查工作指导原则》（国食药监注[2010]436号）明确规定了伦理审查的主要内容，一共有九大项。

第一是对试验方案的设计与实施的审查。包括，试验是否符合公认的科学原理，是否基于文献以及充分的实验室研究和动物实验；与试验目的有关的试验设计和对照组设置是否合理；是否有受试者提前退出试验的标准以及暂停或终止试验的标准；试验实施过程中的监察和稽查计划是否具备，包括必要时成立独立的数据与安全监察委员会；研究者的资格与经验如何、是否有充分的时间开展临床试验，人员配备及设备条件等是否符合试验要求；临床试验结果报告和发表的方式是否规范。

第二是对试验的风险与受益的审查。包括，对试验风险的性质、程度与发生概率的评估；风险是否在可能的范围内最小化；预期受益的评估：包括受试者的受益和社会的受益；试验风险与受益是否合理，包括：①对受试者有直接受益前景的试验，预期受益与风险应至少与目前可获得的替代治疗的受益与风险相当。试验风险相对于受试者预期的受益而言必须是合理的。②对受试者没有直接受益前景的试验，风险相对于社会预期受益而言，必须是合理的。

第三是对受试者招募的审查。包括，受试者的人群特征（包括性别、年龄、种族等）；试验的受益和风险在目标人群中是否公平和公正分配；包括拟采取的招募方式和方法；向受试者或其代表告知有关试验信息的方式；受试者纳入与排除标准。

第四是对知情同意书告知信息的审查。包括，试验目的、试验步骤（包括所有侵入性操作）、试验期限；预期的受试者的风险和不便；预期的受益。当受试者没有直接受益时，必须告知受试者；受试者可获得的备选治疗，以及备选治疗重要的潜在风险和受益；受试者参加试验是否获得报酬；受试者参加试验是否需要承担费用；能识别受试者身份的有关记录的保密程度，并说明必要时，试验项目申办者、伦理委员会、政府管理部门按规定可以查阅参加试验的受试者资料；如发生与试验相关的损害时，受试者可以获得的治疗和相应的补偿；说明受试者参加试验是自愿的，有权在试验的任何阶段随时退出试验而不会遭到歧视或报复，其医疗待遇与权益不会受到影响；保障受试者与研究者沟通的通畅，有确定的联系人及联系方式。

第五是对知情同意过程的审查。包括，知情同意应符合完全告知、充分理解、自主选择的原则；知情同意的表述应通俗易懂，适合该受试者群体理解的水平；对如何获得知情同意有详细的描述，包括明确由谁负责获取知情同意，以及签署知情同意书的规定；不能表达知情同意的受试者参加试验，理由必须充分正当，其监护人、权利代理人的知情同意表达必须明确；在研究过程中听取并答复受试者或其代表的疑问和意见。

第六是对受试者的医疗和保护的审查。包括，研究人员资格、经验与试验的要求相适应；因试验目的而不给予标准治疗的理由；在试验过程中和试验结束后，为受试者提供的医疗保障；为受试者提供适当的医疗监测、心理与社会支持；受试者自愿退出试验时拟采取的措施；延长使用、紧急使用或出于同情而提供试验用药的标准；试验结束后，是否继续向受试者提供试验用药的说明；受试者需要支付的费用说明；提供受试者的补偿（包括现金、服务和/或礼物）；由于参加试验造成受试者损害/残疾/死亡时提供的治疗补偿；保险和损害赔偿。

第七是对隐私和保密的审查。包括，可以查阅受试者个人信息（包括病历记录、生物学标本）的规定；确保受试者个人信息保密和安全的措施。

第八是对涉及脆弱群体试验的审查。包括，唯有以该脆弱人群作为受试者，试验才能进行；试验针对该群体特有的疾病或健康问题；当试验对该群体受试者不提供直接受益可能，试验风险一般不得大于最小风险，除非伦理委员会同意风险程度可略有增加；当该群体受试者对试验的知情同意存在理解障碍时，要获得其法定代理人的知情同意，如有可能还应同时获得受试者本人的同意。

第九是对涉及特殊疾病患者群、特定地区人群/族群试验的审查。包括：该试验是否使特殊疾病患者群、特定地区人群/族群受益；该群体受试者隐私保护的特殊要求；特定地区人群/族群文化传统的知情同意；该群体受试者在试验过程中特殊权益保障如何。

科学研究是一个过程，伦理审查要全过程跟踪，要评价科学研究的整个过程。伦理委员会应对所有批准的临床试验进行跟踪审查，直至试验结束。要审查试验过程中试验方案的修改，包括：修改的内容及修改原因，修改方案对预期风险和受益的影响，修改方案对受试者权益与安全的影响。要根据试验的风险程度，决定跟踪审查的频率，至少每年一次。审查内容包括：试验的进展；受试者纳入例数，完成例数，退出例数等；严重不良事件及时上报、妥善处理情况；可能影响研究风险受益的任何事件或新信息。对提前终止试验的审查，包括提前终止试验的原因，受试者的安全和权益是否得到保证。对研究过程伦理审查的结论要及时、明确告知研究者。

## 第三节　中医药研究的伦理审查

伦理审查一经引入中医药研究，便与中医药研究紧密结合在一起，并伴随着中医药研究的快速发展而不断完善，实现着本土化和促进中医药研究发展的作用；同时，中医药伦理审查也以其具象的内容和形式丰富着医药学研究的伦理审查，为医药学伦理审查做出了贡献。

### 一、重视审查研究项目的临床基础

来源于临床、回归临床，从临床经验出发、回答临床上需要解决的问题，是医药学研究的基本属性。中医药研究植根于中医临床，以临床为基础。认识中医药研究既区别于临床又依赖于临床，在中医药研究与临床之间保持一定的张力，是中医药研究的重要理念。一方面，中医药研究在实践方式、成果形式上都有别于临床，二者之间永远不能画等号；另一方面，中医药研究从来不是无源之水、无本之木，其动力、科学问题设定、实现目标、研究方法都离不开临床。在中医药研究伦理审查中，必须重视中医药研究与中医临床二者之间的联系；要避免只看到二者的差异、将二者的差异绝对化的倾向。

**1. 重视审查临床基础根源于中医药研究的特殊性**

从发生学的角度看，中医、中药两个学科发端于一种共同的活动——中医临床实践。回眸博大精深、绚丽多彩的中医学历史，医和药本是一家，医离不开药，药也离不开医，中医学家即是中药学家。因为，医生要为患者诊治疾病、强身健体服务，就必须找到、制备有效的药物。"理""法""方""药"的有机统一反映了中医体系内医与药的内在逻辑关系。对药物的深刻认识和灵活应用，成就了一代一代的中医大师。被尊为"药王"的孙思邈、名留千古的《本草纲目》的作者李时珍，都是载誉史册的中医临床大家。"十八反""十九畏"等在一定程度上反映对中药配伍规律的认识，都来源于中医先辈的临床实践。近代以后，伴随着中医学和相关学科的发展，特别是受西医西药发展的影响，出现了中医与中药的分工、中医学与中药学的学科分化、中医学和中药学两个庞大的专业体系。本来，中医和中药的分工，中医和中药学科、专业的分化，是为了更好地发挥中医药在疾病预防、诊断、治疗、康复中的作用，却也潜移默化地引发了两个学科中为学科而学科、为专业而专业的倾向。中医、中药学科的深化、两个专业人才培养体系的建立，使人们自觉不自觉地出现了对中医中药认识的局限和片面。人们对中医、中药的认识在精细化，但人们的视野却不经意地逐步变窄，忽略中医与中药之间的联系就是一种表现。不同学科的人们按照各自学科、专业的需要将完整的、博大精深的中医宝藏拆分，再从各自学科、专业的角度，按照不同的需求，将拆分后的东西组合成各自的体系。毫不夸张地说，在现代，中医、中药的学科化发展到了极致，并仍在不断精细化。中医学在发展中创造了自己的基础学科群和临床学科群，中药学也有了自己的学科分类系统和庞大的药物制造体系。与这种发展相对应，一些从事中医、中药研究学者的思维形成了"定势"，人为地在中医与中药之间设立了壁垒甚至鸿沟，出现了中药学研究偏离中医临床，中医学研究甚至也偏离临床的倾向。客观地说，这是中医药学发展的代价。尽管从学科、专业发展的规律看，这种代价不可避免、具有一定的必然性，是学科分化发展时期的必然表现；但是，我们对其在当前中医药研究中的消极影响，必须有清醒的认识；因为，它不利于中医药研究的科学发展。

中药研究依赖于中医临床，是中药研究的基本样态。中医临床实践不但为中药研究提供问题，而且能够提示解决问题的方向和路径。这恰恰是中药研究与西药研究的最大不同。西药研究的基本模式是，从海量的化合物中一步一步地筛选，寻找、确定结构稳定、治疗人体疾病作用明确的物质。中药则不然。中成药的基本来源有二，一是古人总结的经典方剂，二是今人的经验方剂。古人、今人虽有不同，但方剂都源于临床实践经验。以总结临床实践经验为基础，将临床治疗效果显著的方剂提升为成药，是中药研究的本质特征和巨大优势，反映了中药研究的基本规律。在这个意义上说，中药研究与中医临床过度分化的倾向是与中药研究的基本规律和巨大优势偏离的。

当代中医药研究，正在克服将中医、中药割裂开的片面性和局限性，正在朝着中医、中药整合的方向发展，这是一种进步。中医药研究整合的趋势，在本质上是一种复归，是对中医药研究依赖临床实践特质的彰显。中医药研究伦理审查要在认识中医药研究特点、规律和优势的基础上进行，就要高度重视这种复归和彰显，将重视中医药研究的临床基础作为中医药研究伦理审查的一个基本原则。质言之，这既是中医药伦理审查对中医药研究的特点和规律的顺应，也是以伦理审查的方式促进中医药研究的进步和复归。

近年在国际上获得高度评价的两项中国医药学研究成果都有临床实践基础。屠呦呦研究员因在治疗疟疾药物青蒿素提取中做出的贡献获得拉斯克奖、诺贝尔奖而为世人瞩目，其正确研究方向的确定是得益于东晋医学家葛洪关于治疗疟疾方法的记载："青蒿一握，水二升渍，绞取汁服，可治久疟"。拉斯克奖评审委员会评价，"将一种古老的中医疗法转化为最强有力的抗疟疾药，使现代技术与传统中医师们留下的遗产相结合，将其中最宝贵的内容带入了21世纪"。2012年，王振义院士、陈竺院士获第7届圣·乔奇癌症研究创新成就奖，他们将传统中药的砷剂与西药结合起来用于治疗白血病，使急性早幼粒细胞白血病患者的"五年无病生存率"从约25%跃升至约95%，目前，这种联合疗法已经成为全世界急性早幼粒细胞白血病的标准疗法。这两项有着重大临床意义、社会价值的成果提示，中医药研究以临床为基础，是中医药研究的本质特征。

**2. 注重审查项目临床基础的目的，是保护受试者安全**

中医药研究以临床实践为基础，可以从三个维度来分析。一是思维方式的维度，二是经济学的维度，三是伦理学的维度。在中医药研究伦理审查中重视审查项目的临床基础，所做的是伦理学维度的分析。

中医药研究在临床实践的基础上展开，不仅提高了中医药研究的成功率，提高了中医药研究的经济效益，而且降低了中医药研究中受试者的风险。在中医药研究的伦理审查中重视研究项目的临床基础，其重要性就在于保障受试者的安全。很简单，越是在临床上应用广的方剂，进一步的研究安全系数越高，受试者承担的风险越低。研究项目人体试验的安全、有效，可以通过以往的临床实践间接证明。中医药研究在以千百年临床验证为基础的经典方剂上进行，在今人临床上长期应用的经验方上进行，是对人体试验受试者安全的重要保障。应当说，在中医药研究伦理审查中重视对项目临床基础的审查，展现了中医药学研究的伦理精神，是中医药临床实践道德追求的逻辑展开和接续发展。这正是中医药研究伦理审查的特殊性所在。

但在现实的中医药研究伦理审查中，对项目临床基础的审查，尚没有得到足够的重视，甚至被认为是在伦理审查之外的事情，没有纳入伦理审查。究其原因，一是将项目的临床基础看作科学审查的内容；二是简单套用西药伦理审查，将中医药研究等同于没有临床基础的药物研究。前者涉及伦理审查与科学审查的关系，后者则涉及中药研究与西药研究的关系。

对中医药研究临床基础的评价体现了科学和伦理的统一。科学评价与伦理评价的区别本来只有相对的意义。而将对中医药研究临床基础的伦理审查与科学审查割裂开来，将两种审查的区别绝对化，甚至把对中医药研究临床基础的审查归结为科学审查，无疑是不正确的。从表面上看，这是模糊了科学审查与伦理审查的界限，应归因于科学与伦理两大体系各自的独立发展；实质上，是人们在认识上存在片面性，是缺乏对中医药研究临床基础重要意义的全面认识。正是这种片面性认识的存在，才使中医药研究的伦理审查遗漏了对项目临床基础的审查。

注重审查中医药学研究项目的临床基础，也是医药学发展的大势所趋。发端于20世纪末、对临床医学发展具有重大指导意义和规范作用的循证医学，对药学研究的指导、规范作用，已被实践所证明。换言之，循证医学的普适性不仅从临床研究发展到医学的各个领域，而且从医学发展的药学，成为医药学科学发展的方法学保障。人们大多从方法论层面来分析循证医学在医药学领域广泛应用和迅速发展的必然性，其实，循证医学被医药学学者的普遍接受，成为医药学研究必须坚持的评价原则，还有着深刻的道德内涵。循证医学在彰显医药学研究科学精神的同时，还彰显了医药学研究的伦理精神，在本质上是医药学研究的道德追求。因为，循证医学是对医药学研究的普遍性的揭示、评价和证明，循证医学认为，被事实证明具有普遍性的预防、诊断、治疗、康复方法，才是科学的、才有推广价值，才能在临床上应用。这体现了医药学科对患者的负责，是医药学科道德内涵的彰显。中医药伦理审查中对项目临床基础的审查，应当包括对项目临床基础的循证医学评价。

当然，中医药研究的临床基础，只是在一定程度上为人体试验的安全、有效提供了证明，并不能替代、简化对中医药研究人体试验安全性、有效性的检验。在中医药研究伦理审查中，对人体试验安全性、有效性的审查，不但是必要的，而且是重要的。因为，同一种诊疗方法，应用于不同个体，会出现差异，而中医药研究的本质则是忽略个体差异，在特殊性中寻找、确定、证明普遍性。特殊性中蕴涵着普遍性，但特殊性还不是普遍性，包括受试者风险在内的不确定性就存在于特殊性之中。还因为，任何一项中医药研究虽都有着临床基础，但都不是对已有成果的重复，一项研究对以往成果的提升、发展，必须得到与之相对应的人体试验的证实，这是对一项研究成果未来临床应用的安全性、有效性的不可或缺的验证。在这个意义上说，我们既要看到坚实的临床基础为中医药研究人体试验的安全性提供了保障，又要看到，有坚实临床基础的中药新药研究，仍需要高度重视相应的人体试验。这是中医药研究人体试验伦理审查必须坚持的科学态度。

国家食品药品监督管理局2007年7月10日发布、2007年10月1日起施行的《药品注册管理办法》"中药、天然药物注册分类及申报资料要求"规定，"由于中药、天然药物的多样性和复杂性，在申报时，应当结合具体品种的特点进行必要的相应研究。如果减免试验，应当充分说明理由。"几个月后，即2008年1月7日，国家食品药品监督管理局印发了《中药注册管理补充规定》的通知。该通知"第八条"对"主治为证候的中药复方制剂"的注册，做了6条规定，其中包括"（四）具有充分的临床应用资料支持，且生产工艺、用法用量与既往临床应用基本一致的，可仅提供非临床安全性试验资料；临床研究可直接进行Ⅲ期临床试验。"该通知"第九条"对"主治为病证结合的中药复方制剂"的注册，做了3条规定，其中包括"（二）具有充分的临床应用资料支持，且生产工艺、用法用量与既往临床应用基本一致的，可仅提供非临床安全性试验资料；临床研究应当进行Ⅱ、Ⅲ期临床试验。"和"（三）生产工艺、用法用量与既往临床应用不一致的，应提供非临床安全性试验资料，并根据拟定的功能主治（适应证）进行主要药效学试验。药效学研究一般应采用中医证候的动物模型或疾病模型；如缺乏成熟的中医证候动物模型或疾病模型，可进行与功能（药理作用）相关的主要药效学试验。临床研究应当进行Ⅱ、Ⅲ期临床试验。"

以上规定说明了两点。第一，《中药注册管理补充规定》重视拟注册中药的临床应用。"具有充分的临床应用资料"是对拟注册中药的有力支持。在"生产工艺、用法用量与既往临床应用基本一致"的情况下，"仅可提供非临床安全性试验资料；临床研究可直接进行Ⅲ期临床试验。"有人认为，这些规定是发展中医药产业的倾斜性保护政策。其实不然。这些规定是建立在中医药研究特点之上的，反映了中医药研究以临床为基础的规律。很显然，在临床应用中被证明有效是拟注册中药人体试验安全有效的重要保障。第二，《中药注册管理补充规定》对中医药研究伦理审查有借鉴意义。《中药注册管理补充规定》肯定、重视的内容，中医药研究伦理审查也应当肯定、重视。因为，对科学研究的伦理审查在本质上也是管理，是以保障受试者安全为目的的管理。中药注册管理规定与中医药研究伦理审查重视项目的临床基础，都是为了患者的安全。所不同的，中医药研究伦理审查是以伦理审查的方式检验项目的临床基础是否真实、可靠。但目前，在中医药研究伦理审查中，对项目临床基础的审查还没有得到应有的重视。在制度层面，中医药研究伦理审查的相关规定中既没有原则上的要求，更没有细化的落实条款。这说明，中医药研究伦理审查的有关规定还不够完善。制度不健全，实践操作上就没有遵循。中医药研究伦理审查滞后于中药注册管理规定的现实，应当引起重视。

从技术的角度看，尽管对中药复方的临床试验评价技术尚处于探索阶段，中药新药临床试验评价的相关技术和方法还没有被国际医药界认可，但中药新药临床试验以强有力的临床效果为依据，正在为国际医药界认同。而国外药学研究有关治疗癌症新药研究的0期临床试验探索也从另一个角度肯定了中医药研究从临床实效出发的传统。这是中医、中药与西医、西药两大医药体系在发展中呈现出的又一个异中之同。中医药研究伦理审查的理论研究和实践操作，既要与中医药研究重视临床基础的优良传统相适应，也要关注国外医药学研究的动态。

总之，中医药伦理审查要努力做到两个注重。第一，要注重被审查项目的临床基础，包括检索古代医家有关的临床实践记载、审查今人与试验药物有关的临床实践；审查研究项目是否符合中医学规律、理论、原则、方法。这是试验药物安全、有效的前提。第二，要注重被审查项目设计、人体试验的安全性、有效性的审查。因为，被试中成药将用于众多个体疾病的治疗，其未来广泛应用的安全性、有效性必须得到人体试验的证明。两个注重兼顾，审查研究项目的临床基础与审查研究项目的科学设计、试验安排、知情同意、不良事件处置等有机结合，是中医药研究伦理审查的显著特征。

## 二、重视审查项目的辨证论治

辨证论治是中医诊断治疗疾病的基本理论、原则、方法，是中医学区别于西医学的基本特征，是中医药研究的重点和难点，在中医药研究伦理审查中必须给予高度重视。对研究项目的辨证论治内容的审查应是中医药伦理审查的重要内容，也是中医药研究伦理审查的一个显著特征。审查研究项目辨证论治内容的实质，是通过检验项目是否符合中医学规律、理论来保障受试者安全。

**1. 审查辨证论治内容：检验项目是否符合中医规律和理论**

在中医药研究伦理审查中，审查项目辨证论治内容的实质，是检验研究项目是否符合中医的基本理论和方法。

在伦理审查中，伦理审查与科学审查统一的内涵，是从伦理的角度审查研究项目的科学性，即审查研究项目是否符合规律、是否符合科学理论。尽管，符合规律和科学理论并不等同于符合伦理，但符合规律和科学理论却是符合伦理的前提，只有以规律和科学理论为基础的研究项目，才可能符合伦理。

在中医药研究伦理审查中，怎样贯彻科学原则呢？一个非常重要的内容，就是审查项目中的辨证论治内容。辨证论治是分辨患病者的不同体质、所患疾病的不同病机，因人、因时、因地，采用相应的方法治疗。包括八纲辨证、脏腑辨证等。

当前，在对中医药研究坚持科学原则内涵的理解上，仍存在简单化和片面性倾向。简单化、片面性倾向的突出表现，就是将中医的辨证论治等同于西医的诊断治疗，将中医药研究西医西药化、用西医西药研究中的相关理论、技术审视中医药研究。毋庸讳言，在中医药研究中，借鉴、引入西医西药的理论、方法，借鉴、引入西医西药的相关技术，是必要、重要的，已经成为中医药研究的基本原则和成功经验。但是，借鉴、引入的目的是为了从西医西药的角度说明、证明中医中药的科学性，决不是放弃中医药的本质属性和自身的科学特征，决不是将中医药归结为西医西药。质言之，借鉴和引入本身并不是目的，而是实现、强化中医药特征的方法和手段。在中医药研究中借鉴、引入其他学科的方法、技术的目的是在借鉴、引入中消化、吸收，揭示中医药的复杂性、规律性，保持和发扬中医药的优长，使中医药更好地实现其特有的治疗疾病功能，更好地为人民群众造福。

对此，许多西医也明确指出过。担任过法国外交部长、法国卫生和社会保障部长的菲利普·杜斯特—布拉齐医生，在以法国外交部长身份参加中法两国签署《关于在中医药领域合作的协议》的讲话中指出，中国的"传统医学延续了复杂性特点，坚持个体差异，根据患者特定情况确诊病情，最终使中医复杂的治疗方法保留下来。对这种治疗方法来说，行医者的经验尤为重要。……中医药要想在世界得到应用，需要引进质量和安全准则，借鉴现代医药的标准。中医药的复杂性不应被曲解，那正是它的魅力所在。应将所有的中医治疗组合作为一个整体来研究。药典不是中医药的全部，我们还要掌握望闻问切、针灸、按摩和其他的治疗方法。"[①]

在中医药研究中，我们要遵循西医西药研究的一些理论、方法，要遵循与西医西药相关的科学技术，这是当代中医药研究科学性的重要体现；但同时，我们也要甚至更要坚持中医药自身的理论和原则，这是中医药研究科学性的基本要求。中医药研究可以现代化，应当具有当代特征，但不能背离自己与生俱来的本质属性、科学特征。这决不是狭隘和保守，恰恰是中医药

---

① 菲利普·杜斯特—布拉齐《一位西方人眼中的中医药》，《人民日报》2007年7月5日第15版．

发展所需要的，展示了中医药的博大和研究者的宽广胸襟，揭示了中医药发展的规律。

辨证论治作为中医药科学性的重要内容，其思想基础是从实际出发，通过对具体问题的具体分析，解决具体的问题。在临床上，辨证精准、组方精要、效果显著，体现了一代代中医大师高超精湛的技能和严谨的科学态度、科学精神，是中医药学科学性的有力证明。需要指出的是，辨证论治作为中医学的精髓，不仅贯穿于中医药临床，而且贯穿于中医药研究；不仅是中医药临床的规律、原则，而且是中医药研究的规律、原则。中医药研究是通过总结和凝练中医临床经验，按照中医学的理论和规律，说明具有典型意义的证候与治疗原则、方法、方剂之间的内在对应关系，提出并实现将某种方法、方剂广泛应用的途径。在这个过程中，临床经验从个别上升到了一般，实现了一定的质的飞跃。但在上升和飞跃的过程中，必须始终保持中医学本质的规定性，始终坚持辨证论治的理念和方法。实践证明，按辨证论治组方、组穴，遵循辨证论治原则设计试验方案、选择受试者，是中医药临床研究的重要保障。

**2. 审查辨证论治内容的目的是保障受试者安全**

在中医药研究伦理审查中，对项目辨证论治内容的审查属于对项目科学性的审查，其目的却不是检验项目的科学性，而是为了保护受试者的安全。

最大限度地保障受试者安全，是中医药研究伦理审查与西医药研究伦理审查共同坚持的原则。中医药研究伦理审查的职责，就是为受试者安全把关，和研究机构、研究人员一起保障受试者安全。由于中医药研究与西医药研究之间存在着的差异，在伦理审查的具体内容上，中医药研究伦理审查是有自身特点的。笔者在《注重审查项目的临床基础——中医药研究伦理审查特点研究（一）》（张金钟．《中国医学伦理学》．2014）中曾指出，中医药研究所具有的坚实的临床基础是受试者安全的重要保障，对项目临床基础的审查是中医药研究伦理审查的重要内容。文章论证了中医药研究的临床基础是保护受试者安全的事实根据。其实，在中医药研究中，为受试者安全提供保障的，不仅是古人、今人诊疗经验的事实证明，而且包括贯穿在古人、今人诊疗经验之中的中医学规律、理论的证明。事实是有力的，规律和理论指导下的事实就更加有力。所以，中医药研究伦理审查要重视事实、要审查项目的临床基础，更要重视中医规律、更要审查临床试验是否符合中医理论；关于中医药研究伦理审查的研究，要揭示临床事实之于保障受试者安全的意义，更要揭示中医药理论、方法之于保障受试者安全的意义。对辨证论治内容的审查，就是审查研究项目是否符合中医理论和方法；其目的，是从辨证论治的视角审视人体试验研究受试者是否安全。

在生物医药研究中，安全不等于有效，但有效必须以安全为前提，有效必须安全。药物一旦进入人体，由体外物质转化为体内物质，加入人体的物质循环、能量代谢后，既可以发挥治疗疾病的作用，也可以对人体造成损伤。所以，提高药物治疗疾病的作用，尽可能地减少其对人体造成的损伤即降低毒副作用，是医药研究的重点和难点，是中医药研究与西医药研究共同面对的问题。但是，在解决这个问题的具体途径上，中医药研究却迥然有别于西医药研究，走的是不同于西医药研究的路。具体说来，西药研究"走"的，是设计在先，从海量的化合物中筛选，寻找结构稳定、治疗人体疾病作用明确的物质，通过动物试验、人体试验验证，逐步搞清药物正、负作用的"路"；中药"走"的，却是总结临床经验在先，再应用科学技术方法，对在长期的临床治疗中证明安全、有效方剂的深入研究，形成对药物的全面认识，扩展用药范围的"路"。简单说，西药研究是研究在前，临床在后，探索性显凸；中药研究是临床在前，研究在后，继承性显凸。二者比较，一方面，由于中药内在组分及相互作用极为复杂，药效、毒理学研究难度大，与西药结构清晰、作用途径明确的标准化研究相比，中药研究在许多方面还存在较大的差距。但另一方面，相对于西药研究，中药研究以临床为基础，其安全性、有效性在研究前就得到了证明，又有着得天独厚的巨大的优势。具体到药物研究中的受试者保障上，中药研究以中医理论指导下的长期临床应用为基础，是明显优越于西药研究的。

当然，优越并不是没有风险。中药研究人体试验的风险除了药物研究的一般风险外，还存在着与中医药研究特殊性有关的风险。我们必须给予高度重视。中医药研究源于临床经验，在临床上，中医师通过辨证论治为患者开出的由不同饮片组成的处方，相对于西药，针对患者的病证的特殊性强，在一定意义上说，都是一个"新药"。而中药研究的基本方式是将针对一人证候的一个方剂，上升到针对多人同一证候的同一种药。用历史的眼光看，中成药的研发，是受中医师为巩固对某一患者治疗效果专门为其配制的长期服用的药物启发推演而来的。逻辑推理过程是，既然为某一患者配制的长期服用的药物是安全有效的，那么，可不可以制备一种能够治疗具有相同证候的某一类患者共同具有疾病的安全有效的药物呢？这个逻辑推导在实践中得到了证实，其成果就是中成药。中成药研究的目标，是实现从中药临床应用的个体安全、有效向群体安全、有效的过渡。严格地说，这中间是存在着一定的或然性、存在一定的风险的，最大的风险就是人体试验中受试者服用药物后出现意外的毒副反应。

中医药研究伦理审查的职能就是防控受试者风险。而要提高防控受试者风险的针对性，就必须从中医药研究的实际出发，把握中医药研究的特点和优势，认真检查研究项目的中医临床的事实基础、认真检验研究项目的中医理论基础。对研究项目辨证论治审查的直接目的，就是检查研究项目中人体试验的安全性有没有中医理论的保障。

在中医临床的一人一方一药的个体化治疗中，安全有效的基本保障是辨证论治。中成药研究将针对一人证候的一个方剂，上升到针对多人同一证候的同一种药物，实现了从个别到一般、从个性到共性、从特殊到普遍的转变，但变不离宗，这个"宗"就是辨证论治。坚持了辨证论治，中药才安全、有效。否则，证候不明，辨证有误，治疗上法、方、药都会出问题，不但治疗无效，还会加重患者的痛苦，甚至带给患者危害。

这里，有必要提及日本违背辨证论治使用中药的一个教训。1990年，在大量研究的基础上，日本厚生省宣布了现代医学、药学对小柴胡汤的再评价方法，确认了小柴胡汤的安全、有效。1994年，厚生省对小柴胡汤改善肝病患者肝功能障碍的功效予以认可，收入了日本药典。很快，小柴胡汤成为日本治疗肝病的首选药物，可以贯穿肝病治疗全程，出现了百万肝病患者同服小柴胡汤的盛况。可是，两年时间里，有88名慢性肝炎患者因服用小柴胡汤出现了间质性肺炎，并有10例死亡。厚生省立即发出紧急通知，在日本民众中引起强烈的负面反响。小柴胡汤在日本经历的跌宕起伏，说明辨证论治使用中药是不可违背的规律和基本原则。小柴胡汤不可能适用于所有肝病患者，也不可能适用于某一患者病程的始终[①]。事实上，一代医圣张仲景早就提出了小柴胡汤以辨证为基础的七种加减法。太少合病，合桂枝汤用之；和阳明并病，予大柴胡汤表里双解；误汗而致邪遏不停，柴胡桂姜汤温化宣达；误下热结阳明而少阳仍不解，柴胡芒硝汤和解通结；胸中有热，胃内邪踞，腹痛欲吐，黄连汤清上温下；误下邪陷，滞碍枢机，腹满烦惊，柴胡龙牡汤和解镇惊、扶正祛邪。

显然，日本在应用小柴胡汤上的失误，原因就在于忽略了中医辨证论治这个精髓。针对一人证候的一个方剂与针对多人同一证候的同一种药物，都要遵循中医辨证论治的规律和原则。中成药安全有效、方便患者服用的前提，仍然是辨证论治。中成药研发、应用决不能弱化辨证论治。在中医诊疗实践中，个体化是不能违背的基本原则，同一经方、验方在不同个体的应用是有差异的。而中成药研究的本质虽然是忽略患者个体差异，通过对特殊性的概括、确定、证明普遍性。但特殊性中包含着普遍性，普遍性就存在于特殊性之中。作为一种中成药，其治疗多人同一证候疾病的普遍性仍然具有显著的特殊性，其应用范围仍然是特殊的人群。但也必须看到，中成药研发毕竟实现着中药应用从个体向群体的扩展。所以，人体试验对中药普遍应用的安全性、有效性的证明是非常必要和重要的；所以，要高度重视对项目辨证论治和临床应用

---

① 贾谦，杜艳艳，段黎萍.日本小柴胡汤事件.中国药业，2002（5）.

效果的审查，通过审查辨证论治和临床应用效果，最大限度地保障受试者安全；所以，即使通过试验检验被证明是安全、有效的中成药，在临床应用上，仍然要坚持辨证论治原则，患者用哪种中成药，怎样用，还要根据患者疾病的证候，不能盲目地用，用药后，仍要根据患者情况辨证，坚持中病即止、随证加减，而决不能僵化地常年服用。

**3. 审查辨证论治内容的实践操作**

对辨证论治的审查事关受试者安全，意义重大，是中医药研究伦理审查的一个基本原则。有了这个认识，实践操作上是否就没有问题了呢？还不是。正确的认识、原则在实践中贯彻还必须解决怎么做的问题。辨证论治，既是中医药的特点、优势，又是制约中医药研究、乃至中医药发展的瓶颈。在这个背景下，在中医药研究的伦理审查中，重视和实施对辨证论治的审查，意义尤为突出。

第一，对辨证论治内容的审查，要纳入中医药研究伦理审查标准操作规程。伴随着中医药事业的发展，中医药研究水平在不断提高，规模和数量在不断扩大。中医药研究不仅在中医药机构进行，而且进入了西医西药机构；不仅在国内扎实有序开展，而且向国外扩展，正在加入国际医药研究的大循环。伦理审查必须与中医药研究发展同步。当前，在解决伦理审查发展不平衡问题的同时，要重点研究中医药研究伦理审查的特殊性，要在生物医药研究伦理审查的平台上，总结中医药研究伦理审查实践，建立适用于中医药研究伦理审查的规范体系。目前，国内中医药研究机构的伦理审查标准操作规程，基本是沿用西医西药研究的伦理审查标准操作规程，满足了生物医药研究的一般要求，却没有充分反映中医药研究的特殊性和保障中医药研究受试者安全的特殊要求。笔者认为，完善中医药研究伦理审查标准操作规程，使之更加符合中医药研究实际、更有效地保护受试者安全的任务应当提上日程，而强化对研究项目辨证论治内容的审查就应当成为一个重点。

对辨证论治内容的审查应当进入会前审查。在伦理审查会议之前，主审委员要将对辨证论治内容的审查作为一个重点，主审委员的审查意见表要反映对辨证论治审查的情况。在伦理审查会议上，审查项目的辨证论治内容应成为一个重要程序。研究者要向会议报告药物或其他治疗方法所对应的证候；药物研究要报告药物组方、配伍依据，针刺、艾灸研究要报告穴位选择的依据。主审委员要向会议报告对项目辨证论治内容的审查意见。在会议的讨论环节，与会委员要形成对药物、针灸等治疗方法对应的证候是否明确、治疗思路是否正确、方法是否得当、组方配伍是否严谨的意见，对辨证论治的审查意见要成为表决的内容。在项目快审、复审中，必须审查有关的辨证论治内容。跟踪审查也不能忽略辨证论治内容。

第二，在保护患病受试者安全的审查上，要坚持证候标准，要审查既往临床应用证候与研究中患病受试者证候是否一致。需要指出的是，目前，许多患病受试者在接受中医治疗前已接受过西医的诊断治疗，或同时接受西医治疗，中医药研究中也存在中医与西医对照的情况，而有些研究项目本身就是中医药结合的研究。在与之对应的伦理审查中，都要检查是否强调了受试者选择的证候标准。在现实的中医药研究中，既要辨病，更要辨证，坚持中医证候标准尤其重要。要防止将中医的证候等同于西医的病名，更要防止用西医的"病"代替中医的"证"。在对《知情同意书》的审查中，也要检查有关辨证论治的内容。既要审查有无对项目辨证论治内容的细致表述，也要审查对辨证论治的表述是否通俗。

第三，对辨证论治的审查，要重视理法方药的内在逻辑关系。认识患者的证候，在"辨证"的基础上"论治"，进而确定治疗疾病的方法，才能降低作为受试者的患者的风险。所以，在对辨证论治内容的审查中，既要重视理与法、方、药的相互联系，也要重视中医多种治疗方法在试验中的联合应用、协同效应。在药物研究中，既要审查试验中药与安慰剂的对照，也要审查试验中药与针、灸、药、刺络、拔罐的对照。在现实的医疗活动中，患者在接受中医药治疗的同时接受西医药的治疗，中药与西药联合应用很常见，而中西药配伍的研究还不完善，证明中医药有效性的研究设计应采取排除西医药影响的方案。有些研究，为保护患病受试者安全，必须以西医药治疗为基础治疗。在这种情况下，审查辨证论治内容时，在分析中医药治疗与西医药治疗的协同作用的同时，特别要重视中药与西药联合应用可能给受试者造成的危害。

第四，对辨证论治的审查，要充分发挥熟悉项目研究内容的中医药专家的作用。辨证论治作为中医的基础理论、中医临床的基本原则和重要方法，学界没有任何异义，但辨证、论治的具体内容比较复杂，且存在着不同的学派和学术见解。在临床应用中，人们对辨证论治理论、方法的理解和表述也存在着差异。面对这种情况，为保障对项目辨证论治审查的针对性和实效性，必须加强伦理委员会成员的审查能力建设。会前，要聘请对研究项目所涉及中医临床、中医基础领域见长的专家担任项目的主审；必要时，还可以就有关内容请教专家、学者。同时，要加强对非中医药专业背景的伦理审查委员的中医药理论、方法培训，提高伦理委员会对辨证论治的审查的整体水平。

第五，在强调审查辨证论治内容的同时，要注重审查项目的其他内容，形成伦理审查的合力，防止片面性。例如，注重和细化对项目辨证论治的审查属于科学审查的重要内容，是中医药研究伦理审查的特殊内容，但并不是科学审查的唯一内容。所以，在审查中，既要重视对项目辨证论治的审查，也要重视对项目是否符合一般药学理论、方法、技术的审查。再如，在注重和细化对项目辨证论治审查的同时，也要注重和细化对项目的中医临床经验的审查。只有这样，才能全面构筑起维护受试者安全的堤坝，最大限度地保护受试者安全。

# 第11章 循证医学的道德内涵

循证医学之于当代医学发展的作用并不局限于临床诊疗、临床医学[①]。从医学伦理学的角度考察，循证医学的产生和发展有着鲜明、深刻的道德特征，反映了当代医学道德进步。可以预言，伴随着循证医学的深入发展、循证医学概念的普及、循证医学基本原则的贯彻落实、循证医学方法的广泛应用，它必将对医学道德进步、对当代医学道德本质的实现起到有力的保障和推动作用。

## 第一节 循证医学体现了当代医学对精益求精的追求

追求精益求精是医学道德本质的基本表现，而强调严格的科学证明的循证医学恰恰是以追求精益求精为特征的。医疗服务、医学研究的对象是人，医疗行为直接关系到人的健康和生命，因此，医疗服务和医学研究要精益求精。一部医学史就是医学的有效性、科学性、准确性不断提高的历史。提高医学理论和医学实践的科学性和有效性，使医疗卫生服务规范、严格、准确，是当代医学面临的重大课题，医学及许多相关学科为此做着不懈的努力。

但医学毕竟是实践性、经验性很强的学科。与数学、物理学、化学等有着严密的理论性特征的学科相比，医学的经验性十分突出。截至目前，人们对许多疾病的认识尚处于感性向理性过渡的阶段，即看到了疾病的诸多表现，却没有搞清他们的本质。许多疾病"机制不清""病因不明"，在临床上，只能凭经验，采取简单的单纯改善症状的治疗策略，"头痛医头""脚痛医脚"不可避免地存在着。由于机制不清，对许多疾病现象的相关性缺乏认识，对许多疾病的发生不能准确预测，缺乏有效的预防、治疗手段。

医疗卫生服务是以人为对象的，预防、诊断、治疗疾病，增进健康是医疗服务的基本内容，可是，医疗卫生服务又是在摸索、探索中进行的。这就使医疗卫生工作具有十分显著的风险性，必须慎之又慎。人体内在联系的复杂性是自然界中任何一种物体不能比拟的。就对人体的认识而言，人的机体并不是一目了然的"白箱"；尽管当代科学进步不断揭示人体的内在联系，CT、B超、数字减影技术、内镜、介入诊断等先进手段不断开辟着医学认识人体内在联系的道路，但人们面对的人体仍然至多是个"灰箱"，人体的许多结构、功能特别是结构、功能的整体统一性还"看不清""看不透"，当代医学及其相关科学对人的机体的许多部分及其相互联系还缺乏认识。生物、心理、社会诸因素的致病机制在相当大的程度上仍是一个模糊概念，即使单纯的"生物因素"的致病过程也有许多问题尚不清楚。

这就是医学工作的现实。一方面，医疗工作是重要的、紧迫的，必须慎之又慎；另一方面，医疗工作又是在知识、手段相对缺乏的条件下进行的。这无疑增加了医疗卫生工作的困难程度。在这种情况下，强调提高医疗卫生服务的科学性和准确性、强调在严格的科学证明的基础上开展工作的循证医学受到重视、为医务工作者接受，就是一件情理之中的事情了。循证医

---

[①] 张金钟. 循证医学在医学科学化进程中的作用. 中华医院管理杂志, 2000, 16: 337.

学之于医学进步的意义正在于此。

循证医学确立了当前医疗卫生工作迫切需要的发展模式、基本原则和方法。循证医学的核心是强调证据，要求在严格的科学证明的基础上开展医疗工作。在具体操作上，循证医学包括四个密切相关的组成部分。第一，形成可供系统评价的证据；第二，搜集、整理证据；第三，临床治疗方案的更新和信息发布；第四，将新的治疗方案付诸实践。循证医学强调将国际公认的大样本随机对照试验、系统评价的结果作为评价某种治疗的有效性和安全性的依据。大样本随机对照试验研究要以实验室研究为基础，实验室研究取得成果后，再进行小规模临床试验评价其有效性和毒副作用。只有当临床试验取得成功后，才可以进行大样本的随机对照试验研究。

循证医学正是在医学实践不断冲破思维定式，研究新问题，总结经验，实现自我完善的背景下产生和发展的。因此，循证医学在本质上体现了医学的探索精神，体现了医学家对医术精益求精、对患者高度负责的精神。而这种精神恰恰是医学的道德本质的体现。

## 第二节 循证医学促进了医疗卫生服务整体水平的提高

循证医学是保障临床诊疗方案最优化的有效办法。最优化是诊断治疗的最基本的也是最重要的原则，是评判医疗活动的科学价值和伦理价值的标准。在具体的医疗活动中，患者、患者家属期盼着医生的诊治方案是最优化的，医务人员也切实为贯彻最优化原则锲而不舍地钻研、仔细权衡、审慎地抉择。

但何为最优化，怎样在理论与实践的结合上贯彻最优化、实现最优化，却是一个难度颇大的问题。因为，在现实的医疗活动中，医务人员在知识和技能上的参差不齐是客观存在的事实。医生的水平、能力与其受教育的程度相关，与其所在医院的医疗设备相关，更与其在工作中掌握的新知识、技能和逐渐积累的经验相关。即使是医疗设备相近，囿于不同的知识、技能、经验，医生也很难整齐划一地在相同的知识技能平台上工作。同一个患者、同一种疾病，此医院的最优化诊治方案是 A，彼医院的最优化诊治方案则为 B，两种方案的差异有时甚至很大。因此，医务人员及时更新知识，掌握最新、最全面的技术、方法，缩小医院之间的差距，一向为医务界和广大人民群众所重视。

循证医学解决了何为最优化，怎样实现最优化的问题。循证医学为提高医务人员的整体水平，最大限度地使每个医疗单位、每位医生都跟上医学发展的步伐，达到一个共同的水准，创造了条件。这也是当代医学道德进步即实现当代医学的道德本质的一个充分必要条件。

医学进步日新月异，新理论、新方法、新技术层出不穷。不断学习新理论、应用新方法是医学工作的一个特点，在职学习、接受继续教育已成为医务人员完善知识技能结构的重要形式。学习就要学习最新的、经过严格证明的知识和技能。而科学技术的发展特别是现代通信技术的广泛应用，相对缩短了国家之间的空间距离，缩小了不同国家、不同地区、不同医务工作者在医学知识和技术上的差距。这无疑非常有利于医疗卫生服务整体水平的提高。当然，这中间有一个非常重要的环节，就是新知识、新方法、新技能的科学性、有效性要通过严格的检验。舍此，新理论、新方法、新技术的推广与普及就没有意义。这样，循证医学在缩小不同医疗机构医务人员知识技能差距上的重要作用，就十分凸显了。

促进、保障医务人员在同一知识技能平台上工作，对开展社区卫生服务、提高全科医师的水平，意义尤为重大。在现代化的进程中，医疗服务整体水平的提高，既有赖于综合性医疗机构、依赖于高精尖医疗设备、依赖于临床医学各分支学科的专家；更依赖于基层医疗服务、依赖于社区卫生服务、依赖于常规诊疗技术、依赖于全科医师的工作；尤其要依赖于缩小综合医疗机构医务人员与社区卫生服务站医务人员在知识技能上的差距，力争使他们在同一知识技能平台上工作。循证医学对医学事业发展的重要作用，就在于在理论和实践的结合上利用现代科技特别是计算机网络技术研究各种类标准、确定和更新标准、公布标准，使不断提高医学活动的整体水平。就临床工作而言，在不同医疗机构的医务人员都可以而且必须按照同一医疗技术标准开展医疗工作。提高医疗卫生工作的整体水平，使越来越多的医务工作者能够在越来越高的水平上为患者服务，这无疑是显著的道德之举！

笔者认为，提高医疗卫生服务的整体水平，最大限度地消除不同国家、地域医务人员之间在医学知识、技能上的差异，应当形成一种建制，有一个强有力的保障。循证医学正在为此做着不懈的努力。当然不能奢望，有了循证医学，就将提高医疗卫生服务整体水平的责任都寄托在循证医学上，就可消除医务工作者之间的一切差距，毕其功于一役。然而循证医学只是提高临床医疗水平的一个基本条件，并不是唯一条件。严格地说，循证医学对临床实践的规范作用也是在其他条件的保障下实现的。循证医学只是为所有的医疗机构和所有的医生在同一知识技能平台上开展临床工作创造了条件。而不同地域、不同设备的医院，同一医院的不同医生是否都能达到这一平台的水平，最充分地利用这一平台，应用循证医学的成果，跟上医学发展的步伐，还取决于相应的制度、医疗卫生管理的水平和临床医生的努力。这中间，包括广义的道德建设的作用。当然，为循证医学提供保障的道德建设，也接受循证医学的促进。道德建设与循证医学的发生发展是相互促进的。

## 第三节　循证医学为医学科学体系的发展开辟道路

医学发展到今天，已经形成了学科众多、层次相对清晰的体系，是一个大系统。医学的进步是在众多学科的合力作用下实现的。在医学内部，各学科之间的联系并不是杂乱无章的，而是一个有机的体系。从整体上看，基础医学与临床医学、预防医学、康复医学的内在联系是十分紧密的。各学科之间的内在联系是形成医学发展合力作用的保障。如果学科之间的联系不紧密，基础医学远离实际，不能解决临床、预防、康复中迫切需要解决的问题，临床、预防、康复不能及时应用基础医学研究的成果，临床、预防、康复中效果显著的原则、标准、方法不能及时推广，则必然延缓医学整体进步的速度。

着眼于现实，不能不承认，医学内部各学科之间的有机联系没有充分发挥作用。客观地说，基础医学与临床医学、预防医学、康复医学的内在联系在理论上是清楚的；在实践上，人们也力图贯彻基础医学与临床医学、预防医学、康复医学相互作用的原则。但是，重视临床，忽视预防、康复，忽视基础的现象是存在的，而且有越来越严重的倾向。忽视基础势必造成基础研究不能满足临床的需要，怎么办呢？于是，有条件的临床机构纷纷建立实验室，开展基础研究工作。但临床实验室解决的又往往是临床最迫切需要解决的问题，临床实验室开展的研究只能是临床研究的前期工作，至多是基础研究滞后的某种补救，并不能取代基础研究。忽略基础最终必然影响临床的发展。同样，忽视预防、康复，也必然影响到临床，不但加大了临床的压力、抵消了临床的努力，而且造成了巨大的浪费。

问题出在哪里呢？缺乏一种机制。

要解决这些问题，必须建立一种机制，确实保证基础医学与临床医学、预防医学、康复医学的全面发展和有机结合。

循证医学的重要意义也在于此。循证医学进一步强化了基础医学与临床医学、预防医学、康复医学的内在联系，加快了医学整体化的进程。

这里，有必要指出循证医学研究中的一种局限性。截至目前，国内外关于循证医学的研究、评介，都局限于临床医学，仅仅从临床医学发展的角度解说循证医学。毋庸置疑，循证医学之于临床医学进步意义重大；循证医学的产生发展都有着明确的解决临床实践中的问题、满足临床需要、提高医疗服务水平的特征，是实现治疗最优化的有效办法。但是，正确的东西，如果把它绝对化、形成定势，就会失之片面。笔者认为，对循证医学的意义的认识应当站得高一些，看得全面一些、看得远一些。

首先，应当从医学各分支学科的发展上理解循证医学的意义。临床医疗需要充分的证据，疾病的预防、康复就不需要充分的证据吗？基础研究本身不也是一种证明过程吗？临床的大样本研究难道不也是对基础研究成果的证明吗？循证医学的研究不应局限于临床医疗，应当向基础医学、预防医学、康复医学扩展开来。

其次，还应当从医学整体进步的层面上评价循证医学。循证医学之于医学整体进步的意义或许是它的创立者始料未及的，但它规范医学整体进步的作用却无疑是存在的。当然，较之循证医学对临床工作的意义，其对医学整体进步的作用才初见端倪，还是一种潜在的东西。不过，完全可以相信，伴随着循证医学的发展，其对医学整体进步的意义必将得到越来越清晰的体现。对此，现在我们就应该有比较明确的认识。因为，确立了这个认识，循证医学研究的视野里就可以避免一些盲点，就可以主动自觉地在宽广得多的领域开展研究工作，出更多的循证医学研究成果，使更多的医学分支学科在循证医学的研究中发展，进而，为人类卫生事业做出更大的贡献，最终使人类在医学的发展中受益。从伦理学的角度评估，这个过程有着深刻的道德内涵，在本质上是道德建设。

# 第12章 生命伦理学的若干问题

科学技术的巨大进步使医学获得了一系列前所未有的成绩，创造着一个又一个的奇迹。但是，科学技术进步所引起的关于生命的伦理观念的矛盾甚至冲突也是前所未有的。从面向社会、面向未来的高度重新审视人类以往的生命观点，提出和建立关于生命的新的伦理观念，意义十分重大。

## 第一节　生命伦理理论

### 一、生命的概念

生命，无论是人类生命或其他生物的生命，作为宇宙间最为神奇的现象，一直受到人类的密切关注，并怀着极大的兴趣对其进行研究。尽管人类的物质文明和精神文明已经进入了一个崭新的时代，但是人类对生命的了解还存在许多空白的领域，对生命的奥秘还需要进一步的探索。

#### （一）生命的定义

19世纪下半叶，恩格斯首次科学地定义了生命："生命是蛋白体的存在方式"，"这个存在方式的基本因素在于和它周围的外部自然界的不断地新陈代谢，而且这种新陈代谢一停止，生命就随之停止，结果便是蛋白质的分解。"

恩格斯的生命定义在一定程度上揭示了生命的物质基础，即具有新陈代谢功能的蛋白体。100多年来，这个定义一直是指导人们认识生命的思想武器。

现代科学证明，活细胞除去水分后，约有90%是蛋白质、核酸、糖、脂肪四类大分子，其中又以蛋白质和核酸最为重要。现代生命科学认为，"生命就是蛋白质和核酸两者互相依赖、互相作用的统一体。"

医学伦理学对生命的定义限定在对人的生命，即性命的理解。"性命"一词中，"性"有形状、轮廓、内容和特征的含义；"命"则寓意为发育、规律、转归和命运。医学伦理学认为，人的生命不同于一般动植物的生物学生命，有着独特的性质。作为人的生命具有生物学存在（自然属性）和社会学存在（社会属性）的二重性。既不能表现为离开社会的纯粹生物学存在，也不能表现为离开自然的纯粹社会存在。

医学伦理学给人的生命下的定义是：生命是具有自我意识和劳动潜能，在一定的社会关系中扮演一定的社会角色，同时具有生物属性和社会属性的统一体。

#### （二）人的生命的起始标准

关于人的生命的起始标准，始终存在着争议。在控制人口和提高人口质量已成为全球性的重要任务，生殖技术与生育控制技术高度发展的今天，确定生命的起始标准已成为具有道德意义和法律意义的问题。

**1. 个体生物学标准** 这个标准在时间的划分上可分为早期说、晚期说和全期说，强调的是个体的生物学存在。

（1）早期说：有学者主张人的个体生命从受精卵开始，生命开始的标志是受孕。有学者认为受精卵在着床之前没有继续生长发育的保证，难以成为真正的人。他们把生命定在妊娠第4周，即受精卵着床植入子宫时开始。还有学者把生命的开始定为胎儿大脑皮质形成的时候，在妊娠第8周，可以发现胎儿的脑电活动。人的生命特点就是具有自我意识和自我反映，而大脑皮质是作为人的生命特点的意识和反映的物质基础。

（2）晚期说：主张晚期说的学者，把生命的起始限定在胎儿发育的晚期，胎儿发育28周以后，即有了可存活性之后或者直到分娩才是生命的开始。这种观点认为胎儿能在子宫外存活，就表明它已成为一个独立的不再依赖母体的实体。

（3）全期说：认为从受精卵到围产期都是人的生命开始的时间。

**2. 承认授权标准** 承认授权标准认为，生命的开始必须以胚胎发育到可以离开母体而存活为前提，同时又必须得到父母和社会的承认。首先是父母的承认，但更重要的是社会的承认，并由社会授予婴儿权利，这种标准强调的是生命个体的社会学存在。

**3. 复合标准** 复合标准是为了克服片面强调生物学存在或社会存在而提出来的。许多学者认为，人的生命开始要根据生物学、生理学和文化等诸多因素来决定。这种把生物学生命和社会学生命统一起来的标准，有其多方面的优点。它为控制人口奠定了基础；方便了妇女人工流产的要求；避免了生物学研究的片面性。

### （三）人的生物学生命与社会学生命标准

**1. 生物学生命标准** 是指属于生物分类中脊椎动物门、哺乳类、灵长目、人科、人属的有机体。这个有机体是迄今生物进化的顶峰，具有一系列不同于其他物种的形态、生理、心理方面的特点，具有独特的基因结构和遗传物质。一些学者之所以把受精卵及胎儿发育的不同阶段用来确定生命开始的时间，就是根据生物学标准来论证的。他们所说的生命，实际上是指人的生物学生命。

**2. 社会学生命标准** 人不仅具有生物学意义上的生命，而且具有自我意识以及和外界社会沟通与交流的能力，即具有社会学意义上的生命。人的社会学生命的本质就是具有能够与社会互动的自我意识和社会属性。

（1）人的自我意识的产生：人的自我意识不是从受精卵开始就具有的，而是在生物学生命发育到某一阶段，在离开母体特别是和社会接触后才逐渐形成的。人的生物学生命和社会学生命不是同时产生的。但人的自我意识的消失一般是随着生物学生命消失的。

（2）人的自我意识产生的条件：人类的自我意识的产生，必须包含两个前提：一是有正常发育的大脑；二是从出生开始就处在正常的社会关系之中，并充当了一定的社会角色。具备这两个条件，才能逐渐产生自我意识，才具备了社会学生命，才可以被看作是社会的人。一个刚生下来的婴儿，即使大脑发育正常，如果脱离人类社会，不能与社会交往，也不会产生人类的自我意识。那些被人们偶然发现的"狼孩"等就有力地证明了这一点。

## 二、生命伦理的理论

伴随着医学和社会的发展，人们对生命的认识从生命神圣论发展到生命质量论、生命价值论。

### （一）生命神圣论

**1. 生命神圣论的定义** 生命神圣论是指人的生命至高无上、神圣不可侵犯，是一种存在久远、至今仍在影响人们的一种传统伦理观念。

**2．生命神圣论的产生**　生命神圣论是历史上出现最早的生命价值观念，是在动物本能基础上和在社会风俗中逐渐形成，并在社会道德意识中发展的。生命神圣论认为失去了生命就意味着失去了一切，没有生命就没有人类的一切社会历史活动。古今中外，生命神圣的观点在宗教或非宗教的伦理思想中普遍存在。如佛教："救人一命，胜造七级浮屠。"中世纪欧洲神学伦理学家托马斯·阿奎那："谁杀死自己就是对上帝的犯罪。"《内经·素问》："天覆地载，万物悉备，莫贵于人。"唐代孙思邈："人命至重，有贵千金。"1948年世界医学会的《日内瓦宣言》中说："即使在威胁之下，我要从人体妊娠的时候开始，保持对人类生命的最大尊重，绝不利用我的医学知识做违反人道原则的事"等均反映了生命神圣思想。

**3．生命神圣论的道德意义**　生命神圣论重视、珍惜生命，促进了种族的生存与繁衍。人类在群居生活中，由于感受到保存生命的艰难而珍视生命，从而产生了互助观念。重视生命为个人发展、人类社会进步、文化继承和发展所必需。

生命神圣论推动了医学的发展。医务人员珍惜生命，以救死扶伤为天职，把患者生命的安危放在首位，鼓舞了医务人员不断探索生命的奥秘，为医学事业的发展贡献力量，促进医务人员道德品质的培养与锻炼，保证了医学沿着人道主义的轨迹健康发展。

**4．生命神圣论的局限性**　首先，生命神圣论片面地注重生命的数量，忽视生命的质量，使人们产生了无论何种情况下保存生命、延长生命都是医务人员的天职，无论何种原因的放弃治疗、终止治疗都是绝对禁止的偏见。现代伦理学认为，人类的生物学生命并非越多越好，有严重缺损的生命并非都应该无条件地活下去。人们不应固守生命神圣论的传统观念，而应注重生命的质量和生存环境的改善。其次，影响医疗卫生资源的合理分配。在医学事业快速发展的情况下，使得一些生命质量十分低下的人，甚至濒临死亡者依靠人工营养和仪器、药物长期维持生命仍然可以具有生物学生命。要维持这样的生命，需付出巨大的人力、物力、财力，造成卫生资源在不同人群、不同地区分配的不合理，影响了人类健康事业的发展。

（二）生命质量论

**1．生命质量论的定义**　生命质量论是以人的自然素质即体能和智能的高低优劣为依据，衡量生命对自身、他人和社会的价值的伦理观。生命质量论的基本信条是，尊重有价值、有质量的人的生命，接受人的死亡。

**2．生命质量论的产生**　生命质量论是在第一次医学革命即成功控制烈性传染病之后出现的，是实验医学的产物，它伴随优生学的发展而发展，到世界人口出现爆炸性增长后才为人们所重视。由于生殖技术的发展，使对潜在生命的控制成为可能，生命质量论也受到人们的普遍关注。

**3．生命质量标准**

（1）主要质量：指人的身体和智力状态，也称人性素质。有些主要质量在出生时便可辨认，它是区别正常人和非正常人的标准。这个标准把无脑儿、白痴、先天愚型等视为非人，理由是他们的生命从主要质量来说已低至不应维持下去的地步。

（2）根本质量：指生命存在的意义和目的。如严重脊柱裂的婴儿、不可逆昏迷的患者、极度痛苦的晚期癌症患者等都无法或充当社会角色，丧失了根本质量。

（3）操作质量：指利用智商（IQ）或诊断学的标准来测定智能、生理方面的人性质量。如有人把智商高于140者看作是高生命质量的天才，智商在70以下者属于心理缺陷的人，智商低于40者看作是有严重问题的人，智商低于20者看作是极重度智力低下。

**4．生命质量论的意义**

生命质量论为延长、维持、结束或缩短人体生命的决定提供了依据，为避孕、流产、节育、遗传咨询等计划生育或优生优育措施提供了理论依据，也为相应的社会政策，如人口、环境、生态政策等提供了参考。

### (三) 生命价值论

**1. 生命价值论的定义**　生命价值论是生命神圣论与生命质量论相统一的理论，是以人所具有的内在价值与外在价值的统一来衡量生命意义的伦理观。生命价值论是以生命的物质价值、精神价值作为尺度，衡量生命的个体效益和社会效益。

**2. 生命价值论的内涵**　生命价值论强调生命的内在价值与外在价值的统一。

生命的内在价值是指生命所具有的潜在创造能力或劳动能力，由体力和智力即生命的质量决定。决定个体生命内在价值的条件是，是否具有自我意识、能否在社会关系中扮演一定的社会角色。

生命的外在价值，就是把内在价值发挥出来，为社会创造物质财富与精神财富。内在价值和外在价值的统一构成了一个人的生命价值。生命的内在价值与外在价值是相互联系、密不可分的，内在价值不断地转化为外在价值，外在价值也会不断充实与丰富内在价值。

**3. 生命价值的标准**　判断人的生命价值的高低和大小的标准有二：一是生命本身的质量，即体力和智力的状态；二是生命对他人、对社会的意义。生命本身的质量决定生命的内在价值；生命对他人和社会的意义决定生命的外在价值。前者是生命价值判断的前提和基础，后者是生命价值的目的和归宿。

在很多情况下，人活着并不一定就具有生命的价值。活着仅仅说明生命本身的质量，说明体力和智力的发展状态。只有生命在对他人和社会有所作用、产生影响的时候，这个生命才是具有价值的。生命价值可以是正的价值，也可以是负的价值。

对生命价值的评价是困难和复杂的，因为人们的理解、观点、态度和标准都不尽相同，而且生命的价值及价值的大小也会随着时间和条件的变化而变化。特定的生命在一些人的观念中或某种历史条件下是有价值的，而在另一些人看来或在另一种历史条件下可能很小，甚至没有价值。生命的价值可以随着人们对自身认识不断深化，因此，在对生命价值大小进行评价和对生命取舍时，必须抱着审慎和熟虑的态度，进行科学分析。

**4. 生命价值论的意义**　生命价值论的提出，为全面认识人的生命存在意义提供了科学论证，也为有缺陷新生儿的处理提供了科学论证。生命价值论可作为医护人员在竭力挽救患者生命的同时，对那些濒于死亡的患者应做出正确生命价值判断的理论基础。著名科学家高士其，在严重残疾中度过了50年。50年中，他为中国的科普教育做出了杰出的贡献。他的生命是有价值的生命。但是处于濒死阶段的患者，对植物样生存个体的不惜任何代价的救治维持生命，耗费医药资源，是不符合生命价值标准的。

## 第二节　生育的伦理

### 一、计划生育的道德要求

#### (一) 计划生育的概念

计划生育是指掌握生育的时间与密度，有计划地生育子女。2013年11月，中央决定启动实施一方是独生子女的夫妇可生育两个孩子的政策，逐步调整完善生育政策，促进人口长期均衡发展。2016年，国务院印发的未来人口规划强调，以促进人口均衡发展为主线，坚持计划生育基本国策。鼓励按计划生育，充分发挥全面两孩政策效应，创造有利于发展的人口总量势能、结构红利和素质资本叠加优势，促进人口与经济社会、资源环境协调可持续发展。

#### (二) 计划生育的意义

**1. 实行计划生育有利于实现社会主义现代化建设，使人民生活达到小康水平**　人口过多不仅影响人均收入的提高，而且会对粮食、住宅、教育、交通、就业、医疗等形成压力，导致人民群众生活水平和生活质量难以大幅度提高。要在21世纪中叶经济发展接近发达国家水平，就必须在大力发展生产的同时，提高人的素质，使人口的数量与质量同社会、经济的发展相适应。

**2．实行计划生育有利于个人的发展和家庭的幸福**　早婚早育不利于青年全面发展和自我完善，乱生超生不利于家庭生活的改善和幸福。实行计划生育而控制人口的增长，提高人口的质量，是利国、利民、利己，也是有益于后代的基本国策。计划生育是我国政府进行扶贫开发、消除贫困的一项重要举措，使很多家庭从"越穷越生、越生越穷"的恶性循环中解脱出来。生育健康为妇女提供了全面的生育健康保护，促进了农村消除贫困的进程，也促进了现代化生育观的建立。

（三）计划生育的道德要求

**1．建立新的人口观和生育观**　人口观是人们对人口问题的基本观点和看法。我国传统的人口观是把人丁兴旺作为国家兴旺发达的标志。现代新的人口观提倡把人口的数量和人口的质量及价值提高结合起来。

生育观是人们对生育行为的总的看法，我国传统的生育观是"多子多福""传宗接代"。现代新的生育观认为，生育不仅仅是个人和家庭的行为，同时也是国家和社会的行为，生育的数量应与社会的现代化进步相适应。

**2．建立生育的公益观**　在没有歧视、强迫和暴力的状况下，所有夫妇和个人都拥有决定其子女人数和生育间隔的生育权利。但人们在行使此种权利时，应考虑生育的公益问题，即把已生育的和将要生育的子女的需要以及对社会所负的责任结合起来，采取措施适当限制个人的生育自由决定权利，是保障孩子健康成长和维护社会公益的必要手段。

**3．贯彻知情同意和优质服务的原则**　在计划生育工作中，医务人员对节育方法的选择要贯彻知情同意的原则，在允许自愿选择节育措施的过程中达到节制生育、控制人口增长的目的。在计划生育工作中要坚持男女平等，宣传男女都有选择节育措施的义务。要努力提高生育健康服务质量，切实解决在计划生育中选择节育措施的夫妇遇到的生育健康问题。

## 二、与生育有关的道德问题

生育控制技术包括目前广泛应用的避孕、人工流产和绝育，以及近年来发展起来的产前优生学诊断等。这些技术在控制人口，提高生命质量上的作用也是显而易见的，但这些技术本身所蕴含的和在实施过程中所引发出来的伦理学问题也有很多。

（一）避孕的伦理问题

避孕是指为满足社会人口数量和质量控制需要，用一定的技术和方法防止怀孕的措施，是通过阻断受精过程的方式实现的。避孕的实质是将性行为与生育分割开来。

**1．有关避孕的传统观念**

（1）传统宗教的观点：一些宗教人士认为，婚姻与生育是牢固不可分的，而避孕切断了性交与生育之间自然而神圣的联系。西方传统宗教观念还认为，任何非生育目的的性行为都是不道德的。避孕技术的推广普及意味着道德的沦丧。伴随着社会的发展，已有越来越多的宗教人士改变了对避孕的态度，承认避孕的合理性。

（2）避孕是预先扼杀生命的观点：有人认为避孕是预先扼杀了一个人的生命，这种观点是荒谬的。这一观点影响到生命伦理学的众多方面，如人工流产、绝育等，涉及人的本体论地位问题，即人的生命是从什么时候开始的问题。

（3）避孕技术不安全的观点：以往由于避孕技术和方法无效、低效，而且不安全，有严重副作用而遭医学界和其他人士反对。随着高效、安全、无痛苦的避孕技术和方法问世,人们已改变了这种看法。

**2. 避孕的当代伦理争议**

(1) 避孕会不会引起性道德混乱:婚前性关系和非婚性关系增加与避孕技术没有直接关系。把社会上某些人性道德观念淡化归咎于避孕技术的实施,是没有道理的。

(2) 避孕会不会导致更多的人工流产:无论是鼓励避孕还是禁止避孕都有可能导致人工流产,两者不存在必然联系。

(3) 避孕会不会使人放弃生育的义务:避孕不会影响社会和国家的利益与人种的生存和延续。避孕与生育的内在统一性在于避孕是为了有节制地生育,更合理地生育。

**3. 避孕的意义**

避孕有利于社会的发展,有着显著的伦理意义。围绕着避孕的伦理评价展开的先进与落后、科学与愚昧、对社会负责与只关心局部等不同道德观念的争议,终将以符合人类整体利益、长远利益的进步伦理观的胜利而告终。围绕避孕和人口控制计划实施所必需的道德教育和道德观念的转变,将是医学伦理学工作者的长期任务。

### (二) 人工流产的伦理问题

人工流产是根据孕妇的意愿或为维护孕妇的健康和生命,有意施行的堕胎,在婴儿出生前结束妊娠。人工流产可分为治疗性流产和非治疗性流产。人工流产要严格掌握手术指征,坚持原则,严禁性别歧视导致的流产。

人工流产的道德意义在于:

(1) 有利于保护孕妇的健康和生命。当胎儿的存在威胁到孕妇的生命时,为挽救孕妇生命而舍弃胎儿,是可以被人们接受的。

(2) 有利于计划生育。计划生育是我国的基本国策,控制人口也是全球性的任务。一个胎儿的利益与全人类的利益相比较当然是微不足道的,为了计划生育而进行人工流产,在道德上是允许的。

(3) 有利于提高人口素质。"限制人口的数量,提高人口的素质"是我国的人口政策。出于保证人口质量的目的,避免一个可能或肯定有缺陷的胎儿出生而施行人工流产是允许的。谓之选择性人工流产。选择性人工流产是指经过遗传咨询和产前诊断证实孕妇所孕育的胎儿患有先天性缺陷和遗传性疾病后而实施的人工流产。

(4) 有利于维护妇女的权益。妇女有控制自己身体的权利。在对社会和家庭利益给予足够重视的前提下,允许妇女为了切身利益而自由选择人工流产,如婚前性行为致孕、被强奸致孕等。这样的胎儿如果出生,会给妇女带来一生的痛苦,在这种情况下,妇女的权利应大于胎儿的权利。

### (三) 产前诊断的伦理问题

产前诊断是针对怀疑怀有先天性疾病和遗传性疾病胎儿的妊娠早、中期妇女,通过仪器检查或采取母体、胎儿组织,对胎儿进行胎体外形判定、染色体检查和酶的生物化学分析等,达到对胎儿是否患有先天性或遗传性疾病的判断,判明胎儿质量,为决定胎儿的留舍提供准确的客观依据的生物医学诊断技术。

**1. 产前诊断的伦理意义**

(1) 胚胎性别诊断可以预防伴性遗传性疾病新生儿的出生。现代医学研究揭示,X连锁性遗传病的女性携带者与男性婚配后所生子女,女儿中有1/2可能是携带者,儿子中则有1/2可能是患者。所以,如果查明孕妇为X连锁隐性遗传病基因的携带者时,对胚胎性别应当进行鉴定。父母中有一人为血友病患者,则男孩患血友病的可能性比女孩更大,就应该选择女孩。若判别是男性胎儿时,应进行选择性人工流产。

(2) 产前诊断的临床应用不仅可以发现胎儿的异常，结合遗传学分析判断是否伴有性遗传病，还能对先天性畸形做出产前诊断。

**2. 产前诊断的胎儿性别保密原则**

在我国重男轻女的思想根深蒂固，不少的人做 B 超检查判断胎儿性别，采取非法的手段终止正常女胎的生命。医务人员在产前诊断的过程中应严格遵守医疗保密原则，不向受检查的夫妇泄漏胎儿的性别。

## 第三节　生命控制的伦理

### 一、有缺陷新生儿救治的伦理问题

有缺陷新生儿是指由遗传、先天或外伤等原因造成的一出生就有缺陷的新生儿。这些新生儿有的无法矫正和治愈，有的短时期内死亡，有的在医学技术的帮助下可以维持生命，但完全丧失劳动和生活自理能力。

对有缺陷新生儿是否救治，存在着不同价值观念的冲突，其焦点是生命神圣论与生命质量论、生命价值论的矛盾。

#### （一）有缺陷新生儿救治上的价值冲突

**1. 个体价值与群体价值的冲突**　医学所追求的价值是全人类的健康，是群体价值。医生所追求的价值是某一个患者的健康，是个体价值。医学就是通过医生对每一位患者的救治而达到增进人类健康的目的。在通常情况下，二者是不矛盾的，然而在对有缺陷新生儿的救治中，二者就很明显地表现出对立。一个患有先天性幽门狭窄的新生儿以前不易存活，现在医学可以用手术的方法使患儿免于一死，还能使他和正常人一样结婚、生儿育女，医生追求的个体价值实现了。但是，问题的关键是，手术只是缓解了患儿的临床症状，并没有从根本上纠正缺陷的基因，这种致病基因还会被一代代传递下去，这无疑会使先天性幽门狭窄的基因在人类基因中扩散，患儿的个体价值和群体价值之间发生了冲突。

**2. 自身价值和效用价值的冲突**　有缺陷新生儿的自身价值是指生命的存活能力，有缺陷新生儿的效用价值是指其对家庭对社会能够作出的贡献。医学挽救了有缺陷新生儿的生命，保持了自身价值，那么他的效用价值又如何呢？应该肯定，有的缺陷儿通过救治保存了一定的体力和智力，长大后能为社会作出不同程度的贡献。但也应看到，有不少缺陷儿通过救治虽然存活下来，但终生无自理能力，更没有劳动能力。这样的病残儿，不仅给家庭带来沉重的负担，也给社会造成巨大损失，这种病残儿的效用价值是一个负值。自身价值和效用价值在这样的病残儿身上呈现严重对立。

**3. 快乐原则与尊生原则的冲突**　快乐原则是指医学应当给患者带来快乐，患者得到的快乐越多，医学的道德价值就越大。尊生原则是指医学应当尊重人的生命，患者的寿命越长，医学道德价值就越大。对正常人来说，快乐原则与尊生原则是统一的。挽救患者的生命也就意味着给患者带来快乐，但在对有缺陷新生儿的救治中，二者又常常发生矛盾。医生遵循尊生原则，尽可能让病残儿存活下来，但与存活相伴随的却是异常的痛苦，这显然是违背了快乐原则；如果遵循快乐原则，不让严重病残儿痛苦地活着而使他尽快死亡，却又违背了尊生原则。

由于在对有缺陷新生儿的救治中存在着价值冲突，使我们不能同时保持多种价值共同存在，我们只能权衡价值大小，择其大者而为之。那么，怎样判断对有缺陷新生儿救治的价值大小呢？这需要对有缺陷新生儿的道德地位加以分析。

## （二）有缺陷新生儿救治的伦理标准、操作标准

**1. 有缺陷新生儿救治的伦理标准**

（1）生命质量标准：生命质量标准分智力和体力两个方面，智力标准是指缺陷对患儿智力的影响，体力标准是缺陷对患儿未来劳动能力的影响。可以根据先天缺陷对患儿的生理机能、未来体力和智力发展的影响来决定是否舍弃有缺陷新生儿。

（2）代价标准：代价标准是对家长、医院和社会而言，按照上述分类，属于可以治疗的缺陷儿，如果对他们的救治所付出的代价太大，而且还会损害社会及后代的利益，放弃救治在伦理上还是可以接受的。至于生命质量低到什么程度，代价高到什么程度，还需要医学和医学伦理学进一步的探讨和研究。

**2. 有缺陷新生儿救治的操作标准**

（1）救治：新生儿表现出仅为轻度的畸形，如赘生物、并指、多指、小血管瘤、单纯唇裂等。这类有缺陷新生儿与正常人有同等的权利，不能因其他原因如性别问题、财产继承问题作为借口不予救治而舍弃。

（2）舍弃：主要针对有缺陷新生儿属于出生后因缺陷短期内死亡者，不能发育到成人阶段或者发育至成人阶段后不具有基本生活自理能力者，目前不能矫正的严重畸形如小头症、无脑儿、严重脑积水、脑性瘫痪、严重先天性痴呆、严重心血管畸形、食管闭锁、肺发育不良、肾发育不良者等。这些严重有缺陷新生儿，不可能作为有意义的人存在，他们的生命质量非常低，已经低到在伦理道德上允许死亡的地步，所以不予救治，必要时可参照法律予以舍弃处置。

（3）父母选择：有缺陷新生儿虽有缺陷但并非十分严重，成长到一定年龄后可以矫正或部分矫正，可能会具有一定的劳动能力和一般的智力，对于这样的新生儿可据新生儿父母的抉择予以救治或予以舍弃，如严重的唇腭裂、肢体缺损、某些心血管畸形、染色体异常等。

## （三）严重有缺陷新生儿处置的道德意义

**1. 符合新生儿自身利益**　对严重有缺陷新生儿予以处置是符合新生儿自身利益的。因为作为一个有严重缺陷的新生儿，一来到人世，便承受着肉体和精神上双重的痛苦，其生命状态低于基本生命质量标准，客观上不能作为有社会属性的人而存在，主观上因不能享受社会人的权利而遭受一生的痛苦。对这些有严重缺陷新生儿的及时处置，不延长其痛苦，不拖延其死亡，避免无意义的、不幸的生活，是符合其自身利益的。

**2. 符合家庭和社会的利益**　处置严重有缺陷新生儿重要的是符合患儿家庭和社会的利益。严重有缺陷新生儿处置是否道德，在人们的观念中现在已有了很大的转变。越来越多的父母认识到，抚养一个有缺陷的孩子从经济上、精神上都是一个沉重的负担，不仅影响家庭的经济状况，也极大地牵扯人们的精力，影响工作，从而给社会带来不良影响。当然，我们也要防止以家庭或社会的利益为理由不公正地对待存在一般缺陷的新生儿，所以要制定法规和操作标准，以保护新生儿应得的正当权益。

**3. 有利于优生优育**　优生优育是我国的一项重要国策，它有利于提高民族的人口素质，有利于家庭的幸福，有利于减轻家庭和社会的经济负担，有利于以科学的态度贯彻执行计划生育政策。对严重有缺陷新生儿实施舍弃处置是与以上要求相符合的，有利于优生优育政策的贯彻与实施。总之，对严重有缺陷新生儿的舍弃处置有着很大的道德意义，它改变着人们的观念，使生命神圣论、生命质量论和生命价值论的统一得到了完美的表现。

## 二、器官移植的伦理问题

器官移植是指移植一个人的健康器官代替另一个人的病损器官的手术，器官移植的目的是挽救某些重要器官因病变而丧失功能的患者的生命。

## （一）获取供体器官的途径

20世纪50年代以来，供体器官来源问题始终没有得到很好地解决。许多患者因为得不到供体器官而在等待中死去。因此供体器官的来源就成了人们关注和研究解决的问题。在器官移植的历史上获取供体器官的途径有以下几种。

**1．捐献即自愿捐献器官**　自愿捐献器官是符合伦理原则的获取移植器官的途径。1968年美国制定的《统一组织捐献法》规定：①任何超过18周岁的个人可以捐献他身体的全部或一部分用于教学、研究、治疗或移植的目的。②如果个人在死前未做过捐献表示，他的近亲可以如此做，除非已知死者反对。③如果个人已做出捐献器官的表示，其亲属不能更改。2012年12月，天津市人大常委会通过了《天津市人体器官捐献条例》，鼓励捐献身故后仍然是有特定功能的心脏、肺、肝、肾、胰等人体器官。

**2．摘取即从尸体上摘取器官**　从尸体上摘取所需器官有两种方法，一种是推定同意，即由政府授权给医生，允许医生从尸体上收集所需器官。推定同意有两种形式：①医生进行器官收集，可以不考虑死者或亲属的意愿。②只有不存在来自死者亲属的反对时，医生才能进行器官收集。摘取的另一种方法是偷，根本就不考虑死者亲属的意见，在亲属不知道情况下收集所需器官。推定同意的方法在实施过程中的道德阻力是很大的。传统的道德观念、宗教观念以及一些民风民俗会给器官的收集带来许多困难。

**3．购买即以商品的形式买卖器官**　移植器官长期供不应求，自然就会出现买卖现象。有人出高价购买自己所需的器官，也有人为生活所迫而出卖自己的某些器官，这样就出现了器官商品化。器官商品化虽客观上增加了移植器官的来源，但结果必然是穷人出售器官，富人购买器官，器官移植技术势必会变成专供富人享有的特权。穷人只是在自己饥寒交迫之时才被迫出卖自己的器官，这就违背了自愿的伦理原则，因此受到绝大多数人的反对。

**4．信贷即交换"信贷"器官**　属于一种有条件的自愿捐献，生前留下遗嘱愿死后献出自身的某些器官，储存于"器官信贷银行"进行保存，留给自己的后代或亲属所需时使用，如果后代或亲属所需的是另外一种器官，也可以用储存在器官银行里的器官交换，换来所需器官进行移植。我们认为在解决供体器官的来源问题上信贷是一种好办法，一可以扩大供体器官的来源，二又符合自愿捐献的伦理原则，这是社会应该大力提倡的一种方法。但是，由于人们的思想观念不同，文化素质不同，其道德阻力也很大。随着社会的进步，人们思想观念更新，特别是文化素质的提高，以信贷方式自愿捐献器官者会越来越多。

## （二）器官移植中的伦理难题

**1．使用活体器官的伦理问题**　活体器官作为供体只限于人体的偶数器官，活体不能提供奇数器官。就是偶数器官的提供，也引起人们的关注，如肾移植，供体身上被摘除一侧肾后终生的健康会不会受到影响，供者的生命会不会有死亡的危险，留下来的那侧肾后来也患了肾病怎么办？供肾者的寿命会不会因此而缩短，医学能保证供肾者和原先一样吗？为挽救一个人而去伤害另一个人其价值如何估量，这样做值吗？众多伦理问题摆在人们面前，需要人们来回答、研究和解决。尽管肾移植手术发展很快，但以上问题并没有得到很好的解决，至今人们仍在争论着。

**2．使用尸体器官的伦理问题**　使用没有生命的尸体器官，从表面上看，似乎不存在什么伦理问题，实际上尸体器官的利用存在着比活体器官更为复杂、更难解决的伦理问题。利用尸体器官的伦理问题，主要存在于心脏移植之中，这是因为心脏移植对供体的要求是特殊的，与人们传统观念和常识是矛盾的。进行心脏移植必须保证两点：第一是供体必须是已死亡的尸体；第二是供体的心脏必须还在跳动。心脏是人体的单一器官，从活体摘取必然导致供体的死亡，器官的供体只能是尸体，绝不能是活体，而这具尸体的心脏又必须还在跳动。因为心脏移植要求供体的心脏必须正常，而且在移植前还要采取各种措施维持供体的生理血压，以保持心跳。

这对以心跳来判断生死的人类常识来说的确是一个悖论。由于心脏移植涉及死亡标准及其道德观念，必然使心脏移植在发展过程中遇到道德阻力。可见，确立科学的脑死亡标准，已成为心脏移植的前提。1968年，世界医学大会在悉尼召开第22次会议，发表了《悉尼宣言》，提出了新的死亡标准——脑死亡标准，大大地促进了器官移植技术的发展。

**3. 器官移植高额费用的伦理问题** 在器官移植中除了供体选择上存在着伦理难题外，器官移植技术在实施过程中所消耗的高额费用也引起了人们的关注和疑虑。器官移植的费用很高，据统计，肾移植约需3万美元，心脏移植约用10万美元，肺移植需8万美元，肝移植10万~20万美元，心脏移植和肝移植后每年还需追加护理和监测费用1万~2万美元。费用如此之高，而移植后的患者到底能活多久？个人的生活质量怎样？有多少社会价值？这些问题人们还在探讨，难做定论。

### （三）活体器官捐赠的伦理准则

1986年国际移植学会颁布有关活体捐赠者捐献肾脏的准则，可以作为活体器官捐赠道德准则的参照，内容如下：

（1）只有在找不到合适的尸体捐赠者，或有血缘关系的捐赠者时，才可接受无血缘关系者的捐赠。

（2）接受者（受植者）及相关医师应确认捐赠者系出于利他的动机。而且应有一社会公正人士出面证明捐赠者的"知情同意"不是在压力下签字的。也应向捐赠者保证，若切除后发生任何问题，均会给予援助。

（3）不能为了个人的利益，而向没有血缘关系者恳求，或利诱其捐出肾。

（4）捐赠者应已达法定年龄。

（5）活体无血缘关系之捐赠者应与有血缘关系之捐赠者一样，都应符合伦理、医学与心理方面的捐肾标准。

（6）接受者本人或家属，或支持捐赠的机构，不可付钱给捐赠者，以免误导器官是可以买卖的。不过补偿捐赠者在手术与住院期间因无法工作所造成的损失，与其他有关捐赠的开支是可以的。

（7）捐赠者与接受者的诊断和手术，必须在有经验的医院中施行，而且希望义务保护捐赠者的权益的公正人士，也是同一医院中的成员，但不是移植小组中的成员。

# 第四节 死亡的伦理问题

医学的发展，除了治疗疾病，预防疾病，维护健康之外，还积极地延长人的期望寿命，推迟死亡。然而，任凭人类医学科学如何绩业斐然，死亡仍是人生不可逃避的归宿。人们关于死亡的观念、对待死亡的态度、所应遵循的规范，都像生命问题一样，有着深刻复杂的伦理道德内涵。所以，关于死亡的道德问题是现代医学伦理学中的重要问题之一。

## 一、死亡标准道德

### （一）死亡的定义

在人类社会发展过程中，由于学科的不同与研究角度不同，对死亡有着截然不同的界定。

**1. 传统的死亡定义** 《说文解字》一书中对"死"的注解是"死，澌也，人所离也，"澌，意"尽"，也就是水流完的意思，也有"分""离"的意思。庄子说："人之生，气之聚，聚则为生，散则为死。"《礼记·祭法》中说："大凡生于天地之间者皆曰命，其万物死皆曰折。人死曰鬼。"总之，中国古代对死的认识有强烈的鬼魂或祖先崇拜的观念。

**2. 社会学的死亡定义** 死亡是人的意识或自我意识以及与他人、社会交往的消失。这主要是依据一个人与他人、社会直接或间接交往是否消失，意识或自我意识是否存在为判断标准的。

**3. 临床医学的死亡定义** 临床上的死亡是指自然呼吸与心跳机能呈现不可逆转的停止，瞳孔对光无反应，是生命活动的终止，是机体完整性的解体。死亡是一个过程。临床医学通常把死亡分为濒死期、临床死亡期和生物学死亡期三个阶段。

(1) 濒死期。指心肺等脏器已极度衰竭，濒于停止其功能的状态。它是死亡过程的开始，随着意识和反射逐渐消失，呼吸和脉搏渐渐停止，从而进入"临床死亡"。

(2) 临床死亡期。指器官功能的丧失，主要是心跳、呼吸和个人的整个生命活动已停止，神经系统中枢功能完全消失，作为一个整合功能的"人"已不复存在，但组织内代谢过程还保持。

(3) 生物学死亡期。是临床死亡之后进入机体细胞和组织坏死，直至机体全部代谢活动的完全停止，生命现象彻底消失。

**4. 医学伦理学的死亡定义** 认为死亡是一个人的全脑机能的不可逆性停止，是人的生命活动和新陈代谢的终止，是人的本质特征即自我意识的消失，是个体自我生命在社会中存在的终结。

(二) 死亡标准

死亡标准，即衡量与判断死亡的标准或尺度，既有医学意义，又有伦理学意义。

**1. 心肺死亡标准** 人类依据自身经验和医学知识的积累，确定了心跳停止和呼吸停止，就是生命结束，死亡的来临时刻。长期以来，医学一直应用心肺标准判断人的死亡。1951年美国的《Black氏法律词典》就以传统的"心死"概念给死亡下定义："……生命之终结，人之不存，即在医生确定血液循环全部停止，以及由此导致的呼吸、脉搏等动物生命活动终止之时"。

随着医学科学技术的发展和人们认识的深化，死亡的心肺标准遇到了挑战。现代医学发展中大量的科研和临床实践资料表明，死亡不是生命的骤然停止，而是一个连续发展过程。在许多情况下，心脏骤停之时，脑、肾、肝等组织仍未死亡。现代人工维持心肺功能的技术和药物的应用，使某些患者一度停止的心跳、呼吸经抢救可复苏，甚至恢复健康。这说明心肺功能停止不一定意味着死亡。反之，某些实际上已丧失脑功能的患者却能在生命维持装置监护下，使心跳、呼吸持续很长时间。

**2. 脑死亡标准**

(1) 传统死亡标准的动摇：医学的发展，尤其是高新技术在医学的应用，维持心跳呼吸的器械、药物、技术快速发展，使传统死亡标准受到挑战。

人体是一个多层次、多器官的有机体，各系统、各层次、各器官之间有着本质的区别和复杂、密切的联系。在许多情况下，心脏停搏时，脑、肝、胃等器官在一定时间内尚未"死亡"，或是虽然心脏停搏一段时间后脑组织才死亡，而这时肾、肝、骨、肌肉、皮肤等组织仍未死亡。对于人体这样一个多层次的生命物质系统，它们哪一层次的什么器官、什么组织死亡之后才算这个人已死亡了呢？

20世纪50年代以来，人工心肺机、人工肾的应用，机械复苏措施的普及，器官移植等技术的发展，挽救了许多传统上认为由于心肺功能停止而属于"死亡"的患者。所以，医学技术的成就和人体本身的特性，明确地显示了传统的心跳呼吸停止的死亡标准是极不准确的，当代医学要求有一个符合主客观一致的死亡标准。

(2) 脑死亡定义的产生：病理生理学已证明脑死亡是不可逆的。人体的主导器官已由心脏转向了大脑。因为，在对中枢神经已不可逆地功能停止的脑死者继续使用人工心肺机等救治，虽可表面上维持心肺功能，但最终无助于脑死后的人复活。全脑生命活动的停止，即脑死亡。由于它的不可逆性，确定了机体各器官在不久的将来必然很快出现死亡。即使心跳在心肺机维持下仍在继续，但这个人的思想、意志、信念、知识等已完全消失，不复存在。"这个人"也就不复存在而死亡了。

（3）脑死亡定义：脑死亡定义最早是在1968年由美国哈佛大学医学院死亡意义审查特别委员会首次提出的，他们把脑死亡定义为"不可逆的昏迷或脑死"，并提出了以下四条诊断标准：

① 不可逆的深度昏迷：患者完全丧失了对外界刺激和内部需要的所有感受能力，以及由此而引起的反应性均全部消失。

② 自发呼吸停止：人工通气停止3～5分钟仍无自动呼吸恢复的迹象，即为不可逆的呼吸停止。

③ 脑干反射消失：瞳孔对光反射、角膜反射、眼运动反射（眼球前庭、眼球头部运动等）均消失，以及吞咽、打喷嚏、发音、软腭反射等脑干反射一律丧失。

④ 脑电波（EEG）消失（平坦）等。

关于脑死亡定义，需要说明两点：

其一，关于不可逆的昏迷。昏迷是意识受抑制的病理状态，即使用疼痛刺激也不能使患者清醒过来。昏迷可由种种疾病或外伤引起，影响整个脑或脑的一部分。当已知引起昏迷的是一种不可逆的疾病或外伤引起的脑损伤过分严重时，就存在不可逆昏迷状态，这种昏迷没有希望恢复。不可逆昏迷患者的神经系统可以有完整的部分，使血压、脉搏、呼吸保持正常并长久地维持下去；但另一些不可逆昏迷患者则必须有机器维持，否则便会死亡。

其二，关于"脑皮层死亡""全脑死亡"是有区别的。"全脑死亡"包括脑皮质死亡和脑干死亡，由于呼吸运动是由脑干内的中枢控制，因此整个"脑死"的主要征候就是呼吸停止、没有脑反射（如瞳孔对光的反射消失）。这类患者必须依靠呼吸器等来维持，并且他们通常不能维持很长时间。而"脑皮质死亡"的昏迷患者，即通常所说的"植物人"则不同，他们仍保持有脑干功能，可以自己呼吸，有反射，有的甚至能微笑、咳嗽、打嗝，最长可活30多年。"植物人"，不完全符合"脑死亡"的定义，即他们的脑干没有完全死亡，脑电图还不是一条直线。

（4）脑死亡标准的伦理学意义

① 有利于减少卫生资源的浪费：人工维持心跳呼吸给有限的社会卫生资源造成了极大的压力。脑死亡标准的确定，可以不再毫无意义地人工维持大脑已死亡患者的心肺功能，从而节省了宝贵的卫生资源。

② 有利于维护生命：以呼吸心跳作为死亡标准判定的"死者""死而复生"的例子比比皆是，而脑死亡则是绝对不可逆的。采用脑死亡标准可以维护人的生命。

③ 有利于器官移植：按照传统的死亡标准，已经脑死亡而心跳呼吸仍在机械维持的"人"不能成为器官移植的"供体"，脑死亡标准的确立使脑死亡患者的器官捐献成为可能，他们的器官可以使更多人的生命得以延续。

## 二、安乐死的伦理争议

在医学伦理学领域，安乐死一直是个有争议的问题。

**1. 支持安乐死的伦理依据**

（1）符合患者自身利益。因为安乐死的对象仅限于不可逆的脑死亡患者或死亡不可避免、且身心处于极端痛苦之中的患者。对这些患者来说，作为社会存在的生命已无意义，生命质量和价值也无意义，延长他们的生命实际上是拖延死亡，延长痛苦。

（2）安乐死可使有限的卫生资源得到合理应用，以减轻社会和家庭的经济负担。

（3）符合人类生命价值观。尊重生命是生命价值论的基本原则，尊重生命就应当接受死亡。人的生命价值表现在两个方面，即自身价值和个人的生命对他人、社会和人类的意义。前者是生命价值判断的前提和基础，决定某一生命的内在价值；后者是生命价值判断的目的和归宿，决定生命的外在价值。只有当内在价值与外在价值有机地统一于生命有机体时，该生命才是有意义、有价值的。当一个人处于永久性的不可逆昏迷时，仅仅具有生物学的生命而无作为人的社会学生命时，他的生命已处于一种低价值或是零价值甚至是负价值的状态之中。无论从生命的内在价值看，还是从生命的外在价值来看，他的生命都已失去社会意义。这时，不惜一切代价去维持这种无价值或价值趋向于零的生命，实际上是在拖延其死亡时间和死亡过程。面对这种情况，无论是个人尊严还是对家庭、社会的责任，都根本无法实现。采取安乐的死亡方式结束这种生命质量极低者的生命，是符合生命价值原则的，是现代道德所能接受的。

(4) 反映了人类无痛苦死亡的愿望：安乐死首先是以患者及家属的要求和自愿为原则的。在不可逆的诊断已经确定，且患者又处于极端的痛苦之中，给患者以尊严的死、无痛苦的死，是完全符合人道主义的。

**2．反对安乐死的理由**

(1) 安乐死是变相杀人：救死扶伤是医务人员的神圣职责。人有生的权利。在任何情况下都不能促进死亡。医生、护士对患者施以致死术，与医务人员救死扶伤的神圣职责是背道而驰的，无异于"变相杀人"。因此，安乐死是不人道的。

(2) 安乐死不利于医学发展：人对自身健康、疾病的认识是无止境的。今天的不治之症，明天会变成可治之症。医学上的成功总是建立在失败基础之上的，如果认为现在没有效果显著的救治方法就不去救治，是无益于医学进步的。医学从来是在救治危重患者的实践中不断发展的。安乐死是一种消极的、被动的做法，阻碍了医学的发展。

(3) 不可逆的诊断不一定准确：安乐死必须在疾病过程不可逆，即不可救治的诊断之后进行，但这种诊断不一定绝对准确。一旦误诊，错误地实施了安乐死，就可能会使患者错过了可以自然改善的机会、继续治疗可能恢复的机会和在实践中发现新治疗方法的机会。

(4) 某些安乐死愿望不真实：患者的安乐死愿望可能是在极度痛苦和绝望的逼迫下，或在神志并不十分清醒的状态、判断力失衡时做出的，很难说是患者理性的、真正的安乐死要求。

## 第五节　临终关怀的道德本质

### 一、临终关怀概述

#### (一) 临终患者的概念

1．临终患者是由于疾病或意外事故而造成人体主要器官的生理功能趋于衰竭，生命活动趋向终结的患者。

临终患者可在几小时、几天、几星期、几个月，甚至几年内死亡。人们在一生中可能不止一次地处在临终状态及濒临死亡。临终的过程可以很短，如突然意外的事故造成主要脏器严重损害（如：脑干、心、肝等），心脑血管病的急性发作等；也可能旷日持久，如慢性病所致的脏器功能衰竭、肿瘤晚期等。临终过程大多以走向死亡而结束人生。

2．临终患者的心理特点　临终意味着面临死亡。在这即将告别亲人、结束人生的最后日子里，患者不仅在生理上发生了很大变化，而且在心理和行为上反应复杂，有时甚至会使人难以理解。

美国医学博士考波勒·罗斯（Kobler Roos）曾对上百名临终患者进行过心理调查，总结出临终患者的心理变化过程大致经历五个阶段：

(1) 否认：患者不承认自己患了绝症或病情在恶化，认为可能是医生的错误诊断，企图逃避现实,表现心神不定。

(2) 愤怒:患者已知病情或预后不佳,但气愤命运作弄自己将失去健康和生命。

(3) 乞求:患者承认患病的严重后果,期待医护人员能妙手回春或延长生命以便能完成未了的心愿和活动,患者经常忐忑不安,时而安静,时而烦躁。

(4) 抑郁:患者已知治疗无望,必死无疑,将要离开人间,面对许多未竟的事情而感到极度的伤感、抑郁。

(5) 接受:这是临终患者最后的心理反应。患者面对死亡现实,对后事有了安排,反而平静、安宁。

上述五个阶段有时互相衔接,有时交错,有时可逆,各阶段时间长短也不一样。

3. 临终患者的需求　在未进入昏迷状态,有思维、意识、情感和志向的临终患者都会依据自身的特点有相应的要求。

(1) 维护自身权利的需要:要求尊重和保留一些生活习惯和方式;要求参与治疗和护理方案的确定;要求有否定、拒绝治疗的权利以及有选择死亡方式的权利。

(2) 生活舒适的需要:保持体位舒适和周围环境安静、整洁、空气新鲜、温湿度适宜;保持身体清洁、被褥清洁、床枕柔软、应用镇静药减轻痛苦等。

(3) 关怀和慰藉的需要:临终患者在感情上的需要也是十分强烈的。在面对死亡来临时,经受着内心的、肉体的痛苦与折磨,特别期望他人的关怀和慰藉,获得感情上的满足。如医护人员的真诚关心、及时对症治疗、缓解疼痛等;亲人的探望和体贴照料等。

由于人们的社会地位、文化背景、世界观及个性特征、年龄不同,临终患者的心理、行为反应有很大差异。有人面对死亡视死如归,抓紧时间完成未竟事业,主动配合治疗护理,争取延长生命;也有人从此精神崩溃,悲观失望,沉浸在痛苦之中。当然,突然意外事故使患者临终时间很短暂,意识的丧失减少了患者心理上的痛苦;而久病折磨给患者带来的是难以克服的心理痛苦。此外,老年人和儿童在临终阶段的心理、行为也不尽相同。老年人大多认为已是高龄,活着是家人的负担,面对死亡心情比较坦然;年幼儿童尚不理解死亡的含义,躯体的损害和治疗的痛苦使他们更需要父母的爱抚和陪护。

(二) 临终关怀的概念

临终关怀(hospice care)原意为"招待所""济贫院"。自从1988年天津医学院临终关怀研究中心成立,"临终关怀"一词就作为中国医学范畴内的一门新兴学科和一种特殊卫生保健服务项目的名词而确立下来,为我国学者所接受。

临终关怀包括两方面的含义:其一,临终关怀是一种"特殊服务",是对临终患者及其家属所提供的一种全面的照护,包括医疗、护理、心理、伦理和社会等各个方面,目的在于提高临终患者的生命质量,使患者在舒适和安宁中走完人生的最后旅程,并使患者家属得到慰藉和居丧照护。其二,临终关怀是一门以临终患者的生理、心理发展和为临终患者及其家属提供全面照护的实践规律为研究对象的新兴学科。临终关怀作为一门学科,包括临终医学、临终护理学、临终心理学、临终关怀伦理学、临终关怀社会学、临终关怀管理学等分支学科。

(三) 临终关怀的特点与实施原则

**1. 临终关怀的特点**

(1) 临终关怀的主要对象是身心痛苦的临终患者。

(2) 临终关怀不以治疗疾病为主,而是以支持疗法、控制症状、姑息治疗与全面照护为主。

(3) 临终关怀注重患者的尊严与价值,它不以延长患者的生存时间为目的,而以提高患者临终阶段的生命质量为宗旨。了解与协助患者实现各种生理需要,控制疼痛,尽最大可能使患者处于舒适状态;了解和理解患者的心理需求,并给予心理上的支持,用各种切实有效的办法使患者正视现实,摆脱恐惧,认识生命和价值及其弥留之际生存的社会意义,使临终患者保持人的尊严。

（4）临终关怀提供家庭式的关怀。既为患者提供服务，又为家属提供服务。

**2. 临终关怀的实施原则**　在实施临终关怀中，根据临终患者的特点，要遵循以下五个原则：

（1）照护为主的原则：临终不以延长患者生命过程的治疗为主，而以全面护理为主，目的在于提高临终患者临终阶段的生命质量，维护患者的尊严。

（2）适度治疗的原则：临终患者的基本需求包括保存生命，解除痛苦，无痛苦地死去。临终患者认识到保存生命无望时，要求解除或减轻痛苦，无痛苦地死去。根据中国的国情、传统观念和习俗，完全放弃对临终患者的治疗人们往往不易接受。适度治疗，即不以延长生命过程的治疗为主，而以解除痛苦、姑息治疗为主。

（3）心理护理的原则：临终患者的心理因其所处的经济地位、政治地位、文化程度、宗教信仰、职业与年龄等的不同而异。加强对临终患者的心理治疗与护理，对其进行安抚、同情、体贴、关心，因势利导，使其心理获得平衡，从而正视现实、面对死亡。

（4）全方位照护的原则：包括对临终患者的生理、心理、社会等方面，全面给予关心与照护；为患者提供24小时的服务；既关心患者、又关心患者家属；既为患者生前提供服务，又为其死后提供居丧服务等。

（5）人道主义的原则：与普通患者相比，临终患者更应得到人道的关怀与照顾。对临终患者要充满爱心，关心、同情、理解临终患者，尊重他们的权利与尊严，其中尤其要尊重患者选择死亡的权利。对欲生不能且极端痛苦、难以忍受的临终患者，尊重他们选择死亡的权利，无疑也是人道主义的体现。

## 二、临终关怀的伦理价值

### （一）临终关怀起源中的道德特征

临终关怀中的 Hospice 一词源于中世纪。意指中世纪西欧修道院的传教士或修女为旅人或香客提供的休息场所，Hospice 原意为招待所。1600年法国教士 Vincent de Paul 在巴黎成立"慈善修女会"，开设院舍，专门收容孤老贫病和濒死无助的人。现代临终关怀的创始人桑德斯博士，在做护理工作期间，看到许多濒死临终患者未能享有充分的关怀和照护，出于一种崇高的慈爱之心和道德情感，她奋然投入临终关怀事业中，决心为临终患者服务终生。1967年，她在伦敦创办了世界上第一座临终关怀院——圣克里斯多弗临终关怀院，开创了现代临终关怀的先河。临终关怀的产生和发展，显示了鲜明的人道主义和伦理道德的光辉。

### （二）临终关怀实施中的道德内涵

在临终关怀的实际工作中，各个部分、各个环节均显示出了充实的道德意义。尤其对医护人员来说，要求具有良好的道德素质，将一颗爱心毫无保留地倾注给临终患者及其家属，使他们倍感人间的温暖，体会到道德的力量。

**1. 对待临终患者的道德要求**

（1）维护临终患者的人格、权利和尊严，尊重他们的意愿。设身处地地认识和理解临终患者的心境和需要，想其所想，痛其所痛，尽量满足临终患者的要求和希望，使他们在精神上得到宽慰和安抚。

（2）精心护理。临终患者特别是晚期癌症患者，呈恶病质状态，瘦骨嶙峋，二便失禁。此时，要求医务人员出于爱心、善心，不怕脏、不怕累、不怕臭地为他们服务，不能厌恶、嫌弃或躲避。

（3）做好临终关怀病房的管理工作，鼓励患者，让希望充满其生命的最后阶段。在患者临终之时，医护人员与家属一起，陪伴患者直至其逝去。

**2．对待临终患者家属的道德要求**

（1）在患者死亡之前，家属承担巨大的精神痛苦，医护人员应予以关心和慰藉，让他们正视即将失去亲人的现实，并予以接受，为家属的探视、陪伴提供方便。

（2）在患者死亡之后，家属精神上处于哀伤、悲恸之中，有些家属还面临经济条件的改变、生活平衡的紊乱、精神支柱的崩溃等，医护人员应予以帮助和支持。

（三）临终关怀的道德本质

**1．临终关怀符合我国社会道德标准**　目前，我国多数家庭改变了众亲在家中守候临终患者的习俗，及时将患者送到医院，使其在医院死亡。临终关怀机构的建立满足了家属的要求。发展临终关怀事业既体现了社会对临终患者实施科学的有效的照护，也对完善我国的社会主义医疗卫生体系，以适应社会进步和"老龄化社会""独生子女政策"具有重要意义，具有一定的社会道德价值。

**2．临终关怀彰显着人道主义**　每个人都希望生得顺利、活得幸福、死得安详。当一个人处于治疗无效的疾病末期或其他状况下的濒死阶段时，临终前的这一阶段特别需要人间的温暖、社会的尊重、精神的照护、亲友的依依恋情及其他方式的关怀。当一个人即将逝去，即将失去他在社会或家庭中的地位、财富、权利、责任、义务之际，人们以各种方式使其感到自己生命的尊严，感到自己生命的价值，感受到社会、家庭的温暖，这体现了人道主义的精神。

**3．临终关怀显示了对死者家属的慰藉与关怀**　在临床上常常忽略对家属的安慰与关怀。而许多家属往往比临终患者更难接受死亡的事实，经受着更强烈的离别痛苦。临终关怀要求尽量减少家属的悲伤，积极安慰和疏导家属的哀恸，使其尽快度过悲伤阶段。如帮助家属处理好心理失衡、家庭组合改变、家庭经济变化、子女教育抚养、丧葬仪式的筹划等各方面问题。临终关怀对死者家属的慰藉和各种形式的帮助，使家属深切感到人间的情谊，具有极大的道德价值。

**4．临终关怀可以提高工作人员的道德水平**　从事临终关怀的医护人员，要长期围绕临终者工作。而那些没有强烈的责任感和高度的道德水平的人，是难以胜任这项工作的。桑德斯博士主张选用那些曾经历过人生挫折并能战胜命运的人，尤其是亲临过亲人死亡的人从事临终关怀工作，他们可用亲身经历来鼓励患者及家属。临终关怀要求医护人员接受过专门的训练，具有高尚的职业道德，富有同情心、责任感，懂得尊重患者、尊重生命的价值，使患者能在有限的日子里，在充满亲情关怀的气氛中，安详舒适有尊严地离开人间。这种特殊的医护工作不仅对医护人员提出很高的道德要求，也发挥着陶冶医护人员道德情操的作用。

## 三、临终关怀与安乐死的和谐统一

在我国，关于安乐死问题的讨论始自1980年，临终关怀兴起于1988年，在有些人看来，这似乎是两件不相关的事情。实际上，两者是统一的，临终关怀是使人们安乐地度过临终阶段，而安乐死则是一种特殊的临终关怀，是对极少数生命垂危患者临终关怀，不得已而实施的最后操作。

（一）临终关怀与安乐死的差异

**1．概念外延的差异**　我们将临终关怀称为大概念，安乐死为小概念。因为前者的照顾对象是所有的临终患者，是针对处于临终阶段所有人的；而安乐死只是极少数身心受到疾病极度痛苦折磨的临终患者。

**2．时间过程的差异**　临终关怀是贯穿于临终死亡阶段全程的服务，其时间过程较长，一般为 3～6 个月。而安乐死则是极短时间内的一种操作手段。

**3. 自然死亡与人为死亡的差异** 临终关怀不促使患者死亡，不缩短临终时间，而是在充分控制病痛症状及心理安慰的前提下，让患者舒适宁静地自然死亡。安乐死则是用药物等方法缩短生存时限，帮助患者摆脱极端痛苦的折磨，无痛苦地死去。

**4. 客观反应的差异** 临终关怀从伦理道德、法律以至宗教各方面，均易于被人欢迎和接受。安乐死则不然，无论在伦理上，还是在法律上均有许多未解决的问题。安乐死必须在广泛的道德支持和严格的法律规定下才能实施。这也是安乐死踌躇不前，而临终关怀蓬勃发展的缘故。

### （二）两者和谐统一的道德意义

通过对临终关怀和安乐死差异的分析可以为确定人类生命最后阶段的最佳模式勾画出一个较完整的框架，使两者和谐地融合在一起。

出于人道主义原则，对所有的临终患者均应予以全方位、全过程的临终关怀；只有对极少数被病痛折磨的临终患者，符合安乐死标准的，方可考虑实施安乐死。

两者和谐统一的道德意义，就在于解决了多少年来安乐死所遇到的道德难题，消除了临终关怀与安乐死对立的偏差，建立了符合物质文明与精神文明需求的、体现人类社会进步的人类死亡的最佳模式。

## 第六节　尸体料理与善后的道德要求

患者死亡之后的善后处理，包括尸体料理、尸体解剖、对家属的安慰、死后一些现实的认识、居丧期的照顾等。以往作为医务人员对死亡善后处理问题及其道德要求重视不够，往往把这一工作与医疗工作相分离。现代生物-心理-社会医学模式要求死亡善后处理应作为整个医疗行为的一部分，因为这不仅关系到死者的尊严、生命的神圣，更重要的是关系到家属和亲友们的身心健康，特别是配偶及子女的身心健康。从医学目的、医德原则"救死扶伤，防病治病，发扬社会主义人道主义，全心全意为人民的身心健康服务"观点来看，注重死亡善后处理中的道德要求是十分必要的，也是十分重要的。

### 一、尸体料理中的道德要求

#### （一）死亡的三个时期

人在死亡过程中，依据死亡的不同阶段，人的机体在病生理及解剖上产生不同的表现。

**1. 濒死期** 又称临终状态。此时人体各系统机能严重障碍，中枢神经系统脑干以上受到深度抑制，表现为意识模糊或丧失，各种反射迟钝，心跳微弱，血压下降，潮式呼吸，体温调节中枢功能障碍，体温过高或不升。其他脏器功能亦发生重度紊乱，最后心跳、呼吸停止进入死亡期。

**2. 临床死亡期** 由于延髓处于深度抑制，表现为心跳和呼吸停止，各种反射均消失，生命活动停止。此期生命器官虽已停止活动，但组织细胞还没有死亡，仍进行微弱的代谢过程，如经积极抢救，仍有可能复活，特别是窒息、失血、电击或药物中毒等原因而致死者。

**3. 生物学死亡期** 为死亡最后阶段。此期整个神经系统和器官均出现不可逆性变化。虽经多方抢救，整个机体不可能复活并逐渐出现尸斑、尸冷、尸僵和尸腐。

#### （二）尸体料理的操作

在医院里，患者经过抢救无效做出死亡的诊断后，临终关怀工作者则应以严肃认真的态度立即做好尸体料理，其目的是使尸体清洁舒展，可以给死者家属以心理支持。

尸体料理的常规操作是，首先撤去治疗用物，如有渗血渗液应及时用棉球擦净，并用干净棉球或胶布堵塞孔道。将尸体放平，头下可垫一枕头，以免面部充血发紫或胃内容物流出。死者双臂放于身体两侧，下肢伸直，使眼睑闭合，如不能闭合者，可用毛巾湿敷或在上眼睑垫上少许棉花，使上眼睑下垂闭合。若有义齿则应装上，轻揉下颌使嘴闭紧，必要时用绷带托住下颌。脱去死者的脏衣服，擦净尸体，头发梳理整齐。用弯血管钳夹棉球填塞死者的肛门、口、耳、鼻、阴道等。若有上消化道大出血者，应塞住咽喉部，以防液体外溢。所有棉球尽量不要外露。穿好尸衣裤（尸袍）。用包尸单包裹尸体，用上下两角先包住头与足，然后用另两角将尸体包严，用绷带在颈部、腰部、足部将尸单扎牢固，将一张尸单鉴别卡用大头针别于尸单外。然后经尸体移至平车上，盖上大单，送至太平间的冰箱抽屉内，外面置第二张尸体鉴别卡。

### （三）尸体料理的道德要求

当患者经抢救无效，医生做出死亡诊断之后，医务人员，特别是护理人员应及时做好尸体料理。尸体料理的目的是使尸体清洁无味、五官端正、容貌安详、肢体舒展、位置良好、易于鉴别。良好的尸体料理是对死者的尊重、对家属的安慰，体现了医务人员崇高的人道主义情怀。尸体料理的道德要求，与尸体料理的技术操作紧密地结合在一起。

**1. 严肃认真，一丝不苟**　在尸体料理时医务人员应对死者持尊重态度，表情严肃，不能随便摆弄，任意暴露，要一丝不苟地按规程操作。既不能畏缩不前，也不能轻言戏语。动作敏捷果断，以防尸体僵硬造成料理困难。

**2. 保护病友，对社会负责**　为了防止死亡对其他患者产生恶性刺激，抢救室或单间病房更便于死者的尸体料理。如病房内有其他患者应设置屏风遮挡其他患者视线。对患传染病死亡者必须按规定料理尸体，严格做好各方面的清洁消毒，或焚烧处理，以防疾病传播，危害社会。

**3. 妥善处理遗嘱遗物**　由于患者死亡之际必然有医务人员在场，而家属却不尽然，所以死者的遗嘱、遗物必须尽心尽责地处理好。医务人员要尊重死者的隐私，不能泄露遗嘱的内容。应有两名以上医务人员或与家属共同清点死者遗物。如死者家属未能在场，医务人员应将清点后的遗物妥善保存，及时转交死者家属。

## 二、尸体解剖的道德要求

### （一）尸体解剖的意义

尸体解剖对医学发展具有重要意义。我国清代医学家王清任就敢于冲破封建礼教的束缚，对大量尸体进行观察、解剖。新中国成立后我国在尸体解剖上仍然阻力很大，尸体来源很少，死亡患者的尸解率很低。20世纪50年代为10%～30%；1966—1976年间降到10%以下。

近年来，为了肃清旧观念的影响，促进医学发展，我国医药卫生界不少专家学者带头签名，表示死后愿意献出遗体供医学研究之用。所以，在临床上，我们医务人员应以正确的态度动员那些应该进行尸体解剖死者的家属，动之以情，晓之以理，耐心说服，争取尸体解剖的成功。同时，我们还要以科学的态度来进行尸解工作，并严格遵循尸解道德规范。

### （二）尸体解剖的道德规范

**1. 尸解应征得死者生前或家属同意**　凡是死者生前遗嘱表示要捐献遗体者，其家属不能违背死者遗愿而拒绝尸解。从医学伦理学观点，在特殊情况下，为了查明病因，提高诊疗水平，虽未征得死者生前或家属同意，只要经有关部门批准，也可进行解剖。但鉴于我国国情，这种做法实现率是不高的。

**2. 爱护和尊重尸体**　在解剖过程中，应保持严肃认真态度，不可嬉笑乱语，不可有不礼貌行动。除了必要的操作，应像对待活人一样尊重尸体。死者把尸体贡献给医学，我们医务人员也应借此来受到教育,培养良好的医德医风。

**3. 尸解必须用于医学目的** 尸解的目的是为了弄清死亡原因和法学的需要,是为了弄清药物作用处理和治疗方法的疗效,是为了医学发展和医学教学的需要。背离医学目的或法律目的的尸体解剖,应视为不道德的行为。

### 三、丧葬仪式的伦理要求

#### (一)丧葬仪式的社会道德意义

**1. 在丧葬仪式中加强伦理关系** 中国传统道德,强调"礼"的作用,这个"礼"也包括葬礼,认为丧礼是引出潜在道德的方法。在丧仪过程中,平日很少见面的亲友聚会在一起,可以进一步感受宗教、家庭、亲友、邻居之间的伦理道德关系,有助于生者在此后的生活道路上进一步彼此关心,互相照顾。死者的逝去,使人们失去了亲人,却强化了生者彼此之间的伦理关系、责任与义务的关系。一般说来丧仪对一个家庭、家族来说,是可以起到凝聚力作用的。

**2. 帮助家属度过心理失落期** 亲人病故,使其家属感到哀伤、孤独。而丧葬仪式的举行,亲朋好友、街坊邻里的吊唁慰问,可以对死者家属以心理上的安慰,经济上的支持,帮助家属逐渐接受死者已逝的事实,平稳度过哀恸失落期。

**3. 满足死者家属的补偿心理** 通过吊唁仪式褒奖的悼词、评价,经济上的补偿,死者家属感受到死者已获得了许多生前没有得到的东西,从而心理上得到补偿和慰藉。

#### (二)对死者家属慰藉的道德要求

患者死亡之后,死者家属由于过度的哀痛和悲伤造成了精神上的创伤和心理方面的障碍,甚至会诱发其他疾病。研究显示,丧失至亲者在一年居丧期的死亡率比年龄性别相同的其他人群要高出10倍,所以对死者家属慰藉具有较高的道德要求,可以分为以下几个方面。

**1. 陪伴与聆听** 通常死者家属需要的是一位能理解、而且有同情心的"听众",因此,临终关怀工作者应该善于专心地听他们说出内心的悲伤与痛苦,善于耐心、专心地听居丧者诉说内心的悲伤与痛苦。当家属在向你哭诉时,你此时不必急于劝解,要耐心地听其倾诉,让对方多说、多发泄,毫无保留地宣泄内心的悲痛。

**2. 协助完成葬礼** 葬礼也是家属表达内心悲痛的均合器,可以根据死者的遗愿和家属的要求,帮助他们办好追悼会或遗体告别仪式,帮助家属接受"死者已逝"的事实,使他们表达对死者的尊敬和怀念。

**3. 协助表达内心的悲伤情绪** 要让家属哭出来,以舒解内心悲伤情绪。哭泣是死者家属最常见的情感表达方式,此时的哭泣不是懦弱的表现,而是一种很好地舒解内心忧伤情绪的方法,所以临终关怀工作者不要急于劝阻他们的哭泣,而是要协助他们自由地、痛快地哭诉出来。

**4. 协助处理实际问题** 可以通过社会有关组织,例如死者所在单位、社会慈善机构等,取得他们的支持,协助家属解决经济来源、工作机会、子女教育等方面的实际问题。

**5. 促进适应新生活** 对失去亲人特别是失去配偶的居丧者,我们应该给予热情的帮助,使之首先能够独立生活,继之逐渐对死者做出感情的撤离,最后与他人建立新的人际关系。鼓励家属积极参加社会活动,使之逐渐从悲伤中化解出来,直到家属适应了新的生活。

# 第13章 医院管理伦理

医院管理中有着丰富的伦理内涵。道德建设是医院综合评价的重要标准。在医院管理中，加强道德建设，有利于管理者和医务工作者整体素质的提高，有利于医疗服务水平的提高，有利于医院综合实力的提升，有利于医院的科学发展。

## 第一节 医院管理伦理的内涵

医院管理伦理是医院管理与伦理学的结合。研究医院管理中的道德问题，揭示医院管理的道德内涵，探索道德建设在医院管理中的作用，有助于提高医疗服务水平，构建和谐医患关系、医务人员之间的关系，协调医院内部与外部的关系，提高医院的整体水平和社会形象。

### 一、医院管理与伦理结合的必要、可能与途径

#### （一）医院管理与伦理结合的必要性

医院管理是具有显著伦理特征的系统工程。医疗服务的任务是为患者诊治疾病和提高群众的健康水平，这个任务是异常艰巨的。疾病的复杂性、维护人体健康水平内在机制的复杂性，都对从事医疗卫生服务的医务工作者的道德水平提出了很高的要求。作为医院的管理者，要带领全体医务人员高质量地完成医疗卫生工作，必须高度重视医疗卫生管理中的道德建设，必须牢固地树立符合伦理道德的价值观，必须自觉地、经常地对自己的管理行为和医务人员的医疗服务进行伦理评价。

#### （二）医院管理与伦理结合的可能性

医院管理和伦理的目的指向是一致的。医院管理以提高医疗服务的整体水平为目标，通过正确处理医务人员与患者之间的利益关系，充分调动医务人员的积极性和聪明才智，为患者和群众提供高质量的服务。伦理对承担不同社会角色人们的行为做出了正确的价值规定和评判，这种具有普适性的规定和评判，是对包括医患关系在内的具体人际关系的概括，因而对处理包括医患关系在内的具体人际关系具有指导意义。

#### （三）医院管理与伦理结合的途径

医院管理与伦理结合的途径有二。一是伦理以理念的方式为医院管理指引方向，寓伦理于管理之中，将高尚的道德境界内化为医院管理的思想、方法、模式，构建医院管理的人文关怀；二是伦理以具体的目标、组织、规定、方法、活动等方式融入医院管理，通过道德规范、道德教育提升医院管理者和医务人员的道德素质。

### 二、医院管理伦理的内容

医院管理伦理包括医院管理中的伦理、医疗管理中的伦理、护理管理中的伦理和医学研究管理中的伦理。

## （一）医院管理中的伦理

当代社会经济的快速发展，新医学模式和预防、诊断、治疗、康复为一体的大卫生观念的落实，全球经济一体化，科学技术的迅猛发展，基因理论、分子生物学、克隆技术以及新材料、新能源、航空航天和海洋技术等在医疗中的广泛应用，直接、间接地影响着医院管理者的决策和管理行为，对医院管理提出了越来越高的要求。

高新技术飞速发展和应用，对医疗卫生服务的影响是双向的，在提高疾病的诊断、治疗水平和患者的生存质量同时也带来了负面的影响。新技术、新设备的成本高，价格昂贵，导致政府、患者的开支剧增。在医院运营费用补偿机制尚不够健全的情况下，费用昂贵的设备买还是不买？哪一级别的医院引进哪些设备？常常需要医院管理者决策。在表层上看，决策时，医院管理者要考虑投入能否收回，希望新设备带来的效益要超过投入，且超过越多越好，这种思考无疑是必要的。但在深层上，医院管理者的决策是伦理选择。引进新的诊断、治疗设备，可以提高疾病的诊治水平，避免误诊、误治，是对患者利益的维护，因此会受到患者的好评。但是，如果受经济利益驱动，追求医院投入的高回报，医务、医技人员在新设备应用中违反伦理原则，患者必然不满意。

所以，高新医疗设备的购买与应用，医院管理者是否坚持了伦理原则，一是要看在临床上是否满足患者的需求，二是要坚持合理应用，严把适应证。高新医疗设备的配置必须有利于疾病的确诊和治疗。高新医疗设备的配置还必须考虑医疗机构的地域和人口分布，统筹兼顾，避免盲目攀比、配置过多，造成资源浪费。

## （二）医疗管理中的伦理

医务人员的天职是救死扶伤，实行人道主义。诊疗是看得见的行为，道德是看不见的准则。行为反映医务人员的道德水平，道德素质决定医务人员的行为。道德高尚是医务人员救死扶伤的前提条件。但受经济利益的驱动，在个别医务、医技、后勤人员中存在着损害患者的利益、损害医务人员形象的问题。所以，医疗管理中的道德建设越来越受到重视。

在为患者进行抗感染的治疗中，是否使用抗生素、选用何种抗生素，既是对医师医术和职业道德的检验，也是对医院管理道德的检验。为追求医院或个人的经济收入，不分病情、不论致病微生物、不问患者的经济承受能力，本可以选择低价位常规抗生素治疗的却选用新型的、昂贵抗生素。这种行为，不仅造成卫生资源浪费，而且使患者机体产生耐药、使日后的炎症控制减少了抗生素的选择空间。制度建设、制度的实施，都是以良好的职业道德为基础的。为减少高档医疗设备的不合理使用，卫生行政管理机构对医疗设备的使用做出了明确的规定。但个别医院将经济指标下达到科室甚至医生个人，与奖金分配挂钩，个别医务人员不遵守规定，本可用 X 线平片检查就能作出诊断的却选用 CT 检查，本可用 CT 检查的却选用 MRI 检查，有的医院迎合一些患者对 PET-CT 的错误认识，在 PET-CT 检查上出现随意性。个别医院还规定，患者来院就诊，必须在本院做各种检查，在外院做的各种检查一律无效。

这些医疗管理中存在的问题提示，医务人员的专业技能的提高是重要的，但更为重要的是职业道德素质。医院管理者应高度重视医院管理伦理建设，下大力气将道德规范内化为管理者自身和医务人员的素质，转化为自觉的行为。

## （三）护理管理中的伦理

护理工作是医疗工作的重要内容。在护理管理中，不管是主管护理工作院长、还是护理部主任和科护士长，应该经常运用医院管理伦理评价自身的管理行为和护士群体的行为，促进护理管理和护士提供的服务更符合患者的需要。

在临床上，许多检查、诊疗是由护士完成的。护理人员通过 24 小时轮流值班，护理患者、监测住院患者的生命体征。一旦发现有意外情况，及时通知值班医师进行处理。为了保证值夜班护士能担负起对住院患者生命监测的工作，值班者应经常巡视病房，目的在于及时发现住院患者病情的变化并及时采取措施。为加强临床护理管理，许多医院实行了护理夜查房制度。夜查房具有抽查的性质，在时间上本是不确定的，但由于一些医院形成了常规，个别责任意识差的护士当上级查房人员一走，便锁上病区大门，是否巡视病房、多长时间巡视病房完全由值班护士自己确定，甚至偷着睡觉。究其原因，有医院管理未有效落实的问题，更有管理者和护理人员责任心不强的问题。护理服务中的消毒制度、三查七对制度、整体护理程序的落实，都与患者的医疗安全、与患者的生命和健康密切相关。如气管切开患者的术后护理、留置导尿管患者的护理、患者使用呼吸机的管理等，能否规范操作，都不仅是对护理人员技能的检验，更是对道德水平的检验。道德素质差，责任心不强，就会给患者、医院、社会造成难于挽回的损失。

### （四）医学研究管理中的伦理

医院服务中的诊疗行为是用已有的方法、技术、设备为患者服务，但有许多疾病尚缺乏有效的诊断、治疗手段，因此需要研究和探索。临床医学研究的目的就是探索疾病诊治的新方法。临床研究涉及人类的长远利益、涉及医疗卫生服务的长远发展，是高水平医务人员和高水平医院肩负的任务。医学研究必须以道德为保障。强化临床研究中的道德建设，是医院管理伦理的重要内容。

强化医学研究管理伦理，重点是加强对临床研究项目的伦理审查。伦理审查的组织机构是伦理审查委员会。对研究项目的伦理审查包括，评估该项研究的目的、过程及其结果是否有利于人类健康，是否有利于卫生资源的合理利用，是否符合社会规范。对通过审查的研究项目，做出同意还是不同意开展研究的决定。如有关克隆技术的研究，动物试验是可以的，以人为对象的研究则必须严格限定以治疗疾病为唯一目的，不能开展以生殖为目的的克隆研究。因为，以人类生殖为目的的克隆是违背社会道德的。研究项目通过伦理审查之后，并不意味着伦理审查的结束。伦理审查要贯穿临床研究的全过程，一旦发现临床研究中出现违背伦理的问题，研究必须立即停止。

强化医学研究管理伦理，特别要注重保护志愿者即受试者的利益。临床研究是以提高人类健康水平，以疾病的预防、诊断、治疗、康复为目的的，这种研究有着崇高的道德内涵。既然是以提高人类健康水平，以疾病的防治为目的，就必须以人为试验对象；而参加试验的志愿者即受试者的道德境界无疑是崇高的。这就对临床研究的安全性、最大限度地保护受试者提出了很高的要求。临床医学研究管理中的伦理原则，就是要在临床研究中树立保护受试者的理念、切实有效地维护受试者利益。

医院管理者要强化医务人员开展临床研究的使命感和责任意识，自觉地以维护人民群众的健康水平为目的，有效地解决疾病预防、诊断、治疗、康复中迫切需要解决的问题，坚定地维护受试者的权益。

## 第二节 医院管理伦理的作用

管理伦理在医院管理中发挥着重要作用，被誉为卓越管理的黄金法则。

### 一、医院管理伦理的作用

医院管理伦理在医院发展中的作用可归纳为导向凝聚和规范激励。

#### （一）导向和凝聚作用

弘扬高尚的职业道德可以提高管理者和广大医务工作者的整体素质、医疗服务水平和医院的综合实力。医院管理者通过在全院确立全心全意为患者服务的理念和精益求精的工作态度，将尊重患者、理解患者、为患者提供正确的诊断和有效的治疗作为医务人员的天职，大力宣传医疗卫生服务的优良传统和优秀医务工作者的先进事迹，形成浓郁的以患者为中心的医院文化氛围。这样，高尚的职业道德就可以为医务人员指引方向，把医务人员凝聚在一起，并代代传承。

### （二）规范和激励作用

医院管理伦理的实质是将道德规范内化为医务人员的自觉行为。在医院管理中，高尚的职业道德可以通过行政手段、以道德标准、道德规范的方式发挥作用。道德规范对医务人员与患者、患者家属的关系，对医务人员之间的关系，对科室之间的关系，对医院与社会的关系都做出了明确的规定。倡导医务人员做符合道德规范的事，不做违背道德规范的事；并通过行政命令以精神的、物质的形式激励医务人员。遵守道德规范，就受到赞扬和表彰；违背道德规范，就受到批评和谴责。

## 二、医院管理伦理作用实现的条件

伦理道德建设在医院管理中发挥着重要作用，但这种作用的发挥和实现是有条件的。在医院管理中，伦理道德建设与其他管理手段互为条件、相互促进，形成了提高医院管理水平的合力。伦理道德建设的实现，包括以下条件。

### （一）提高医院管理者的道德素质

医院管理者高尚的道德素质对于提高全院医务人员的道德水平至关重要，直接影响着医院管理伦理在医院管理中作用的实现。一个素质低的管理者，自己对管理中何为善、何为恶、何为伦理规范、何为法律法规都不清楚，不能用高尚的道德严格要求自己，当然无法做到用高尚的道德凝聚人心，即使医院有伦理规范也难发挥应有的作用。所以，要发挥医院管理伦理的作用，首要的任务是提高医院管理者自身的道德素质、道德行为。与医院管理者的道德素质、道德行为相对应，医院管理者的思想政治素质、获取信息和发现问题的能力、分析和解决问题的能力等都影响着医院管理伦理作用的实现。社会和医疗卫生事业的发展，对医院管理者的素质、能力提出了越来越高的要求。许多医疗卫生机构将优秀的医务人员送去学习医院管理，攻读医院管理学位后才安排作医院管理工作，在管理岗位上成绩突出再提拔使用。但也有个别管理者，误以为只要走上医院管理岗位就可以管理医院，甚至将一些在临床无发展前途的人放在了管理岗位上。殊不知，作为一个称职的医院管理者，不仅应当具有科研能力、经营管理能力、讲学与演说能力、社交能力、发现和解决问题的能力、思维判断能力、制订发展规划与实施能力、创业能力、总结升华能力，更重要的是要有过硬的思想政治素质和职业道德素质。

### （二）提高医务人员的道德水平

医院管理伦理作用的实现还有赖于全体医务人员道德素质的提高。医务人员的整体道德素质是提高医院管理伦理水平的现实条件，是医院软实力中的硬指标。经常见到一些医院管理者把医院软实力归结为具有博士、硕士学位人员占医务人员比例高，博士生导师、硕士生导师比例高，具有高级职称人员比例高，而忽略对医务人员道德素质的分析。其实，医务人员的学历、学位、职称等指标重要，医务人员的道德素质是更为基础的东西，更重要。提升全体医务人员的道德素质既是医院管理伦理的目的，也是医院管理伦理的保障。

### （三）加强医疗卫生服务中的法治建设

道德建设与法治建设是相互促进的。完善的法治环境是医院管理伦理实现的必要条件。法治环境包括全社会法治化程度和医疗卫生活动的法治化程度。全社会法治化程度是医院管理伦理实现的大环境，医疗卫生活动中具体的法治化程度是医院管理伦理实现的小环境。无论是大环境还是小环境都是伦理道德建设的保障，都会直接、间接地作用于医院管理伦理。但作为医院管理者，应当更加重视医院内部的法治环境建设，严格遵守法律、法规，通过法治建设促进道德建设。

### （四）完善市场经济建设

市场经济体制的确立与完善，对医疗卫生服务发挥着很大的影响，也作用于医院管理伦理。与社会主义市场经济体制相适应的医院管理体制，是医院道德建设的条件，同时也接受道德建设的引导和规范。社会主义市场经济是依照道德规范管理和运作的经济。但社会主义市场经济的道德建设是一个过程。一方面，医院管理者在从市场购买医院运营必需品时常常面对一些困难，感到困惑。医院的运转、服务中的一切用品均要进入市场购买，而市场中鱼龙混杂，存在违背道德的现象，所以，医院的发展需要规范的外部环境。另一方面，医院为患者提供的医疗服务是以市场经济为背景的有偿服务，而医疗卫生体制和机制的改革尚在不断探索和完善之中，所以，医院的发展需要规范的医疗服务体制机制建设来保障。当然，医院与市场的作用并不是单向的，医院也要用规范的合乎道德的行为为完善市场经济建设做出应有的贡献。

## 三、医院管理伦理的评价

医院管理伦理作用的实现还有赖于医院管理伦理评价。对医院管理伦理水平的评价是医院综合评价的重要内容。医院管理伦理评价的目的是考察医院是否以患者利益和社会整体利益为重，为医院发展确定方向，促进医患关系和谐发展。医院管理伦理评价的方法，就医院内部而言，包括对医务人员的评价、医院管理者的自我评价；就医院外部而言，包括医院上级主管部门的评价、医院之间的评价。医院管理伦理评价的指标要量化，要与医院管理中的各项指标有机结合，将伦理评价落实在医院管理之中；也要对反映医院管理伦理状况的内容，如群众特别是患者对医务人员的评价、医患纠纷的数量，做出专门的评价。卫生部于2007年印发了《关于建立医务人员医德考评制度的指导意见（试行）》，对医务人员的医德考评做出了规定，有力地促进了医院管理伦理评价工作。

医院管理伦理实践案例

某地市级医院在强化质量管理中针对农村患者就医难问题，将医院道德建设落实在为农村患者提供高质量服务上，做出明确规定：凡农村患者来院就诊，安排临床经验丰富的医师接诊，能当日确诊的患者必须当日确诊，并提出治疗方案实施治疗；凡农村病员携带的各种检查图像、资料等，接诊医师在接诊的诊断中，尽量利用患者已有的检查报告，避免重复检查，减轻农民负担。

医院的规定下达科室后，医务人员严格遵循执行，得到群众高度评价。一患儿因"贫血"在驻地医院诊治1年有余，开支很大。因久治不愈而到该院求诊，高水平的医师接诊后，根据小孩的病史和体征，初步诊断为慢性疟疾，经疟原虫检验找到了疟原虫，医师给患儿开了抗疟治疗的药物和铁剂。患儿的母亲交费拿药后不敢相信，对医师说，过去花了那么多的钱未治好，好不容易来大医院求医，只花这么少的钱，能治好病吗？经医师再三解释，家长才带患儿返回。不久，孩子康复。孩子家长感动地给医院写信表示感谢，并在农村广为宣传，说该院的医疗技术水平高，服务态度好。该院门诊接诊一农村患者，该患者因腰痛在当地医院做了CT检查，但未能确诊，故到该院求医，医院接诊医师根据患者病史和体征，结合自带的CT片，图像虽模糊，但可以初步判定出病变部位。接诊医师为减轻农民负担，在疑病变部位作了穿刺，取组织标本进行病理检查，确诊为脊柱肿瘤，并及时实施了综合治理方案，疗效显著。

## 第三节 医院管理的伦理原则

医院管理中的道德建设,应坚持以下原则。

### 一、患者利益与医务人员利益兼顾,以患者利益为重

在医院管理中的患者利益是广义的,其中包括在医院就诊的患者、患者家属利益,也包括作为医疗卫生服务潜在对象的群众利益。如何处理患者利益与医务人员利益之间的关系,是对医院管理者素质和能力的检验。在处理患者利益与医务人员利益之间的关系时,管理者既要兼顾二者利益,更要以患者利益为重。

在医疗卫生工作中,患者利益与医务人员利益既相互依存又相互作用。作为管理者,既要维护患者利益,也要维护医务人员的利益。医疗卫生工作中的以人为本,既包括以服务对象即患者和群众的利益为本,同时包括以医疗卫生服务提供者即医务人员的利益为本。一方面,医疗卫生机构和医疗卫生服务都是以满足人民群众的健康需求而存在的,维护包括患者利益在内的人民群众的利益是医务人员的天职,是医疗卫生服务的本质属性。另一方面,医疗卫生服务的质量和水平不仅与医务人员的素质和技能联系,而且与他们的生活、工作条件相联系;关心医务人员、维护医务人员的利益,调动医务人员工作的积极性,使他们全身心地为人民群众提供高水平的服务,就是在维护患者的利益。医院管理者既要为患者和群众服务,也要为医务人员服务;维护患者、群众利益与维护医务人员利益在本质上是一致的。

在强调兼顾患者利益与医务人员利益的同时,必须强调患者利益第一。医院管理者在权衡患者利益与医务人员利益的时候,首先要考虑的必须是患者利益,在任何时候、任何情况下都不能损害患者的利益。在医务人员利益与患者利益发生冲突的时候,首先要考虑的是维护患者的合法权益。在医疗工作中,损害患者利益的行为不仅有损于医务人员形象,在实质上是放弃了医务人员自身的利益。因为,损害患者利益的行为,是违反道德的,会受到医院制度的处罚,情节严重的还会受到法律和法规的制裁。

### 二、社会效益与经济效益兼顾,以社会效益为重

在市场经济条件下,社会效益与经济效益之间的关系,是医院管理者不能回避的。在处理社会效益与经济效益关系的时候,医院管理者应当兼顾社会效益与经济效益,并自觉地以社会效益为重。

医疗卫生服务是社会事业的重要组成部分,必然产生相应的社会效益,这是医疗卫生服务的本质属性决定的。所以,医院管理必须追求社会效益,只有人民群众评价好、社会赞誉度高的医院才能发展。同时,医疗卫生服务离不开市场。医疗卫生服务是在市场经济背景下进行的,只能在市场环境下运行和经营。医院的发展在很大程度上有赖于良好的经济效益,有赖于盈利。所以,经济效益好也是医院发展的基础。在医院管理中,追求社会效益与经济效益是一致的,只有兼顾二者,"两手抓,两手都要硬",社会效益与经济效益双赢,医院才能良性发展。

但必须指出,在医院管理中,相对经济效益而言,社会效益永远是第一位的。首先,尽管医疗卫生服务是有偿服务,会发生费用的支出、收入,但决不能归结为金钱交易。医患关系的本质是医疗卫生机构为患者提供服务,医务工作者的使命是救死扶伤,医疗卫生服务追求的是社会效益的最大化和最优化。其次,经济效益服从、服务于社会效益。医疗卫生机构为群众提供了优质、高效的服务,受到老百姓的肯定、赞扬,一定能够获得经济效益。反之,一味追求经济效益,将盈利、赚钱作为目的,老百姓信不过,没有社会声誉,无人问津,则必然得不到

经济效益。

## 三、自律与他律结合，以自律为重

医院管理是管理者遵照政策法规和医院规章制度实现医院有序运行的过程，具有显著的他律特点。但从医院管理伦理的角度看，医院又是各级组织、各系列各层次医务人员按照各自承担的角色自我约束、自我激励的系统，因此具有显著的自律特点。医院管理中的道德建设，既要强调自律，又要强调他律，但更要重视自律。

以自律为重，就是强调自我管理。自律首先是管理者的自律，管理者用高尚的道德约束自己的行为，虚心、广泛地听取群众意见，既保证了决策和协调、服务行为符合伦理，也为下级做出表率。其次，要在全院开展职业道德教育和伦理评价，努力营造浓郁的道德氛围，提高全体医务人员的自律水平。

# 第14章 医德修养和评价

医学伦理学的基本原则和规范是通过医德修养和评价等实践活动转化为医务人员的医德品质和医德行为的。提升医德修养，规范医德评价，对于医务人员选择正确的道德行为，履行职业道德义务，具有重要意义。

## 第一节 医德修养

### 一、医德修养的涵义及实质

#### （一）医德修养的涵义

医德修养是医务人员在学习和实践中达到的医德境界，是医务人员通过接受教育和自我教育，把医德理论、原则、规范转化为个人医德品质的过程。

医务人员加强医德修养意义重大。第一，加强医德修养是全心全意为患者服务的需要。全心全意为患者服务是医务人员的职业选择。只有加强医德修养，才能深刻理解医学职业的道德本质，才能深切同情患者，做到"见彼苦恼，若己有之"，自觉地承担为患者解除病痛的职责。只有具备高尚的医德品质，才能有高度的同情心，一丝不苟地为患者服务。反之，缺乏医德修养，在医疗实践中就会出现违反医德的行为，就会出现医患纠纷、发生医疗事故。第二，加强医德修养是不断提高医术的需要。医学是一个逻辑严谨、经验特征显著的知识、技能体系。医务人员只有具备了精湛的医术，才能为患者服务。加强医德修养，才能端正刻苦学习医学知识技能、不断总结临床经验的动机，才能实现高尚医德与精湛医术的统一。第三，加强医德修养是正确处理与患者关系的需要。要为患者服务，就要处理好与患者、患者家属的关系。加强了医德修养，医务人员才能具备优雅的职业气质、良好的职业心态，良好的职业沟通能力，才能最大限度地避免医患纠纷。第四，加强医德修养是树立正确的世界观、人生观、价值观的需要。医德修养不仅是从事医疗卫生工作的职业需要，而且有助于树立正确的世界观、人生观、价值观。相对于世界观、人生观、价值观，医德修养具有职业特征，是世界观、人生观、价值观在医学职业活动中的表现，世界观、人生观、价值观决定着医德修养。但医德修养也作用于医务人员对世界的理解、对人生的理解、对价值的理解，有助于医务人员树立正确的世界观、人生观、价值观。

#### （二）医德修养的实质

医德修养是医务人员把医德原则和规范转化为择善去恶的内心信念的过程。在这个过程中，医务人员自觉地做出判断，做出选择，善者从之，不善者改之。医德修养的目的，是医务人员自觉塑造医德品质，提高医德境界。因此，高度的自觉性是医德修养的内在要求和根本特点。医德修养的过程，是一个自我认识，自我解剖，自我教育，自我改造和自我提高的过程。这种反省和解剖不是同别人斗争，而是自己与自己斗争。这里没有外力的强迫，完全靠个人自觉。自觉在这里起了非常重要的作用。当然，在医德修养的过程中，外在的教育、外部的影响是不可缺少的，但最终还取决于个人的高度自觉。俗话说："智者面对镜子，是为了发现脸上的污垢，清洗污垢；愚者面对镜子，只是为了寻求对自己的赞美。"医德修养的实质是做修养自己的智者。

### （三）医德修养的基本要素

医德修养包括提高医德认识、培养医德感情、坚定医德意志、养成医德行为习惯。

医德认识是医务人员医德品质形成的基础。医务人员只有认识自己行为的意义、自己和他人相互间的道德义务、医务人员必须遵守的原则和规范，才能自觉地提高自己的职业修养，自觉履行职业义务。

医德情感是医务人员自我反省的动力，也是医德实现社会功能的形式。医德情感的培养不是一蹴而就的，而是在长期接受教育、长期医疗实践中逐步形成的。随着医德情感的不断深化，医务人员的事业心和责任感会日益增强。不论是否与患者相识，不论患者病情如何，不论患者所患疾病是否有科研价值，医务人员都能做到以高度的同情心和责任感，为患者解除痛苦，一视同仁地履行医德义务。

良好的医德意志是医务人员对自己应尽义务的坚定信心和强烈责任。医德意志、信念，是从医德认识到医德行为的关键环节，关系到医德修养的形成和完善，是调节医德行为的精神力量。具有了坚定的为患者解除病痛的意志，就不怕苦、不怕累，敢于为患者担风险，知难而进。

医德行为和习惯是医德修养的目的，是衡量医务人员医德水平的客观标志。医务人员对医德原则、规范有了深刻的认识，就会产生炽烈的医德情感和顽强的医德意志，就能在履行医德义务的医疗实践中，自觉地坚持医德原则、遵守医德规范，全心全意地为人民群众服务。

医德认识、医德情感、医德意志、医德行为习惯之间既相互区别，又相互作用。医德认识是其他要素的前提和基础，只有知道该做或不该做，才能产生付诸行动的动机；医德情感是其他要素的必要条件，是产生医德行为的动力；医德认识与情感结合才能转化为意志、转化为行为；医德意志是行为习惯的精神支柱，没有意志力，行为习惯就不可能养成；而医德行为习惯又是认识、情感、意志的外在表现。总之，医德修养就是升华医德认识、培养医德情感、锻炼医德意志、规范医德行为、提高医德境界的过程。

## 第二节 医德养成的基本规律

良好医德的养成是有规律的。道德品质的养成，他律与自律相辅相成，只有把医德教育与自我修养结合起来，才能更好地提高医学职业道德素质。

### 一、他律：医德养成的外部条件

他律，是指通过家庭教育、社会教育、职业道德教育，培养、提高医务人员的道德素质。医德教育的基点是他律。

#### （一）中国医学的职业道德教育传统

中国历代医家一致主张，医德和医术是治病活人的两大要素。唐代大医学家孙思邈《大医精诚论》要求医务人员，在德行上要"安神定志，无欲无求"，对有疾求救者要"皆如至亲之想""一心赴救"；在医术上要"用心精微""博及医源，精勤不倦"。龚廷贤的《医家十要》四条讲德，六条讲术。清代程国彭的《医中百误歌》中的"百误"归结起来就是两误，一是误在德不好，二是误在术不精。

#### （二）医德教育的特点

**1．医德教育的系统性和综合性**　医德教育的系统性不仅强调医德教育是一个系统，而且强调医德教育和医学知识技能教育是一个系统；医德教育要遵从医学伦理学的理论与实际结合的规律，更要遵循医德与医术结合的规律。医德教育的综合性是指，医德教育要与理想信念教育、医学专业教育、纪律教育、人文科学教育相结合。

**2．医德教育的层次性和多样性**　医德教育的层次性是指医德教育要区别情况，分层次分阶段制订不同的道德要求和标准。要由低级到高级，由浅至深，由感性到理性，由规范、规矩到意志、信念。在校内，要考虑到学生年级的层次性；在医疗卫生机构，要考虑到新职工与老职工的差异。医德教育的多样性是指，在教育方法上，要因时、因地、因人制宜，灵活多样。有的可以从基本知识上晓之以理入手，有的可以从典范事例上动之以情入手，有的可以从医德实践上习之以行入手。方法有别，但殊途同归。

**3．医德教育的理论性和实践性**　医德教育既要强调理论，更要强调实践，是理论与实践的统一。要遵循实践、认识、再实践、再认识，再实践，循环往复，不断深化的规律。在医德教育中，既要注重理论的完备，更要注重实践，注重理论来源于实践、服务与实践。切忌理论与实际脱节、理论与实践脱节。既要把从医德实践中产生和完善起来的医德原则规范讲清楚，更要把医德原则规范付诸实践的意义讲明白。

**4．医德教育的长期性和渐进性**　无论是医务人员个体优良道德的养成，还是医疗卫生机构良好道德风气的形成，都是一个过程，具有长期性和渐进性特征。所以，医德教育既要重视高度，也要重视深度，要长期抓、重长效，要树立典型，注重身边人、身边事的教育作用。只有常抓不懈，锲而不舍，才能收到良好效果。

### 二、自律：医德养成的内在依据

自律，是医务人员通过自我教育、自我锻炼、自我改造和自我提高的方式提升医德素质。医德修养的基点是自律。

#### （一）良心是自律的起点

良心是最基本的道德范畴。医务人员的道德良心，是医务人员对医德医务和医德责任的自觉认识，是医务人员在自我意识中按照一定的医德准则进行自我评价的能力。医德良心是对自己的职业道德行为负有的道德责任感的集中表现。医务人员在医疗活动中的行为选择，既受社会环境、条件的制约，又受个人良心的支配。在相同的条件下，医务人员选择不同的行为，取决于个人的良心。因此，在医疗实践中加强医务人员自身的道德修养，加强职业责任感和事业心，可以更好地为患者服务。

#### （二）慎独是自律的关键

慎独，是指在没有任何外界监督的情况下，都能保持道德情操。《礼记·中庸》讲"君子戒慎乎其所不睹，恐慎乎其所不闻。莫见乎隐，莫显乎微，故君子慎其独也"，就是强调在无人注意时，自己的行为也要谨慎不苟。医务人员单独接触患者、独自一人工作时，要自觉遵循医德准则，不做任何不利于患者健康的事情。

慎独是从事医疗卫生工作的医务人员必须具备的特殊品格。医务人员根据患者病情抢救、检查、用药、护理，虽然无人监督，但必须以高尚的医德行为要求自己，处处以患者利益、社会利益为重，每个操作都要谨慎，减少差错。

#### （三）在自律中追求人格理想

对工作极端负责，对患者极端热忱，对技术精益求精，不以医疗手段谋取个人私利是医务工作者的人格理想。第三军医大学新桥医院心外科主任肖颖彬从医30余年，始终捧着一颗仁心为患者，在医患之间、党群之间、军民之间架起了信任之桥。他常说："我们不仅要救治好人心，还要挽救人心、温暖人心。""哪怕患者只有1%的治愈希望，医生也要尽100%的努力。""对于心外科医生，99分等于0分。"肖颖彬经过精心研究，用冷血心肌保护法替代了沿用多年的传统的冷晶体液心肌保护法，使科室心脏手术死亡率由以前的7.9%降至0.45%。肖颖彬带领团队摸索在心脏不停跳情况下的心内直视手术，在1000多次动物试验的基础上，突破了关键技术，创立了心脏同步引流法和"综合序贯排气法"等一系列新技术。2011年，这项成果获国家科技进步二等奖（"仁心妙手暖人心——记第三军医大学新桥医院心外科主任肖颖彬"《人民日报》2014年7月10日）。

### 三、医德养成的他自合律

良好医德的养成是他律与自律的有机结合。在医德养成中，内因是根据，医务人员自觉加强职业道德修养，才能提高道德素质；外因是变化的条件，医务人员主动自觉地接受医德教育、医德规范的约束、群众的监督，才能提高道德素质。

#### （一）他律与自律协同

在医德修养中，他律与自律相辅相成。制度监督、舆论监督在医德建设中是有效的，长期坚持，可以内化为医务人员自身素质的提高。但外在的监督并不等同于内心的自觉，外在的监督只有与内在的自省、慎独结合在一起，才会实现医德建设的整体、长远效应。他律从外到内，自律从内到外，形成合力，促进医务人员的道德实践，才能实现良好的效果。

#### （二）他律与自律互补

在医德修养的历史和现实看，他律、自律都是有效的。但对二者作用的评价又都不能绝对化，因为，它们都有不足之处。他律在强调外部制约对道德行为作用的时候，忽略了自律的作用；自律在强调内省对道德行为作用的时候，忽略了他律的作用。他律与自律的结合，可以实现对二者短缺的互补。所以，医学职业道德的养成，必须集他律和自律之长，补二律之短；要既重视医德教育，又重视个人医德修养，把二者紧紧联结在一起；要实现主体意向和外在制约的统一。

#### （三）他律与自律融合

在医德修养中，他律和自律是融合在一起的，不可截然分开。以他律为主的医德教育，离不开自律，因为他律的效果只有通过自律才能实现。例如，在先进医务工作者事迹报告会上，大家被先进人物的事迹所感动，思想上产生共鸣，是源于自律。同样，以自律为主的医务人员道德水平的提升，也离不开他律，因为自律也离不开他律的作用。又如，刚进入一个有着良好道德氛围医疗机构的年轻医务工作者，其职业道德素质的提升，就离不开医疗机构医德传统的熏陶。所以，只讲共性的医德教育，忽略受教育者个体道德自觉上差异是不可行的；同样，只寄希望于个体的自我修养，忽略医德教育同样是不可行的。

### 四、医德修养的方法

用医德养成的他自合律指导医德建设实践，就有了医德修养的方法。

#### （一）在实践中提升

医德修养是对自古以来医务人员提升医德境界实践的概括和总结，医务人员提升医德境界的目的是为了投身为患者和人民群众服务的实践。简言之，医德修养源于医疗实践，医德修养的目的是为了医疗实践。医学伦理学的学习、医疗机构的医德建设，都离不开理论，但决不能从理论到理论，而必须注重实践、突出实践。医学伦理学的学习、医德建设只有紧密结合医疗卫生实践，才能真正深化对医德的理解，才能内化为医学生和医务工作者的医德修养；只有投身为患者和人民群众服务的医疗卫生实践，才能不断提升医务人员的职业道德修养。反之，医德教育脱离实际和实践，从理论到理论，从概念到概念，无益于医德修养的提升。

### （二）在不断反思中完善

在医疗卫生实践中，经常反思自己的思想活动和实践行为，是学习掌握医德理论，完善医德行为的有效方法。古人有"吾日三省吾身"的教诲，有"行成于思，毁于随"的警戒。对做过的事情进行道德思考，既是人类道德行为的特点，也是医德修养的重要方法。通过反思，扪心自问，反省自己的道德境界，可以回顾符合道德的行为，得到心灵的慰藉；通过反思，扪心自问，可以勇敢、冷静地解剖自己，发现自己道德修养上的不足，直面自己的精神疮疤，做到不寻找借口为自己道德修养上的差距辩护。这是医德修养的必由之路。

### （三）在学习先进人物中提高

自觉地向先进人物学习，学习他们的崇高医德和为医学献身的精神，提高自己的医德境界，是医德修养的重要方法。"榜样的力量是无穷的"，但只有把榜样的精神内化为人们的素质，榜样的力量才能真正实现。所以，向先进的医务工作者学习，既要学习他们的先进事迹，更要发现、凝练他们医德行为的思想基础，知其然，更要知其所以然；向先进的医务工作者学习，既要找出自己和先进人物在医德修养上的差距，更要通过自己的行为缩小差距。

## 第三节 医德评价

医德评价是医德实践活动的重要形式，是医德规范、医德理论和医德实践的统一，是通过医德价值分辨对医学实践活动的道德评判。医德评价作为一种精神力量，对医务人员的职业行为产生巨大影响。

### 一、医德的评价及标准

#### （一）医德评价的涵义

医德评价是人们根据一定的医德标准，对他人或自己的医疗卫生行为所做的善恶判断。

医德评价有两种类型：一种是社会评价，即医德行为当事人之外的组织或个人通过各种形式对医务人员的职业行为进行善恶判断并表明倾向性态度；另一种是自我评价，即医务人员对自己的行为在内心深处进行善恶判断。如医务人员经过千方百计抢救，使危重患者转危为安，心里就感到愉快和满足；而做了不利于患者、利己之事的人，在良心上就会自我谴责，感到内疚和不安。在医德评价中，医务人员的自我"起诉""裁定"、反省等自我评价，往往比社会评价更为重要和深刻。在医疗实践中，人们总是通过社会评价和自我评价，支持、赞扬和鼓励对他人、对社会有利的行为，批评、谴责和抵制对他人、对社会有害的行为。医德评价有助于医德的形成和完善，有助于医德医风建设和医学的发展。

#### （二）医德评价的标准

医德评价标准，是指衡量医务人员医德行为善恶、社会效果优劣的尺度和依据。遵循和符合医德原则的行为，是善的行为；违背或不符合医德原则的行为，是恶的行为。根据医德基本原则的要求，医德评价的标准，主要有以下三条。

1. 疗效标准，即看医疗行为是否有利于患者症状缓解和疾病痊愈。救死扶伤、防病治病，维护患者的身心健康是医学的根本目的之一，是医务人员最基本的医德义务和责任，也是评价和衡量医务人员医疗行为是否符合道德以及道德水平高低的主要标志。如果医务人员采取了不利于患者症状缓解和疾病痊愈的治疗措施，不论主客观原因如何都是不道德的。

在现实的对医疗行为的评价中，人们常常把"患者满意"或把患者对医务人员的赞扬作为衡量医德的尺度。虽然一般情况下，患者的赞扬反映了医务人员的服务态度。但患者对医务人员的赞扬或批评不能作为评价医务人员医德的基本依据，只能是参考。因为，"患者的健康利益"不仅建立在周到服务的态度上，而且要建立在科学评价的基础上。由于种种原因，患者很难从医学科学的角度真正理解自己的健康利益。有时，有的医务人员服务态度好，甚至有求必应，但在诊疗过程中由于技术水平和其他方面的原因，却给患者造成了不应有的损害，而患者一时未能察觉，在这种情况下，患者的赞扬就很难真实反映"患者的健康利益"。所以，医疗评价是否反映了患者的健康利益，必须综合患者、医务人员等多方面的意见，必须有科学依据，不能把"服务态度"当作评价医德高下的唯一标准。服务态度固然是重要的，是患者恢复健康的重要条件，不容忽略，但并不是唯一条件。只有把服务态度和医疗技术统一起来，才能对医疗行为做出客观、恰当的评价。

2. 科学标准，指医疗行为是否有利于医学的发展。医学是维护人类生命和增进人类健康的科学。面对现代科学技术和医学的迅猛发展的挑战，医务工作者在为患者服务的同时，要认真开展科学研究，不断揭示生命运动的规律，不断揭示疾病的规律，包括疾病发生、发展的进程以及战胜疾病增进人类身心健康的途径和方法。因此，凡是有利于促进医学发展和社会进步的医疗卫生行为，就是道德的；而因循守旧、不思进取、不为患者承担风险的行为，是不道德的。

3. 社会标准，指医疗行为是否有利于人类的健康、长寿、优生和人类生存环境的改善。医学事业的目标不仅是治疗疾病，而且包括预防保健工作，包括提高人口素质和整个人群的健康水平、改善人类的生存环境、推动社会进步。

以上三个标准是一个统一整体，其基本点是把患者的医疗利益、健康利益和人民群众的利益作为依据，总目标是为了人类的健康和幸福。

## 二、医德评价中，动机与效果、目的与手段的统一

### （一）动机与效果的辩证统一

动机是指人的行为所趋向的一定目的的愿望或意向，是人们为追求各种预期目的的自觉意识。效果是指人们的行为所产生的客观后果。

评价人们的道德行为，必须坚持动机和效果辩证统一的观点，既要从效果验证动机，又要结合动机评价效果。一般说来，好的动机常常引出好的结果，不好的动机往往引出不好的结果。当动机和效果一致时，不难正确评价人们的行为；而在动机和效果不一致时，道德评价就要既看效果又看动机。动机和效果的辩证统一，为评价医务人员的行为提供了重要依据。

医务人员在行为之前，有不同的愿望，即有不同的动机。这些愿望是支配行为的动因。如一个医生坚持给患者做手术治疗，可以是为了根除病患，也可能是为了练习手术技术。在医疗实践中，医务人员的动机可能是单纯的，也可能是多种动机的复合。在医疗实践中，动机分为两类。一类是符合医德原则的动机，称为道德动机。这类动机以救死扶伤，防病治病，全心全意保障患者身心健康为出发点。反之，则称为不道德动机。

现实生活是复杂的，对待医疗动机也不能简单化。有些医务人员主要动机是为了治病救人，但也掺杂着求名利思想。双重动机或多重动机是经常存在的。在医德评价时，找出主要动机，要注意各种动机的变化发展；弘扬好的动机，抵制不好的动机。

医疗效果是指医务人员的医疗行为所产生的客观结果。任何医疗活动都会产生结果，效果无论好坏都是医疗活动的客观记录。医疗效果也具有复杂性。有直接的效果、间接的效果；有眼前的效果、长远的效果；还有局部效果和整体效果等。如药物兼有治疗效果和副作用，手术兼有治疗和创伤性等。

就动机和效果的关系而言，一般情况下，一个好的医疗动机往往产生好的医疗效果；不好的医疗动机往往引导出坏的医疗效果。所以，动机通过效果体现。医务人员的动机是否符合医德，只有通过医疗实践评价；离开了医疗实践，就不可能有动机和效果的统一。但是，动机与效果并不总是一致。有时，良好的动机也会产生坏的效果，而个别违背医德的动机却产生了好的医疗效果；有时，同一动机会产生不同的效果，或同一效果由不同动机产生。这就要求人们在医德评价时，必须分析医疗实践的整个过程，进行全面的辩证的分析，避免只强调动机或只强调结果的片面性。如某医生思想上想把患者治好，但由于技术水平、经验不足或因病情复杂，客观条件所限，虽全力抢救，仍未能使患者转危为安。这种情况下，不能因效果不好而否认其符合道德的动机；同样，不良动机也可能引导出好的效果，如某位医生出于私利，即使为患者手术成功了，也不能认为他的动机是符合道德的。

### （二）目的与手段的统一

在医德评价中，目的是指医务人员经过努力期望达到的目标；手段是为实现目标而采取的措施、方法和途径。目的与手段是对立统一的，目的决定手段，手段服从目的，没有目的的手段毫无意义。同时，目的也不能脱离手段，目的总是通过手段实现的。所以，在医德评价中，要坚持目的与手段的统一。如，医务人员以为患者诊断治疗疾病为目的，通过采取医疗手段实现了目的，最终为患者解除了病痛，就体现了目的与手段的统一。在医疗实践中，医学手段一般能体现医学目的，但有时也会与医学目的相背离。如，有的医务人员只为提高自己的医疗技术选择医疗手段，就可能损害患者的健康或经济利益，因而是不符合医德的。有了正确的目的，还必须认真选择手段，如果发现手段选择不当，不能体现医学目的的要求，就要及时改变手段，以免造成不良后果。

对目的、手段的评价，应坚持以下原则：

1．有效原则，即选择的诊疗手段经过实践检验证明是有效的。临床应用的诊疗手段，包括新技术、新设备和新药品。必须经过严格的动物试验和人体试验，证明是有效的；否则不能使用。

2．最佳原则，即选择的诊疗手段应该是最佳的。一是疗效最佳，即在当时当地技术水平达到最佳的疗效。二是安全性高，毒副作用和损伤最小。三是痛苦小，即诊疗过程尽量减轻患者的痛苦。四是尽可能减轻患者的经济负担，节省卫生资源。

3．求实原则，即诊疗手段的选择应与病情的发展一致，一切从患者实际出发，根据病情发展各个阶段的特点给予相应的有效的治疗和护理。任何大病小治或小病大治的行为都是有悖医德的。

4．社会原则，即治疗手段的选择应考虑社会后果。一切会给社会带来不良后果的诊疗手段都不能采用。如会导致毒菌扩散、抗生素或麻醉药滥用、环境污染的诊治。

## 三、医德评价的方式

医德评价是通过社会舆论、内心信念、传统习俗三种方式实现的。其中，社会舆论、传统习俗是来自社会的评价，属于客观评价；内心信念是自我评价，属于主观评价。在医德评价时，三者相互补充，相辅相成，共同起着评判、"裁决"作用。

### （一）社会舆论

社会舆论是公众对某种社会现象、事件和行为的看法和态度。社会舆论可以有力地调节人们的道德行为，指导人们的道德生活。社会舆论可分为两类：一类是有组织的正式的舆论，它是由国家或社会组织利用各种工具，如报纸、电视、广播等进行有目的的宣传，赞扬、肯定或谴责、否定一些行为或作风，以达到教育、影响人们行为选择的目的。另一类是非正式的社会舆论，它是人们自觉或不自觉地对周围的人或事件发表议论，在一定范围内形成和交流，具有分散性。在医德评价中，正式的舆论和非正式的舆论同时发挥作用。作为医德评价的社会舆论，是指人们根据一定的医德原则、规范，对医务人员的思想和行为做出肯定或否定、赞扬或谴责的议论。社会舆论的评价主体，可以是社会公众，也可以是医务人员自身，二者的评价既有共同性，也存在差异。

社会舆论是医德评价中最普遍、最重要的方式，对医务人员的行为产生重大影响。

1. 社会舆论具有指导作用。社会舆论对医学观念、医疗行为做出善恶判断，给予肯定或否定，赞扬或批评，表明倾向性态度，促使医务人员按照医德原则规范自己的思想和行为。

2. 社会舆论发挥了道德法庭的作用。社会舆论可以把某一医疗行为的善恶价值及时传达给医务人员，使医务人员了解社会所要求的行为，认识自己行为所产生的社会效果。

3. 社会舆论具有调整道德行为的作用。社会舆论反映了大多数人的意愿和呼声，医务人员在社会舆论的赞扬、规劝或谴责下，坚持或改变自己的思想、行为方向。

有时，社会舆论并不都是正确的。健康的社会舆论和它所造成的道德氛围使医德原则得以确立和巩固，肯定、鼓励医务人员的道德行为和事业心；为医务人员履行道德责任提供良好的社会支持。相反，不健康的社会舆论和它所带来的道德风气则会动摇医德原则，抑制人们的进取心，保护错误和落后的东西。这两方面的作用和影响都是巨大的。所以，面对社会舆论，医务人员必须树立正确的道德观念，理智、冷静地加以区别，明辨是非、善恶、荣辱，坚持真理，纠正错误，改进工作。

社会舆论的作用是客观存在的，但对不同的人，其产生的作用并不完全相同。这是因为社会舆论的作用不仅在于它本身是否有力，还在于要通过医务人员内心信念来实现。

### （二）内心信念

内心信念是指医务人员发自内心地对医德义务的深刻认识和强烈的责任感，是把医德原则内化为自觉行为的思想品质，是医务人员对自己进行善恶评价的精神力量。它以良心的形式进行道德评判。内心信念是医德评价的重要方式。在医疗实践中，医务人员的医疗行为并不都能及时得到患者和社会的监督，也并非每一行为都能受到社会的评价。一个具有内心信念的医务人员能够刻苦学习医学知识、技能，在任何情况下都自觉地维护患者利益，正确地对待来自社会的评价和监督，不做违背医德原则的事。

内心信念有三个显著特点。一是深刻性。医务人员内心信念是在长期的实践中形成的，是医德教育和医德修养的结果。内心信念是深刻的医德认识、炽热的医德情感、坚强的医德意志的统一。二是稳定性。内心信念一经形成，就不会改变，就会支配着医务人员的医疗行为。三是监督性。内心信念作为一种强烈的道德责任，决定着医务人员的道德评价和行为选择，具有约束监督的作用。医务人员做了符合医德原则、规范的事，内心就会得到满足，即使一时被人误解，也无愧于心。相反，做了背离医德的事，则会受到内心的自责，感到内疚和耻辱，从而及时纠正，吸取教训，避免重犯。

### （三）传统习俗

传统习俗是人们在长期社会生活中形成的稳定的行为倾向和行为规范。传统习俗世代沿袭，与社会心理、民族感情交织在一起，根深蒂固地存在于人们的观念中，被社会广泛承认，具有持久性、稳定性和群众性特征。传统习俗以合俗或不合俗来评价人们的行为，影响并支配医务人员的行为。

传统习俗的形成以一定的历史条件为背景，有新与旧、进步与落后的对立和冲突，存在积极和消极两方面的作用。积极的传统习俗对良好医德的形成具有促进作用。如祖国传统医德中的"一心赴救""普同一等""清廉正直"等。消极的传统习俗对医德的发展起阻碍作用，如"身体发肤，受之父母，不可毁损"观念对遗体、遗体器官捐赠的影响等。因此，在医德评价中，必须对传统习俗做具体分析，取其精华，去其糟粕，批判地继承。在尊重传统的同时，不把传统神圣化；提倡创新，顺应社会进步，树立新的医德风尚。

在医德评价中，社会舆论、内心信念、传统习俗相互区别，又相互联系、补充和促进。社会舆论的形成，以内心信念、传统习俗为基础；社会舆论和传统习俗又能促进内心信念的形成。在医德评价中，社会舆论、传统习俗是医德领域客观，外在的监督人们扬善避恶的有效方法，但，是否发挥作用，最终还得依靠内心信念。可见，三者是一个有机整体，共同实现着对医务人员行为的评价。

# 附录 1 人文医学视域下的医学综合

医学是否具有人文科学性质？回答无疑是肯定的。医学的人文科学性质就是"医学以人为本"的性质。但长期以来，医学只被界定为自然科学。"医学是自然科学""医学活动是自然科学活动""医学研究是自然科学研究""医学发展是自然科学进步""医学家是自然科学家"，这些表述似乎像几何学中的公理一样，不证自明。仅仅将医学理解为自然科学、将医学的自然科学性质绝对化，是关于医学性质的一种片面性认识。这种忽略医学的人文科学性质的片面性认识的存在，导致医疗卫生服务和医学研究的视野局限、医学教育框架不合理、医学人才知识结构存在缺陷等一系列弊端，直接影响着医疗卫生服务的质量乃至医学事业的发展。因此，开展关于医学的人文科学性质的研究，从医学的人文科学性质思考当代医学的特征和医学发展的趋势，是非常有意义的。

## 一、人文医学：医学以人为本的性质在当代的彰显

在种类繁多的科学技术体系中，医学是一个特色鲜明的学科，其最为鲜明的特征是维护人的生命和健康，解除人的病痛，可以简单地概括为"以人为本"，即医学以维护人的生命和健康为本，以解除人的病痛为本。医学的人文科学性质就是其以人为本的性质。

医学的人文科学性质是相对医学的自然科学性质而言的。

医学的自然科学性质十分显著。首先，作为医学研究对象的人，具有自然属性。人体是一个生物有机体，人的生命活动是一个不断进行自我复制、自我转换、自我调整的自然过程；人的自我复制、自我调整是通过与环境的物质和能量的交换实现的；人的健康状况与疾病同自身机体的复制转换调整的状况、同人与环境的关系不可分割；医学对健康和疾病的认识须建立在对人体自身内在联系、人体与环境联系的基础之上。其次，医学研究和医疗活动具有丰富的自然科学内涵。医学作为一门应用学科，对自然科学基础学科、技术学科的依赖非常明显。包括生物学、化学、物理学、工程技术等在内的许多学科是医学发展的坚实基础，是认识人的健康和疾病的重要工具，这些学科为医学研究、医疗卫生活动、医学人才培养提供了方法和途径。

医学在具有显著的自然科学性质的同时，还具有显著的人文科学性质。首先，作为医学研究对象的人，具有人文属性。人不仅是自然存在物，而且是社会存在物，人之为人，就在于其有精神活动、能够能动地改造社会环境；人以社会的方式存在，人的生存不仅要与外界交换物质，而且要与他人、与社会发生这样那样的联系；人的健康状况与疾病同人的精神活动、与人赖以生存的社会环境有着直接或间接的联系；医学对健康和疾病的认识也须建立在对人的精神活动的认识、对人与社会联系的认识基础之上。其次，人文科学也是认识人的健康和疾病的重要工具。医学作为一门应用学科依赖于人文科学。包括哲学、心理学、社会学在内的许多学科也是医学发展的基础。这些学科已经或正在为医疗卫生活动、医学研究、医学人才培养提供方法和途径，成为医学发展的重要基础。医学的人文科学性质还突出地表现为，医学研究和医疗活动是以对人的尊重、对人的生命的关爱为基础的，没有对人的尊重和关爱就没有医学，以人为本、治病救人、提高人的健康水平是医学的永恒目标，是医务工作者不懈的追求。

医学的人文科学性质与医学的自然科学性质共存于医学活动之中，二者既相互区别又紧密联系，相互交融，犹如一枚硬币的两面，不可分割。人的健康和疾病是自然因素、心理、社会因素共同作用的结果；人们在与疾病的斗争中逐步认识到健康和疾病的自然性质和人文性质，并积累了含自然科学技术和人文科学方法在内的诸多预防、诊治疾病的方法。

**1. 医学以人为本性质的不同时代内涵**

维护人的健康、为人解除病痛是医学亘古以来的使命，是人类不同历史时期医学工作者的共同追求。但是，在医学发展的不同时期，医学以人为本的内涵和表征并不相同，甚至很不相同。

在古代，医学以人为本是直接表现的。古代医家不具备科学技术知识、方法，救护人生命的手段少，不得不借助当时的哲学，以整体的人为对象，从人与外部环境的整体性、人自身的整体性，说明人的健康、疾病，并用整体观指导下的方法解除人的病痛。比如，中国古代医学家对病因的认识就有明显的整体特点，认为"千般疢难，不越三条"，用"六淫"（风、寒、暑、湿、燥、火）、"七情"（喜、怒、忧、思、悲、恐、惊）、"饮食劳伤"（饮食不节，起居不慎）对人的作用说明疾病发生的原因（参见张仲景《金匮要略方论》）。在疾病的诊断治疗中强调整体观念是中国古代医学的第一要义。同样，西方古代医学也强调居住环境、生活习惯对健康和疾病的影响，提出了整体的、相反的治疗原则。

近代医学也是以人为本的，但近代医学的以人为本走的是强化人的生物属性、逐步把人的生物躯体分解开来，在不断细化的层次上探索健康、疾病机理和以工具为中介的道路。近代实验科学特别是生物学、化学、物理学的长足进步，使人体的生物学过程得到了比较清晰的说明，为近代医学的发展开辟了广阔的天地。人体解剖学的确立，人体血液循环理论的提出，显微镜的发明，对人体疾病的研究由器官、组织向细胞的深入，微生物和免疫学的创立，X射线的发现和应用，化学药物的发明和应用，血型的发现等，都为近代医学对人体疾病的分析研究、诊断治疗提供了理论基础，使从生物学角度认识健康和疾病，即把人体看成一个生物机体、把人体疾病看成生物机体的生物学变量的异常成为可能，使生物学、化学、物理学指标可以满足对人体疾病的说明成为医学的基本观念，这种观念就是生物医学模式。生物医学模式在近500年里得到了充分证明，它以理论的完备、逻辑的严密解释人体健康、疾病现象，为医疗实践提供了明确、具体的指导。从拉美特里的"人是机器"，将人体整体分解为各个系统，将各个器官分解为组织，再将组织分解为细胞、构成细胞物质，一直到基因；从器官病理学到组织病理学、细胞病理学、分子病理学、基因病理学，说明疾病的发生、发展。可见，以人的生物属性为本，以对人体健康、疾病现象的微观说明为本，是近代医学的显著特征。

当代医学同样是以人为本的。当代医学的以人为本与近代医学的以人为本有本质区别。医学在近代至现代的发展主要是从人的生物躯体的角度认识人的健康和疾病，并以对人体的精细化认识为依据维护人的健康、诊治人的疾病，谓之生物医学；医学在20世纪中叶至当代的发展注重从人的生物、心理、社会统一的角度认识人的健康和疾病，维护人的健康、诊治人的疾病，可谓之人文医学。

**2. 高度的人文性是当代医学的特质**

医学同时具有两种性质，医学的人文科学性质和科学技术性质在医学的发展中共同发挥作用。二者的作用等量齐观、"二一添作五"吗？哪个更为根本呢？

医学的人文性质是医学最为本质的属性。所谓最为本质的属性，是相对医学的其他本质属性特别是其科学技术属性而言的。医学的科学技术属性非常重要，也是医学的本质属性，但与人文属性相比，医学的科学技术属性并不是最为本质的属性。医学的人文性质与科学技术性质，是"本"和"用"的关系。人文性质为本，科学技术性质为用。医学的人文性质不仅规定着医学科学技术应用的目的、方向，是应用医学科学技术维护健康，解决疾病预防、诊断、治疗、康复问题的动力，而且是评价医学科学技术应用价值、效果的标准。

当然，医学的人文属性和科学技术属性不可分割。规定医学技术应用目的和方向、推动医学技术发展、评价医学技术应用效果的人文属性，既不凌驾于医学研究和临床预防、诊治之上，也不游离于医学研究和临床诊治之外，就存在于医学研究和临床预防、诊治之中，是与技术属性合二为一的。这是当代医学模式的特点。这个特点，是古代医学、近代医学乃至现代医学所不具有的，为当代医学所特有。因为，在古代，没有严格意义上的科学技术，谈不上医学人文属性与科学技术属性结合、何为本何为用的问题；在近现代，科学技术武装了医学，医学的科学技术属性充分彰显，人们自觉不自觉地将医学等同于科学技术、将医学的人文属性置于医学之外了。

这当然不是说，近现代医务工作者不崇尚人文精神。在近现代，许许多多的医务工作者以维护人的健康、解除人的病痛为己任，忘我工作，成就非凡，广受赞誉，他们的事迹可歌可泣，人文精神在他们身上熠熠生辉。但是，近代医学的人文性是社会赋予医学的。医务人员的人文素养与医术的统一是以社会的方式即社会对医务人员要求的方式落实的。传统习俗、社会舆论和医生的信念决定了医生应救死扶伤，为患者解除病痛。先进的医务工作者是将传统习俗、社会舆论化作信念和行动的模范。

当代医学则不同，当代医学的人文性不仅来自传统习俗、社会舆论、医生的信念，还表现在医学理论自身，存在于以生物-心理-社会医学模式为内容的医学基本观念、基本框架之中。生物-心理-社会医学模式强调在疾病预防、诊断、治疗、康复上注重人的整体统一性，是医学的伟大进步，这个进步不仅标志着医学思维方式实现了质的跃升，全面的思维方式取代了片面的思维方式，还标志着医学道德进步。因为，人的心理特征和社会属性是人之为人即人区别于狭义动物的最为本质的特征。忽略人的心理因素、社会因素在疾病发生、发展过程中的作用，仅仅把人看作生物体，仅仅从生物学角度认识人的健康和疾病，诊断、治疗人的疾病，在本质上是不道德的。当代医学与近代医学的本质区别在于，当代医学具有了以生物心理社会整体的人为本的人文内涵。

人文医学是与当代医学等价的。人文医学昭示了当代医学与近现代医学、古代医学的区别。古代医学是自然医学，近现代医学是生物医学，当代医学是人文医学。如前所述，古代医学、近现代医学、当代医学都赋予了医学以人为本的各自含义。古代医学依托当时的哲学，以笼统、猜测的方式强调人的整体性即以自然的人为本，用整体的笼统、猜测方法预防、诊治疾病；近代乃至现代医学依托科学技术的发展，强调人的生物性、以生物的人为本，用科学技术的方法预防、诊治人的疾病；而当代医学则依托自然科学、技术科学、人文社会科学等诸多学科的发展，以生物、心理、社会有机统一的人为本，用生物、心理、社会有机统一的方法预防、诊治人的疾病。

20世纪70年代以后，特别是21世纪以来，医学和医疗卫生服务发展的步伐越来越大、速度越来越快，成绩显凸。其中，既有在生物医学意义上的快速发展，也有生物-心理-社会医学模式从理论向实践的质的跃升和在医疗卫生服务中广泛、深入的贯彻。针对前者，许多专家、学者在充分肯定医学和医疗卫生服务成绩的同时，指出了生物医学发展及其应用中存在的问题，其见解振聋发聩。如韩启德院士指出，"一个多世纪以来，医学取得了长足的进步，甚至可以说发生了根本性的变化，对保障人类健康发挥了极大的作用。但是，医学技术发展如此之快，常常反倒使我们忘掉了医学面对的是活生生的、具有丰富思想和内心情感的人，忘掉了医学的最终目的是什么""医学技术越发展，越是需要有驾驭技术的方向盘，越需要刹车的机制，如果方向不对，如果遇到风险，我们就要能够刹住医学技术这辆迅速奔驰的车。"[①] 就后者

---

① 韩启德. 不忘医学初心，发展医学哲学 [J]. 医学与哲学，2017, 38（2A）：1.

而言，心理、社会原因在疾病发生、发展、转归中的作用越来越受到重视，成为许多医务工作者的临床工作理念和实践操作。钟南山院士就指出，"人生病，一半问题都出在心理上。""要治好病，医生的技能和水平是重要的，但还应调动两个能动性——医生的能动性和患者的能动性。患者的主观能动性来自两方面，一个是他对生命的期待，渴望治好病，这是一个最基本的能动性；还有一个很重要的方面是来自医生对他的态度和预测，但是现实中这个能动性常常被低估。"① 在临床诊断治疗上，他十分重视对患者的心理支持和人文关怀，受到患者的高度评价。

强调当代医学的人文医学特征，绝不否定生物因素在疾病发生、发展中的作用，不否定生理生化指标、影像学检查在疾病诊断、治疗中的意义，而是在更高的水平上、在生物-心理-社会诸因素有机综合的水平上，将心理的作用、社会的作用同生物的作用有机地结合起来，揭示生物心理社会因素相互作用影响健康、导致疾病的内在机理，揭示健康、疾病现象的真实过程。

需要指出的是，从1948年WHO提出新的健康定义至今已70余年，从1977年Engel提出生物-心理-社会医学模式取代生物医学模式至今已40余年，新的健康观和生物-心理-社会医学模式在理论上已为医学界广泛认同，成为当代医学的基本理念和大势所趋；在临床实践中，许多医务工作者在自觉地贯彻落实新的健康观和生物-心理-社会医学模式。但从整体上看，新医学模式的落实并不尽如人意，尚没有得到很好地贯彻。仅仅从生物体一个维度认识人的健康、疾病，将疾病归结为人体的某一个系统、某一个器官、某一种组织，甚至某一个微观层次的变化，从生物医学的精细化分科、从医疗机构的精细化组织管理诊断、治疗疾病的做法，还比较普遍地存在着。在临床实践中全面贯彻落实新的健康观和生物-心理-社会医学模式，是当前迫切需要解决的问题。

## 二、人文医学综合样态的多层面分析

综合是医学的一个方法学特征。医学是应用学科，为了维护、促进人的健康，将相关的理论、方法、技术应用于基础医学研究和临床实践，是医学的传统。但是，在医学发展的不同时期，医学综合的深度和广度也有很大的差异。当代医学进入了前所未有的大综合时代。对当代医学综合特征的认识和把握，应从人文医学这个当代医学的本质特征入手。

**1. 医学基本观念层面的综合**

人文医学最为主要的表现是生物-心理-社会医学模式的确立。1977年美国罗彻斯特大学精神病学和心身医学教授G.L.Engel在《需要新的医学模式：对生物医学的挑战》一文中提出现代"生物医学逐渐演变为生物、心理、社会医学是医学发展的必然"。生物-心理-社会医学模式一经传入中国（参见《医学与哲学》1980年第3期），就在中国医学界产生了巨大影响。在对生物心理社会医学模式和医学模式转变重大意义的广泛、深入讨论中，生物-心理-社会医学模式逐步为人们熟悉和普遍接受。尽管，由于生物医学模式在发展中形成的巨大惯性和医学实践中的惰性，医学模式的转变在实践上是滞后的，仅仅从生物学的角度认识疾病现象，将患者仅仅看作生物体的做法，一味强调生物医学模式框架下的生理生化指标，在医疗活动中仍相当普遍地存在。但生物医学的局限性、片面性已被揭示。凌锋教授在阐发当代医学理论时就指出，"人体是可以分解的，但生命是不可还原的；疾病是可以定义的，但痛苦是不能量化的。""物理学、化学、生物学等学科的简单相加不等于医学。我们可以用它们来拷问身体的每一个部分，但不能拷问情绪、理想、生死的态度和终极的关怀。医学研究的对象既是人体，更是生命。"（参见凌锋《我的医学思考》）。心理、社会因素在疾病发生、发展、转归中的作用

---

① 钟南山. 医学人文要在与临床结合上下工夫[J]. 医学与哲学，2017，38（4A）：1-3.

已为当代医学家高度重视。这是医学的伟大进步，是医学基础、临床医学、预防医学、康复医学、护理学研究和卫生健康管理进步的观念基础。

### 2. 临床医疗层面的综合

在临床上，越来越多的医务工作者不仅接受了生物心理社会医学模式的理念和方法，而且自觉地将其付诸实践，针对患者躯体和心理的有机联系，用躯体治疗和心理支持的综合方法为患者解除躯体和心理上的病痛，彰显了当代医学的人文本质。

以心血管疾病的诊治为例，在20世纪80年代中期《美国心身医学杂志》发表"Psychocardiology：Meeting place of heart and mind"之后，心血管疾病的躯体诊疗与心理诊疗逐步在实践上有机整合在一起。在中国，胡大一教授于1995年确立了"双心医学"概念，打破了心血管科与心身精神科的界限，揭示了心血管疾病与心理之间不可分割的联系，探索心血管疾病传统药物、手术治疗与心理精神治疗的融会贯通。2014年，胡大一教授在《中华心血管疾病杂志》上发布了"心血管病患者精神心理处方中国专家共识"，为规范心血管病患者精神心理症状的临床处置做出了贡献，不仅使高血压、冠心病、心律失常、心力衰竭等疾病同时出现的焦虑、抑郁等心理问题得到了及时、有效的诊断、治疗，而且使许多无器质性病变而源于心理的胸闷、心悸、惊悸、颤抖等患者得到了及时诊治[①]。2017年7月12日，胡大一教授在其"胡大一大夫"公众号发表了《临床需要良知、经验和智慧》，结合一个典型病例，再次强调"不要在患者身上做得过多"。他指出："当好医生，首先要有良知，要处处为患者着想，设身处地换位思考，将心比心。看的是病，救的是心，开的是药，给的是情。不能受逐利的影响。""第二，需要经验。临床临床，就是要更多走进病床，多走进患者，多与患者沟通。离开临床，脱离实践，读着指南查房，手术做完出院了，患者都没见过做手术的医生，这怎么能行？""第三，智慧，要善于思考。用哲学思想总结升华医疗实践。重经验，而不犯经验主义错误。随访患者，追踪诊疗过程，应成为医生的职业习惯，也是提高医术的必由之路。"胡大一教授等许多自觉落实人文医学综合理念的医务工作者的临床实践说明，人文医学的综合实践已成大势所趋。

### 3. 医学基础研究层面的综合

对当代医学整体进步的意义重大的医学基础研究，有两个特点。一是生物医学在重视深入、精细揭示人的生物结构、功能的同时，重视综合；二是生物-心理-社会医学基础研究的重要性逐步彰显。

20世纪90年代初，国际人类基因组计划研究启动，目标是测定人类DNA上30亿个核苷酸的排列顺序。2003年4月15日，人类基因组序列图绘制成功。但伴随着基因组测序工作迅速推进，研究者越来越认识到基因组知识及其应用的局限性。2013年，美国《科学》杂志发表评论文章《等待革命》，提出"人类全基因组序列的测定并没有带来基础医疗方面的重大进展"。在人类30亿个遗传密码中，真正被了解、受"中心法则"支配的遗传信息仅有3%；绝大多数非编码序列的生物学作用是未知的，但进化生物学、比较基因组以及非编码RNA的研究证明，这部分遗传密码与人类健康同样密切相关。从微观研究的成果看不清宏观意义，从局部层次的成果解释不了整体现象，从分析研究的成果得不到综合的认识，是我们经常面对的问题。比如，在脑和神经系统的研究中，对脑活动的细胞、分子机制的研究是必需的，但将高度复杂的脑神经系统还原为基本单元的细胞、分子活动，不可避免会失去很多、很重要的信息，与脑和神经系统的真实过程不相符合。于是需要综合、探索脑神经系统各个基本单元细胞、分子活动的联系，以说明不同脑区神经元活动如何协同以实现脑的高级复杂功能。这是意义十分重大、但十分困难的课题。

---

① 朱宁. 导言：双心医学的昨天、今天与明天[J]. 医学与哲学，2017，38（3B）7.

生物医学的发展需要综合，生物-心理-社会医学的发展更需要综合。生物-心理-社会医学模式确立后，严格说，从20世纪末到21世纪以来，揭示生物、心理、社会因素在人的健康、疾病发生发展中的作用和三者之间内在联系，已经成为医学基础研究的重要内容。心脑血管疾病、恶性肿瘤、糖尿病等对当代人的生命、健康构成重大危害的疾病都与人的生活方式、行为和心理精神因素密切相关。有资料表明，生活方式、行为、环境因素已占致病因素的60%～70%。这既使得社会、心理因素在疾病产生、发展、诊断、治疗、预防中的作用日益显凸，也提出了探究社会、心理因素在疾病产生、发展中作用机制的任务。但是，探索生物、心理、社会因素在人的健康、疾病发生发展中作用，揭示生物、心理、社会因素的内在相互作用的远比只从生物因素探索疾病复杂得多，还有大量艰苦细致的工作要做，甚至有待于研究模式、方法的创新。这是医学基础研究的重大任务。这种基础性的研究尚处于初始阶段，虽有了一定的进展，但还有大量的工作要做。这是人文医学必须解决的基础研究问题，是当代医学模式难以贯彻的深刻的医学基础理论上的原因。因为，缺乏明确、具体、严谨理论指导的医学行为，不能不说是盲目、被动的行为[①]。借助其他学科的理论、方法、技术认识和解决健康维护、疾病诊治中的问题，自古以来受都重视。在以人文为主导，科学技术大交叉、大融合的当代，医学的这个传统更加鲜明。

**4. 医疗卫生健康管理层面的综合**

当代卫生健康管理是以工业化、城镇化、人口老龄化为背景的，疾病谱、生态环境、生活方式不断变化，多重疾病威胁并存、多种健康影响因素交织，纷繁复杂，对宏观、中观、微观层面的卫生健康管理提出了越来越高的要求。2016年8月，全国卫生健康大会在北京召开，习近平总书记在讲话中提出，要以普及健康生活、优化健康服务、完善健康保障、建设健康环境、发展健康产业为重点，加快推进健康中国建设，努力全方位、全周期保障人民健康。这是中国卫生健康事业顶层设计的一次大综合，不仅提出了医疗卫生健康管理的目标、任务，而且提出了工作的内容。当前，建设基本医疗卫生制度，落实分级诊疗制度、现代医院管理制度、全民医保制度、药品供应保障制度、综合监管制度，必须强化多领域、多部委、多机构的相互支持、相互配合，形成合力。医药价格调整、医联体建设等都需要体制机制的综合保障。医疗卫生服务与大众健康教育、健康促进结合，个体健康的社会保障与健康自我管理结合，都体现着综合。

## 三、整合医学在人文医学发展中的作用

正是在人文医学大综合的背景下，以"构建更全面、更系统、更合理、更符合生命规律、更适合人体健康和疾病诊断及治疗和预防的新的医学知识体系"为目标的整合医学诞生了[②]。近年来，在西安举办的数届整合医学高峰论坛上，与会的医务界专家、学者逾万人，规模和影响为医界空前，在中国医学界掀起了清新的学术大潮，得到越来越广泛的认同，就在于其适应了医疗卫生健康事业发展的趋势，发挥了引领作用。

**1. 整合医学体现了当代医学彰显人文关怀的发展理念**

无论是听樊代明院士关于整合医学演讲，还是阅读他2卷本的《整合医学》著作，都会产生显著甚至强烈的针对问题、解决问题的感受。樊代明院士提出的整合医学"将在解决医学专科过度细划、医学专业过度细化、医学知识碎片化所致问题中起决定作用"[③]，反映了当代医学家的责任担当。

---

① 张金钟.医学模式转变在实践上为何滞后[J].医学与哲学，1996，17（7）：1-4.
② 樊代明.整合医学——理论与实践.世界图书出版西安有限公司，2016.10版Ⅱ.
③ 樊代明.整合医学——理论与实践.世界图书出版西安有限公司，2016.10版Ⅱ-Ⅲ.

从表面上看,"医学专科过度细划""医学专业过度细化""医学知识碎片化"是医学发展中出现的发展方式、管理方式问题,但实质上反映的却是医学发展以学科为本还是以人为本的理念问题。毫无疑问,医学学科体系的建立和不断完善、医学对人体结构和人的疾病的越来越精细化的认识是近现代乃至当代医学发展的重要标志,是医学发展的重要基础。但是,医学发展的纵向深入必须与横向的反思、综合相对应,对人体局部的认识必须与对人体整体的认识相对应,在分化和综合之间、局部与整体之间应当保持张力,纵向研究与横向研究、局部研究与整体研究、分析研究与综合研究是相互促进的。在医学研究中,越是分析精细,越要重视综合,既要强化分工,更要强化合作;在临床上,既要重视人体各系统、器官、组织、细胞之间的区别、各自的特殊性,更要重视他们之间的联系;既要重视生物、物理、化学等物质因素在疾病发生、发展、转归中的作用,也要重视心理、精神因素在疾病发生、发展、转归中的作用,重视生物、物理、化学等物质因素与心理、精神因素的相互作用。令人遗憾的是,在医学研究和临床工作中却存在着重视学科分化、轻视甚至忽视综合,重视人体局部、轻视甚至忽视整体的现象,"医学专科过度细划""医学专业过度细化""医学知识碎片化"。这种现象与医学研究对象——人体结构功能的复杂性、人的疾病的复杂性有关,与我们的思维方式和价值观也不无关系。

从思维方式的角度看,重视分析轻视综合、重视人体局部、轻视人体整体,以学科分化为本,只见树木不见森林,求末舍本,是认识上的片面性;从医学特有的以人为本的价值观分析,重视分析轻视综合、重视人体局部轻视人体整体,以学科分化为本,是不该选择的价值取向,在本质上是不道德的。换言之,医学重视分析的同时重视综合、重视对人体局部认识的同时重视对人体整体联系的认识,体现和彰显的是医学的人文关怀。在笔者看来,整合医学作为一种认识论、作为一种方法论,其试图创造的一种新的医学知识体系,正是顺应、表达了当代医学的人文发展理念和综合思维方式。

**2. 整合医学引领了人文医学综合实践**

整合医学不仅设定了改变"医学专科过度细划""医学专业过度细化""医学知识碎片化"的目标,"把现在已知各生物因素加以整合""将心理、社会因素和环境因素等也加以整合",而且引领和推动了人文医学综合实践。

整合医学是富于启发和操作性的。整合医学强调"从整体观(holistic)、整合观(integrative)和医学观(medicine)出发,将人视为一个整体,将医学发现的数据和证据还原为事实,将临床实践中获得的知识和认识转化为经验,将临床探索中发现的技术和艺术聚合成医术,在事实、经验和医术这个层面来回地实践",强调"各种先进知识理论和有效实践经验的有机、科学的整合",强调"既要注意到在某个层次上的适应性,也必须考虑到不同层次间的相容和相互作用,即必须把还原论的分析和整合性的归纳、综合有机地结合起来。"类似的论述,在《整合医学——理论与实践》中比比皆是。

更令人振奋的是,在《整合医学——理论与实践2》的"实践篇"中,"整合消化病学""整合肾脏病学""整合骨科学""整合内分泌糖尿病学""整合呼吸病学""整合血液病学""整合心脏病学""整合妇科病学""整合神经病学""整合儿科学""整合健康学""整合护理学""整合心身医学""整合营养学""整合医学在医院管理和学科建设中的实践"等如雨后春笋般扩展开来。尽管其中的许多篇章距离作者所要创建的整合医学的一个个子学科体系尚有距离,尚不够完善,特别是在落实生物心理社会医学模式上还要做非常多的工作要做,但作者们的努力方向和发力点是正确的,迈出了坚实的一大步。这些篇章的巨大引领和推动作用是不可低估的,可谓之伟大的人文医学综合实践。

**3. 整合医学具有广阔的发展前景**

樊代明院士在《整合医学——理论与实践2》的序言中用"贵在整合、难在整合、赢在整合！"描述了整合医学的今天和明天。

整合医学之贵，在于其建立在对当代医学发展趋势清醒认识之上，是人文医学的一枝报春的花朵。整合医学之难，在于必须取得更多的理解和广泛的实践操作，在于其自身的不够完善。严格地说，无论是在临床操作上，还是在理论架构上，整合医学都不尽完美，还有许许多多工作要做。比如，在临床操作上，医务人员具备怎样的素质、知识、技能才能胜任整合医学实践？按照整合医学，现有的临床指南、路径需做怎样的调整、改进？落实整合医学，相关的临床科室是合并还是合作？怎样的合并、合作？整合医学需要怎样的医院管理体制、机制才能推行、实施、保障？在理论架构上，整合医学的完整体系是怎样的？整合医学与临床医学、基础医学、预防医学、护理学、心理学、中医学、人文社会科学等诸多学科间存在着怎样的逻辑关系？需要指出的是，当下整合医学的临床操作、理论架构的不完善恰恰说明，整合医学具有广阔的发展空间，这正是整合医学的强大生命力所在。

解决整合医学发展中面临的问题，要有宽阔的视野，更要有博大的胸襟。因为，近代以来根深蒂固的生物医学模式的巨大惯性和惰性仍左右着许多人的医学行为，使人们固执、任性地仅从生物医学的思路说明疾病发生发展的物质基础和机制。解决整合医学发展中面临的问题，不但要有坚定的信心和勇气，敢于直面困难，而且要讲究方法；不但需要轰轰烈烈、浩浩荡荡的广泛动员，更需要扎实、精细的探索，在不断总结经验中循序前行；不仅要重视整合，也要重视与整合对应的分析和对分析成果的不断综合，因为，整合医学是建立在分析、分化基础之上的，在整合的过程中，一定会不断提出深入分析的要求。

但是，整合医学已经赢了，不仅赢在当下，更会赢在未来；不仅赢在中国，也会赢在世界。如果说，整合医学是人文医学发展的大势所趋，那么，在人口众多，经济、社会、科学技术快速发展的中国，承担着医疗卫生和维护健康重任的中国医疗卫生界更需要整合医学。可以断言，中国整合医学之于中国医疗卫生和健康事业的重大意义将不断展现，整合医学的中国实践将有力推动中国医疗卫生健康事业，并将以中国特有的方式和显著成就为人类医学事业做出贡献。

# 附录 2 开展医学人文素质教育实训教学

实训教学在医学教育中的作用已经得到了充分的彰显。人们对医学实训教学的认识愈加明确，医学院校普遍建立了实训教学部、配强了实训教学师资队伍、购置了实训教学设备，医学人才培养中的实训教学正在逐步规范地前行。但从总体上看，医学实训教学只盛行、局限于医学生临床能力的培养，没有纳入医学人文素质教育体系。这是医学教育的一个欠缺，是医学人文素质教育实际效果不显著的一个重要原因。当前，在理论上，要论证、强调实训教学对医学生人文素质培养的重要作用；在实践上，要通过系统、规范的操作，大力推行医学生人文素质教育实训教学。

## 一、开展医学人文素质教育实训教学是当务之急

实训教学，顾名思义，是以实际训练为内容的教学。在医学人才培养中，实训教学不仅是医学技能培养的重要方式，也是医学人文素质培养的题中应有之意，实训教学也应纳入医学人文素质教育教学系统。

**1. 医学人文素质教育实训教学符合医学教育的目标和医学人才培养规律**

精英教育是医学教育区别于其他教育的基本属性，医学教育的任务是培养精英人才，这是社会对医学教育的要求和期望，也是医学教育自身确定的目标。但是，在对"精英人才"的理解上，人们往往自觉不自觉地偏重知识和技术。事实上，与知识和技术同样重要，甚至比知识、技能更重要的，是职业素质。中国古代有"良相""良医"的说法，"不为良相，便为良医"。而"良相""良医"的相同之处，都在一个"良"字，强调的都是素质。医学教育的培养目标是医学人才，而医学人才的服务对象是人，医学人才所从事的是与人的健康和生命直接相关的疾病预防、诊断、治疗、康复工作。正所谓"生命所系，性命相托"。因此，"夫医者，非仁爱之士不可托也；非聪明理达，不可任也；非廉洁淳良不可信也，是以古之用医，必选名姓之后，其德能仁恕博爱"（晋·杨泉《物理论》）。这样的工作，非精英不可完成；这样的人才，只有精英教育才能培育。精英教育的第一要务是培养受教育者把全心全意为患者服务放在第一位。这是医学教育的任务，更是医学人文素质教育的任务。

怎样培养精英人才呢？这就说到了医学教育的另一个特点——实践性。医学是一门实践性很强的科学，实践是医学人才培养的重要方式。按照医学人才成长规律，医学教育必然要强化实验、实训。这是合格的、高素质的医学人才培养的必然要求，是医学教育的规律。攻读医学专业各层次学位的学生，不管是基础阶段的教学还是临床阶段的教学都应强调实际训练，注重实训教学。医学学士的培养是这样，医学硕士、医学博士的培养亦然。对此，人们的认识在逐步明确，行动在不断自觉。

但必须指出，从整体上看，截至当前的医学实训教学，只局限在对学生掌握知识和技能的培养、训练上，谓之技能培训；实验课、实训课教学的目的，是强化学生对人体结构和功能

的认识,强化学生对预防、诊断、治疗疾病方法的掌握和实际操作。这当然十分重要。但与知识、能力培养同样重要甚至更为重要的人文素质教育,却主要通过课堂理论教学的方式传授,没有应用实训教学方法。似乎实训教学之于学生临床能力培养是必需的,而医学人文素质的培养不需实训。事实上,高尚的医学职业道德、严密的思维、科学的沟通方法、严肃的治学态度、自觉的守法行为等人文素养、能力,与严谨的技能操作一样,也都来自实践,都需要实际训练,也都是在实践中养成的。

尽管实训是现代医学教育的概念、方法,但综观医学的历史,重视对学医者人文素质的要求和训练却是人类医学的传统。"人而无恒,不可以作巫医。善夫!不恒其德,或承之羞。"(《论语·子路》)是中国医学自古的传承。到宋徽宗时,在国子监设立"医学"科专门吸收儒生即"士"入学,要求有人文修为的人做医生,出现了"非儒医不足以见重于世"的局面。元代医学家曾世荣说,"医之务业,其道有四,不可遗其一焉。行之恻悯,施之济惠,行之周至,受之平等。恻悯者,每务仁慈;济惠者,常加爱护;周至者,运用无亏;平等者,勿论高下。如此推诚,稍入医学之道。"(元·曾世荣《活幼口议》)南宋医书《小儿卫生总微论方》不仅以"正己正物"阐发学医过程,而且对医生个人的道德修养提出要求:"凡为医者,性存温雅,志必谦恭,动须礼节,举止和柔,无自尊大,不可矫饰"。明代以后,对习医者的道德要求更加明确。寇平提出的"十全三德",陈实功提出的"医家五戒十要",龚延贤提出的"医家十要""病家十要",缪希雍提出的"祝医五则",清代张璐的"医门十戒",吴楚的"医医十病",齐有堂的"医门十劝"等。这些规范提出的道德要求均与诊治过程相结合,论说医德很是具体。

规范学医者的品行也是外国医学的传统。发端于公元前6世纪的规范医务工作者行为的《希波克拉底誓词》明确规定"为了患者的利益,运用一切饮食措施;我要使饮食措施不会伤人或陷于不义。"《希波克拉底全集》的《论可贵的品行》,指出:"医生也应当具有优秀哲学家的一切品质:利他主义,热心、谦虚、高贵的外表,严肃、冷静的判断,沉着、果断、纯洁的生活,简朴的习惯,对生活有用而必要的知识,摈弃恶事、无端猜忌心"[①]。法国19世纪胡佛兰德的《医戒十二章》第一条就规定,"医之处世,唯一救人,非为利己,乃业之本旨也。不思安逸,不图名利,唯希舍己以救人,保全人之生命,医疗人之疾病,宽解人之疾病,宽解人的苦难,此外无所务也。"(《镜湖医药》,1948:38;转引自南京铁道医学院《医德资料汇编》,1984:396)进入20世纪以后,苏联、丹麦、美国等越来越多国家的医学院校毕业生离校前都要宣誓,誓词的主要内容,都是维护、改善人类健康,以极大的热情为患者服务。

**2. 医学人文素质教育实训教学的紧迫性**

在医学人文素质教育中开展实训教学,不仅是必要的,而且具有现实的紧迫性。紧迫来自提高医学人文素质教育实际效果的现实需求。当前,国内绝大多数高校的医学人文素质教育采用的课堂讲授的方式,只有极少数学校在课堂讲授的同时探索人文素质教育实训教学。

本应开展、注重的医学人文素质教育实训教学,为什么一直没能普遍开展、未得到应有重视呢?原因有二。

一是人文素质教育、医学教育发展的结果。用历史的眼光看,以理论传授的方式培养学医者的人文素质与两方面的进步相关,即人文教育的规范化发展、理论化和医学教育的规范化、理论化发展。这两方面的进步是医学人文素质教育理论传授的必要条件。换言之,有了对医务工作者人文素养的认识、归纳、总结,有了比较规范的医学教育,才有医学人文素质的理论传授。而在医学人文素质教育规范化、理论化之前,学医者人文素质的培养都是通过师带徒,徒弟跟师学习、训练的方式,在仿效师长的行为中感受、养成的。包括这种感受、养成在内的实

---

① 卡斯蒂格略尼. 世界医学史(第一卷). 北京医学院医史教研室,译. 北京:商务印书馆,1986,134.

践是医学人文素质理论、医学人文素质教育理论形成的基础。但是，理论一旦产生，就表现出优越性和独立性，就表现出有别于实践甚至离开实践的倾向。而医学人文素质理论所具有的深刻性、抽象性、条理性特点，恰恰是现代医学院校教育所需要的。

本来，医学人文素质理论教育的出现，使人文素质教育从单一的师承传带训练发展到理论传授和实际训练两种方式，教育的效果应当更加显著。因为，这两种既相互区别又相互促进的方式，更有利于医学生人文素质的培养。但令人遗憾的是，伴随着医学教育的发展，在医学人文素质教育中却出现了过分强调甚至仅仅依赖理论传授一种方式的片面性。似乎存在着这样的推理，医学生进入医学院校之前已经接受过12年的基础教育，又经过高考的选拔，完全能够接受、理解医学人文素质理论，而医学人文素质理论的逻辑力量是能够征服学生的。结果，在医学人文素质教育中，两种不可或缺的教育方式，只剩下了理论传授一种；许多教师的精彩讲授效果停留在课堂上，也有些教师脱离实际的理论讲解形同说教，空洞、苍白无力。

二是生物医学模式的影响。近代以来，不断精细化的生物医学模式在促进医学发展的同时，逐步暴露出片面性。在医学教育中，过分强调医学的科学技术性质就是这种片面性的表现。本来，医学的科学技术性质与人文科学性质是紧紧结合在一起的，是一块"整钢"，不可分割。医学的科学技术性质与人文科学性质的理论分野，不过是从事科学技术学科、从事人文学科的人们从不同的学术视角对同一的对象——医学及其活动的理解[①]。但是，在生物医学模式的框架里，医学的科学技术性质被绝对化了，医学的人文科学性质则被凌驾于医学之上、游离于医学之外。在医学教育中，医学的科学技术方面的内容被认为是"实"的，是医学内部的，需要实训来强化；医学的人文方面的内容则被认为是"虚"的，是医学外部的，只需理论的方式传授、强化。结果，医学人文素质教育处于位置摆得高、实际效果却不显著的尴尬境地。可喜的是，伴随着生物-心理-社会医学模式的确立，这种状况正在被改变。因为，生物-心理-社会医学模式之于医学发展的革命意义，是重新发现并强调了医学固有的科学技术性质和人文科学性质，是反映了医学发展对自身的人文性质的认识和对人文的追求。这反映在医学教育中，必然是重视知识、技能和人文素养的整合；必然是既重视、强调学生医学知识和技能的培养，又重视、强调学生医学人文素质的培养；必然是既训练学生对医学知识、技能的掌握，也训练学生的医学人文素质。这样，强化包括实际训练在内的医学人文素质教育也就顺理成章了[②]。

**3. 医学人文素质教育实训教学的内涵、外延**

医学人文素质教育实训教学的内涵是，让学生在具体、生动、感人的情境和实践中感悟、理解医学人文精神，提升人文素质和专业技能。具体到医学人文素质具体目标的培养，可以有具体的表述。比如，以学生亲身感受、体验、实践的方式，让学生理解正确的价值观念，树立尊重人、关怀人的意识，崇敬高尚的道德境界，自觉恪守职业道德；以学生亲身感受、体验、实践的方式，让学生理解科学思维在医疗活动中的作用，自觉地用科学思维思考、分析问题；以学生亲身感受、体验、实践的方式，让学生理解沟通在医疗实践中的作用，牢固树立沟通理念，掌握并运用科学的沟通方法；以学生亲身感受、体验、实践的方式，让学生理解健康的心理在医疗服务中的作用，自觉提升心理健康水平，正确应用心理分析、心理治疗的方法；以学生亲身感受、体验、实践的方式，让学生理解医务工作者必须具有文化修养，自觉提升文化修养；以学生亲身感受、体验、实践的方式，让学生理解医务人员遵守法律的重要性，自觉遵守法律。医学人文素质教育中的其他课程也都应有与之相对应的实训要求。

医学人文素质教育实训教学的外延包括"广义的实训""狭义的实训"。广义的医学人文

---

① 张金钟. 关于医学的人文科学性质 [J]. 医学与哲学杂志，2003（12）.

② 张金钟. 医学模式转变在实践上为何滞后 [J]. 医学与哲学，1996，17（7）：1-4.

素质教育实训,是从医学生进入学校后接受的一切与医学人文素质有关的教育,包括思想政治课程、人文素质课程、医学基础课程、医学专业课程,还包括学校的人文氛围、学生的各种课外活动。狭义的医学人文素质教育实训则围绕医学人文素质课程展开。包括思想道德素质教育实训、医学职业道德素质实训、医学沟通实训、卫生法律实训、医学思维实训、心理健康实训、医药学文化修养实训等。按照实训的场所、活动的方式分类,还可以有校内实训、校外实训、专项实训、综合实训、模拟仿真实训、情景实训、虚拟实训等。

## 二、医学人文素质教育实训教学的基本原则

为实现医学人文素质教育实训教学的目的,在实训教学中,应坚持"科学理论指导""密切联系实际""真实、具体、感人""纳入教育体系"四个基本原则"。

**1. 科学理论指导原则**

医学人文素质教育的实训教学虽然区别于理论教学,有着显著的实践特征和实践内容,但绝不是盲目的实践,必须在科学理论指导下进行。因为,只有在科学理论指导下,才能实现实训教学的功能,才能达到提高医学人文素质教育实效性的目的。指导医学人文素质教育实训教学的理论有二。一是医学人文素质理论和医学人文素质教育理论;二是医学实训教学理论。从第一方面的理论看,当前,医学教育面临着世界多极化、经济全球化、多元文化交融交锋的冲击,面临着对医学科学技术属性的绝对化理解。在这种情况下,理论上的清醒、清晰非常重要。有了正确理论的指导,才能逻辑严谨、脚踏实地、理直气壮、从而有说服力地开展医学人文素质教育实训教学。因为,医学人文素质教育实训教学的本质和目的就是证明医学人文科学理论的正确、证明医学生人文素养培养的必要和重要。就第二方面的理论看,医学人文素质教育实训教学必须符合实训教学的一般规律,必须在实训理论指导下开展。当然,我们还要在总结医学人文素质教育实训教学经验的基础上,发现医学人文素质教育实训教学所特有的规律,提出相应的理论,以利于更好地开展实训教学。这是医学人文素质教育实训教学的首要原则。

**2. 密切联系实际原则**

医学人文素质教育实训教学是理论与实践有机契合的载体,是指导学生深化对医学的人文性质、医学职业精神的理解,用正确的价值观念分析个人思想实际、专业实际、社会热点问题的载体,必须密切结合学生思想实际、专业实际、社会热点问题实际。医学人文素质教育实训教学既具有用事实证明科学理论的功能,又具有启发人们思考、分析问题的功能。所以,密切联系实际既包括用实际证明理论,更包括用理论解决实际问题。医学人才的素质和能力是紧密结合在一起的,德高医粹才能全心全意为患者服务。医学人文素质教育实训教学密切结合实际,要落实在学生素质与能力的共同提高上。因为,在医疗实践中,人文素质低下的人,能力越强越可怕;而能力低下的人,人文素质再高也无济于患者疾病的诊治。医学人文教育是学生接受教育和学生自我教育的统一,从指导、引导学生实践到学生自觉实践,从学生被动接受教育到主动接受教育,继而上升到自我教育,最终实现用正确的立场、观点、方法分析和解决问题,是医学人文素质教育实训教学的方法,反映了实训教学必须坚持的密切联系实际原则。

**3. 真实、具体、感人原则**

相对理论教学,实训教学具有具体、直观的特性。这个特性落实在医学人文素质教育实训教学上,就是贯彻真实、具体、感人原则。医学人文素质教育实训教学要通过真实、具体、感人的事实材料证明医学精神,通过鲜活的实践训练学生的人文素质。在医学教育中,真实、具体是实训教学要贯彻的基本原则。具体到医学人文素质教育实训教学,要从人文素质教育的实际出发,在真实、具体的基础上强调感人,即创建并设计真实、具体、感人的情境和实践活动。当前,提高医学人文素质教育教学的实效性是医学院校普遍重视、积极探索的工作。其

中，要下大力气做的是，创建与医学实际结合、与学校实际结合、与学生思想实际结合，理、情、境融合的医学人文素质教育实训载体。其实，先进的理论、伟大的精神就存在于现实生活之中，关键是我们要善于发现、善于感悟、善于再现生活的真实。医学人文素质教育实训教学，必须创造真实、具体、感人的情境，用历史上和现实生活中的真实事件再现我们的前辈和当代人的崇高境界和甘于奉献、勇于探索的伟大精神，让学生感受到贯穿于历史和现实中的真善美完美统一的医学人文精神。

**4. 纳入教育教学体系原则**

医学人文素质教育是医学教育课程体系的重要组成部分，贯穿医学教育全过程，已经成为共识。这是开展人文素质教育实训教学的重要前提。当前，要做的是，把实训教学作为医学人文素质教育的重要内容，纳入医学教育人才培养体系、课程体系，要精心设计、周密安排实训课程，要编写专门的实训教材。医学人文素质教育实训课也要集体备课、撰写教案、观摩教学。对医学人文素质教育实训教学的考核、教学效果评价要纳入教师综合评价体系；医学院校人文素质教育实训教学的效果也应纳入医学专业认证评价体系。

## 三、医学人文素质教育实训教学的实践探索

**1. 狭义的医学人文素质教育实训教学**

（1）医学人文素质教育教学实训室建设

医学人文素质教育实训教学，载体建设是关键。医学人文素质教育教学实训室就是基本载体。目前，一些高校已经建成的实训载体包括医学伦理学实训室——生命意义展室、卫生法学实训室——模拟法庭、医患沟通教学实训室——模拟诊室、病房等。

医学伦理学实训室的具体情境是将遗体无偿捐献给医学教育事业的人们写下的一篇篇感人至深的遗嘱和遗体捐献者事迹、器官标本。比如，在天津医科大学医学伦理学实训室的显著位置，有介绍天津医科大学创始人、著名临床内分泌学家、医学教育家朱宪彝教授事迹的展牌、朱宪彝教授的主要器官标本。朱宪彝教授1930年毕业于私立北平协和医学院（现北京协和医学院），获美国纽约州立大学医学博士学位和Wenham（文海）奖学金，在美国哈佛大学医学院生化系完成博士后研究。他于1934年起系统地开展佝偻病、软骨病及其他代谢性骨病研究，为现代钙磷代谢理论奠定了基础，被西方学者誉为"钙磷代谢知识之父"。他创建了天津市内分泌研究所，领导的甲状腺疾病、氟骨症等方面研究取得了巨大的成就。晚年，他主编出版了300多万字的《内科学》巨著，为我国医学事业做出了卓越的贡献。他一生节俭，克己奉公，把自己的一切都贡献给了医学教育事业。逝世前他留下遗嘱，把自己的一切奉献给他创建的学校：献出存款、献出图书、献出私人住宅楼、献出遗体。该实训室创建于2001年1月，当时的名称是天津医科大学医学伦理学教学基地[①]，2005年迁址扩建后更名为生命意义展室，2014年再次迁址后更名为生命意义展厅。2004年，南京医科大学也建立了遗体捐献者纪念室；2007年，天津中医药大学建立了生命意义展室；2013年，天津医科大学、天津中医药大学的生命意义同时挂牌医学职业道德实训教学实验室；同年，海南医学院建立了遗体捐献者纪念室；2014年天津市红星职业中等专业学校建立了生命意义展室。目前，成都医学院、河南医科大学、南开大学医学院等许多高校的生命意义展室都在规划、建设中。这些学校的实践证明，生命意义展室在医学生职业道德建设中都发挥了巨大的作用。

模拟法庭是卫生法学课程实训室。天津医科大学的模拟法庭建于2004年，在卫生法学教育中发挥了很好的效果。在模拟法庭上，学生置身于医事案件审理过程，目睹违法后果受到法

---

[①] 张金钟. 按医德养成规律开展教学基地建设——天津医科大学医学伦理学教学基地建设实录[J]. 中国医学伦理学杂志，2003（4）.

律的审判,增加了遵守法律的自觉。模拟诊室、模拟病房是医患沟通课程实训室。在实训室,学生通过角色扮演、换位思考,感受患者、感受患者家属,体悟医生的职责。

(2) 实训教学管理

第一,实训教学要纳入医学人文素质教学计划。实训教学以理论教学为基础,安排在理论教学之后,但二者应有机整合、紧密连接。实训课程学时的设定,要从实际出发,务求实际效果。第二,以教研室教师集体备课的方式形成实训课程设计。实训课程设计包括教学目的、内容、要求、实训方式(图1);教师在实训中的职责,包括课程的整体安排、应重点强化的理论和知识要点、对学生具体操作的要求、示范和点评。以学生观察、感悟为主要内容的实训,要强调细致讲解,循循善诱;以学生角色扮演、体会感悟为主的实训,要精心组织,指导好学生的即时相互评价。第三,指导教师填写实训教学记录。包括实训名称,所属课程名称,指导教师姓名,参加实训学生的专业、年级、人数,时间,地点,实训目的,内容,要求,实训方式,教师讲解理论、知识要点情况,学生观察、角色扮演、体会感悟、即时评价情况,存在的问题,需要总结的经验。第四,指导学生完成实训报告。

## 医学伦理学实训教学备课记录

授课教师:　　　　　　　　　　　　　　　　年　　月　　日

教学对象:　　　　　　　　　　　　学生人数:

授课时间:　　　　　　　　　　　　授课地点:

教学目的:



授课提纲(内容、方式):



**图1　医学伦理学实例教学备课记录**

(3) 实训报告

实训报告是由学生完成的记录实训过程、结果的书面材料(图2)。实训报告的基本要求是,真实、严谨。实训指导教师要评阅学生的实训报告,记录成绩并在课程中点评。

2014—2015年下学期,南开大学医学院临床医学、口腔医学7年制2012级学生在医学伦理学实训课后的报告中写下了自己的感想。一篇篇感想说明,同学们被深深地打动了。一位同学写道:"今天,老师带领我们参观了天津医科大学的伦理学实验室。小小的一间实验室,却给了我们很大的震撼与感动。……伟大的医学家朱宪彝捐献的器官,我们能够感受到,这些器官所支持的,是怎样高尚的灵魂。大家都生就一个躯体,朱老能做到的事,我们是否也能做到?我们在默默地问着自己。""这次参观,让我更深刻地领悟了生命的意义。生命的意义在于奉献。……我们在医学岗位上,更应恪尽职守,凭良心奉献自己的才华。另一位同学写道:"令我惊讶的是,看到了一面墙内镶嵌着朱老捐献的器官。生前奉献医学事业,死后亦然。这种崇高恐怕已是人生的巅峰。他的3万元存款用作朱宪彝奖学金,他的上万册书籍赠予天津医科大学图书馆,他的价格不菲的住宅送给天津医科大学。除了这些身外之物,他竟将遗体捐献了。""奉献可以是每个人的权利,只要我们有这种意识,我们也可以成为英雄。"

## 医学伦理学课程实训报告

时间

实训观察所见

实训体会

可另加附页

报告书写人：　　　专业　　　年级　　　姓名

图2　医学伦理学课程实训报告

### 2. 广义的医学人文素质教育实训教学

与围绕医学人文课程开展的狭义实训教学一样,课程外、广义的医学人文素质教育实训活动也是医学人文素质教育的重要方式。

（1）建设校内、校外的医学人文素质教育实训载体

许多学校探索出了效果显著的医学人文素质教育实训载体,如江西中医药大学的"双唯

班"、天津中医药大学的"勇博励志班"就是学生自我教育的组织形式。2004年以来，天津中医药大学护理学院学生的志愿服务队连续11年在街头献血车上服务，带头献血，在天津市乃至全国发挥了引领作用。许多学校建立的校史馆、优秀校友事迹展都发挥了很好的人文素质教育载体作用。

医学人文素质教育实训教学还要充分利用社会资源，和有关部门、单位一起建设载体，搭建社会人文教育平台。如2004年，天津医科大学和天津市红十字会、天津市工商业联合会、天津市元宝山庄陵园一起，在蓟县元宝山庄陵园建立了天津市遗体捐献者纪念碑。纪念园由遗体捐献者纪念碑和纪念广场组成。纪念碑长25米、高5米，当中镌刻着2米见方的"奉献"二字，两侧刻着一位位遗体捐献者的名字。左侧是朱宪彝教授浮雕头像和他的生平事迹。遗体捐献者纪念园是天津医科大学、天津中医药大学、天津医学高等专科学校等学校的人文素质教育实训基地。每年清明节，师生代表和社会各界群众一起到遗体捐献者纪念园凭吊遗体捐献者，是实训教学的内容。2010年，天津医科大学眼科医院为角膜捐献者建立了纪念碑。建设遗体捐献者纪念园的成功经验正在被许多高校复制、推广。

(2) 系统开展校内、校外主题鲜明的医学人文素质教育实训活动

由教育部高等院校医学人文素质教学指导委员会组织的"中国医学生人文素质行动"，已经广泛开展起来。该活动的内容是，医学生走近优秀医务工作者，学习优秀医务工作者的事迹；走进社区，为群众服务。2013年12月，海南医学院的"中国医学生人文素质行动"启动；2014年，天津5所高校的"中国医学生人文素质行动"联合启动，之后，广州医科大学、成都医学院也先后启动；2015年4月11日，江苏18所院校的"中国医学生人文素质行动"启动仪式在南京医科大学举行；2016年，山西的7所医药院校的"中国医学生人文素质行动"启动仪式在山西医科大学启动；2017年，陕西10余所院校的"中国医学生人文素质行动"启动仪式在西安交通大学启动……。医学生们为社会服务的实训活动中提升了人文素质，展现了中国医学生的人文风采。

最后，有四点需要指出。第一，强化医学人文素质教育实训教学，决不意味着忽视理论教学。无论是医学人文素质教育的理论教学还是医学人文素质教育的实训教学，都要贯彻理论与实际有机结合的原则。从本文提出的医学人文素质教育实训教学理念、概念、原则和所做的探索中可以看出，医学人文素质教育实训教学是依赖于理论教学的。亦可说，实训教学对理论教学提出了更高的要求。因为，没有理论基础，没有正确、清晰理论的指导，实训教学是难以收到实际效果的。提高医学人文素质教育的实际效果，理论教学和实训教学都要加强，两手抓，两手都要硬。第二，医学人文素质教育的实训教学要与专业技能教学携手，相互融通，形成合力。培养医学生的人文素质是医学人文素质教学的职责所在，但不能局限于人文课程教学，而应注重与医学知识、技能的结合，要从人文教育的角度强化知与行的统一。当然，医学基础课和专业课也同样承担着培养学生人文素质的任务，医学基础课和专业课教师在教学中也应体现人文精神，使学生感悟医学知识、规范操作的人文基础。只有人文教育与专业技能教育的完美结合，才能培养理想崇高、道德高尚、知识技能过硬的高素质医学人才。第三，医学人文素质教育的实训，不局限于医学院校校内教育，应与住院医师规范化培训无缝隙对接，"长流水，不断线"，逐步深入、强化。2014年，教育部与卫计委联合建立了住院医师规范化培训制度。高等院校医学类专业本科及以上学生在5年院校医学毕业后，要以住院医师身份接受为期3年的系统化、规范化培训，培训内容主要包括医德医风、临床实践技能、专业理论知识、政策法规、人际沟通交流等。笔者认为，应在住院医师规范化培训中体现、落实医学人文素质实训与专业技能实训的结合，务求医学人文素质与专业技能共同提高的效果。第四，医学人文素质教育实训教学要在整合社会资源的同时，为社会服务，发挥公民素质教育的职能。医学人文素质教育具有明确的目的、内涵、外延，但从公民素质教育的整体看，它是公民素质教育的一

个子系统。所以，优质的高校医学人文素质资源，在不扰乱正常教学秩序的前提下，应向社会开放，为社会主义核心价值观建设做出应有的贡献进步。近十几年来，许多高校的医学人文素质教育实训教学载体在公民素质教育中发挥了显著的作用。天津医科大学、南京医科大学、天津中医药大学、山西医科大学、广州医科大学、成都医学院、南开大学等院校的生命意义展室常年接待了社会各界的大量参观者。天津医科大学的生命意义展室被评为天津市爱国主义教育基地。2013年，天津市红十字会为弘扬器官捐献者的奉献精神，将器官捐献者的名字也刻上遗体捐献者纪念园的奉献碑。每年清明节，天津市元宝山庄的遗体捐献者纪念园都会举办盛大的遗体捐献者、器官捐献者社会公祭活动。高校医学人文素质教育向社会的延伸，产生了巨大的社会道德教育效应，为社会道德进步做出了应有的贡献。

# 标准化病人教学的人文素质教育实训功能

附录 3

标准化病人教学在临床医学教育中发挥的不可或缺作用正在凸显。作为诊断学教学的重要内容，标准化病人教学已进入越来越多医学院校的教学体系，成为验证、强化、应用临床诊断理论、方法的必要环节，并逐步进入住院医师规范化培训、医学考试考核体系，成为医学人才评价的有效方法。但也必须看到，标准化病人教学还是一个新生事物，是一种需要在实践中不断完善的教学方法和评价方式。在推广、应用标准化病人教学的同时，深化标准化病人教学研究，拓展标准化病人教学的理念和内容，是应用、发展标准化病人教学急需解决的问题。本文认为，标准化病人教学具有丰富的医学人文教育内涵和人文素质教育实训功能，在理论上，应思考和揭示标准化病人教学的人文意蕴，在实践中，应强化标准化病人教学的人文素质教育内容，充分发挥标准化病人教学在医学人文素质培养中的作用。

## 一、标准化病人教学快速发展的人文医学背景

严格意义上的医学教育标准化病人教学始自 1963 年。这种教学方法一经问世，便快速传播开来。到 1989 年时，仅美国、加拿大就有 94 所医学院校在教学中不同程度地应用了标准化病人教学。20 世纪 90 年代初，美国国家医学考试委员会将标准化病人教学方法应用于执业医师考试，作为评价应试者临床能力的方法。进入 21 世纪以后，标准化病人评价、标准化病人教学越来越规范，其在医学教育、医学考试中的应用也越来越广泛[1]。

其实，标准化病人教学是医学教育的传统。从医生培养的历史看，标准化病人教学有着悠久的历史，在古代、近代、现代都有应用。甚至可以说，在医学院校教育之前，标准化病人教学的应用非常广泛。无论是中国还是外国，在医学的院校教育之前，医学都是以师傅带徒弟的方式传承的。师傅带徒弟的基本形式是为病人诊断、治疗疾病，即以病人为对象的教学。其中，常见疾病的典型症状、疾病的规范诊断治疗无疑是教学的主要内容。这种面对病人的教学，与当下的标准化病人教学有很大的区别，但是包含着标准化病人教学的部分内容，可以说，是古代医学传承中的标准化病人教学。因为，标准化病人教学首先是面对病人的教学，其次才是由标准化病人实现的教学。

需要思考的是，为什么在医学院校教育日益发达、规范的当代，标准化病人教学会异军突起，受到越来越高的重视？标准化病人教学发展的必然性何在？表层的分析是，社会对医务人员临床技能的要求越来越高，大众的自我保护意识越来越强，医学院校对毕业生难以胜任临床工作的自我反省和临床医学教育的自我完善。还有没有深层次的原因？笔者认为，标准化病人教学快速发展的深刻原因在于当代医学基本理念、整体结构向人文医学的转变。

走向人文医学是当代医学发展的本质特征。与古代自然医学、近现代生物医学不同，当

---

[1] Wallace P. Following the threads of an innovation: the history of standardized patients in medical education[J]. Caduceus (Springfield, Ill.), 1997, 13 (2): 5-28.

代医学的人文性质不仅表现为传统习俗、社会舆论和医生的信念,还突出地表现在医学理论自身,存在于以生物-心理-社会医学模式为内容的医学基本观念、基本框架之中。生物-心理-社会医学模式强调在疾病预防、诊断、治疗、康复上注重人的整体统一性,是医学的伟大进步,如"综合急症""发热门诊""胸痛门诊""腰痛门诊""腹痛门诊"等临床科室的建立都体现了临床医学注重整体、注重综合的特征。但必须指出,当代医学进步不仅标志着医学思维方式实现了质的跃升,全面的思维方式取代了片面的思维方式,还标志着医学道德的进步。因为,人的心理特征和社会属性是人之为人即人区别于狭义动物的最为本质的特征。近年来,人文医学的理念通过整合医学显著地表现出来。

樊代明院士将整合医学的目标表述为,"构建更全面、更系统、更合理、更符合生命规律、更适合人体健康和疾病诊断及治疗和预防的新的医学知识体系",整合医学"将在解决医学专科过度细划、医学专业过度细化、医学知识碎片化所致问题中起决定作用"。可以断言,整合医学从理论向临床实践的转化、在临床上的普遍落实,会经历一个艰难的过程,绝不会一蹴而就。建立整合医学的理论和临床实践体系,必须克服近代以来逐步形成的医学专科过度细划、专业过度细化、知识碎片化的片面性,解决医务人员知识、技能过分单一的问题。而全新的整合医学知识、技能体系的构建和在临床上的实施,则必须以医务人员素质的提升为基础。樊代明院士说医学的未来发展"贵在整合、难在整合、赢在整合"。在笔者看来,其"难"就难在医务人员观念的观念,包括培养医学生胜任整合医学实践的素质[①]。标准化病人教学的意义正在于此。

标准化病人教学有着显著、深刻的人文内涵。人们大多把培养医学生的临床技能看作标准化病人教学的目的,其实,标准化病人教学在医学人才培养中的作用绝不仅限于医学生临床技能的培养,还突出地表现在医学生人文素养培养上。标准化病人教学是围绕"真实病人"开展的以培养医学生的素质和能力为目的的教学。就素质培养而言,包括培养对患者的尊重、与患者和患者家属的有效沟通等。

## 二、标准化病人教学与人文医学素质教育实训

人文医学素质教育与医学人文素质教育是等价的。医学人文素质教育即是当代医学的人文素质教育。因为,当代医学的发展方向和本质特征是人文医学。关键是怎样培养符合人文医学要求、胜任人文医学工作的医学人才,其中,人文医学的素质教育或曰当代的医学人文素质教育应该做什么?这就说到了提高素质教育实际效果的问题。

2015年,张金钟提出并全面地论证了医学人文素质教育的实训教学。他认为"在医学人才培养中,实训教学不仅是医学技能培养的重要方式,也是医学人文素质培养的题中应有之意义,实训教学也应纳入医学人文素质教育教学系统。""高尚的医学职业道德、严密的思维、科学的沟通方法、严肃的治学态度、自觉的守法行为等人文素养、能力,与严谨的技能操作一样,也都来自实践,都需要实际训练,也都是在实践中养成的。"[②] 医学人文素质教育实训教学是针对医学人文素质教育重视理论、重视课堂讲授、重视知识传授的问题提出的,也是对一些院校医学人文素质教育、教学实践创新的总结。近几年来,医学人文素质教育必须重视实训的理念、扎实开展实训教学,已经被越来越多的医学院校采纳,要及时总结,促使其全面推广。但从医学教育全局和进一步提高人文医学素质教育实际效果的要求思考,这只是事情的一个方面。

与加强医学人文素质教育实训教学相对应,还需要做的工作是,人文素质教育齐抓共管,

---

[①] 张金钟. 人文医学视域下的医学综合——整合医学产生的必然性及其引领作用 [J]. 中国医学伦理学,2017,30 (9):1059-1065.

[②] 张金钟. 论医学人文素质教育实训教学 [J]. 中国医学伦理学,2015,28 (4):481-486.

形成医学人文素质教育的合力。比如，医学基础课和专业课同样承担着培养学生人文素质的任务，医学基础课和专业课教师在教学中也应体现人文精神，使学生感悟医学知识、规范操作的人文基础。只有人文教育与专业技能教育的完美结合，才能培养理想崇高、道德高尚、知识技能过硬的高素质医学人才[①]。人文医学素质教育实训可以分为两种方式：狭义的、直接的人文医学素质教育和赋予传统技能培养新意的、广义的人文素质教育。为提高人文医学素质教育的实际效果，加强狭义的、直接的医学人文素质教育，包括扎实、深入开展医学人文素质教育实训教学，是非常必要、重要的，但同样必要、重要的，是扎实、深入开展广泛的人文素质教育，就是我们经常强调的"全员育人""全方位育人"。"全员育人""全方位育人"是针对医学教育的分工和学术化、精细化发展提出的。本来，医学生人文素养培养与临床能力培养是紧紧结合在一起的，是一块不可分割的"整钢"。但近代以来，医学教育从医院中分化出来后，便逐步走上了分工、学术化发展之路。本来，生物医学的科学技术性质与人文科学性质的理论分野，不过是从事科学技术学科、从事人文学科的人们从不同的学术视角对同一的对象——医学及其活动的理解。但是，他们各自的学科、学术背景却左右了他们对医学的理解和说明，且渐行渐远[②]。标准化病人教学所蕴涵的人文素质教育意义和所发挥的人文素质教育作用，就是"全员育人""全方位育人"的具体体现。这是医学基础课程和临床课程加盟人文素质教育的实践，是医学基础课程教师、临床课程教师与人文课程教师的会师，医学教育发展的一次质的跃升。

## 三、标准化病人教学人文医学素质教育实训功能的实现

**1. 打牢标准化病人教学的人文医学理念基础**

医学教育实践上的自觉根源于对正确理论的坚信。实现标准化病人教学的人文医学素质教育实训功能，关键在牢固树立人文医学理念，克服根深蒂固的生物医学模式的巨大惯性和惰性。从1948年世界卫生组织关于健康的新定义、1977年G.L.Engel《需要新的医学模式：对生物医学的挑战》到今天的整合医学大势，既充分说明了人文医学理念的正确和坚持人文医学理念的重要，也充分说明了落实人文医学理念的困难。生物医学教育模式根源于生物医学，着眼于人的生物性质，其特点是强调差异、强调分工，在理论上是片面的，在实践上是有害的，但已经约定俗成，形成了思维、专业课程设置、管理上的定势；人文医学教育模式根源于人文医学，着眼于人的生物心理社会综合性质，强调整体、强调合作，在理论上是全面的，在实践上是有益的，但没有固定的模式，在思维、专业课程设置、管理上要不断探索。标准化病人教学是后者的组成部分。

**2. 标准化病人教学在"求真"上下功夫**

在诊断学教学中，长期存在着将诊断学教学归结为教师课堂传授知识、技能，重视"病"忽视患病的"人"、弱化与患者沟通的做法，即诊断学教学知识化、技能化的倾向。应当说，标准化病人教学是对这种倾向的纠正。但是，这个纠正有一个过程。目前的标准化病人教学还或多或少地带着重知识重技能传授、轻素质培养，重"病"轻"人"的问题。

标准化病人教学的基本特点是以模拟真实病人为对象的教学，"求真"是其追求的目标。求真，不仅在于标准化病人训练上求真，医学生对标准化病人"病史"采集上求真，更在于医学生在与病人沟通中学习、追求"医乃仁术""大医精诚"意义上的真，即培养学生对"医乃仁术""大医精诚"的正确认识，追求"仁"与"术"、"精"与"诚"的内在统一。

**3. 形成临床教师与人文学科教师通力合作机制**

---

① 张金钟.论医学人文素质教育实训教学[J].中国医学伦理学，2015，28（4）：481-486.
② 张金钟.关于医学的人文科学性质[J].医学与哲学杂志，2003（12）.

实现标准化病人教学的人文医学实训功能,从事医学人文素质教学的教师要与从事临床技能教学的教师携手,两大类学科要相互融通,形成合力。目前,实训在医学生人文素质培养上的重要性已为人们接受,实训教学也逐步纳入一些院校医学人文素质教育体系,一些院校的医学基础课程和专业课程也在努力体现人文精神。但是,由于人文课程教师、医学专业教师在知识、技能结构上存在显著差异,由于医学教育长期以来形成的学科设置、课程设置、教学管理状况,要在标准化病人教学中彰显人文精神,实现其培养医学生人文素质的功能,必须探索临床学科教师与人文学科教师密切配合的途径和通力合作机制。比如,临床学科教师与人文学科教师互相学习、听课,在知识、技能上补短板;共同制订标准化病人教学方案、一起研究标准化病人教学中人文素质实训与临床技能实训的交叉点,联手培训标准化病人,一起评定学生成绩。

**4. 医学院校与社会携手**

标准化病人教学人文素质教育实训功能的实现还有赖于医学院校与社会之间的联合用力。标准化病人教学不仅是医学院校教育教学改革的成果,而且是社会正能量在医学人才培养上的彰显。因为,在标准化病人教学中担当重任的标准化病人主要来自社会。从健康的角度说,他们当中,既有真正的病人,也有健康人;从职业的角度说,他们当中,既有导演、演员,也有不懂任何表演技巧的来自各行各界的人。他们加入标准化病人行列,接受标准化病人培训、担当标准化病人的基本动力来自于培养医学人才的社会责任。在许多院校的标准化病人教学中,标准化病人表演逼真,反馈恰当,配合度高,重复性好,在诊断学教学、住院医师规范化培训、医学生考核、医学生人文素质培养中发挥了不可替代的作用。

# 关于建立医务人员医德考评制度的指导意见（试行）节选

附录 4

（中华人民共和国卫生部二〇〇七年十二月七日颁发，卫办发〔2007〕296号）

为加强医德医风建设，提高医务人员职业道德素质和医疗服务水平，建立对医务人员规范有效的激励和约束机制，依据有关法律、法规和规章的规定，制定本指导意见。

## 一、指导思想

以邓小平理论和"三个代表"重要思想为指导，贯彻落实科学发展观，以树立社会主义荣辱观、加强医德医风建设、提高医务人员职业道德素质为目标，以考核记录医务人员的医德医风状况为内容，以规范医疗服务行为、提高医疗服务质量、改善医疗服务态度、优化医疗环境为重点，强化教育，完善制度，加强监督，严肃纪律，树立行业新风，构建和谐医患关系，更好地为广大人民群众的健康服务。

## 二、考评范围

全国各级各类医疗机构中的医师、护士及其他卫生专业技术人员（以下统称医务人员）。

## 三、考评的主要内容

（一）救死扶伤，全心全意为人民服务

1．加强政治理论和职业道德学习，树立救死扶伤、以患者为中心、全心全意为人民服务的宗旨意识和服务意识，大力弘扬白求恩精神。

2．增强工作责任心，热爱本职工作，坚守岗位，尽职尽责。

（二）尊重患者的权利，为患者保守医疗秘密

1．对患者不分民族、性别、职业、地位、贫富都平等对待，不得歧视。

2．维护患者的合法权益，尊重患者的知情权、选择权和隐私权，为患者保守医疗秘密。

3．在开展临床药物或医疗器械试验、应用新技术和有创诊疗活动中，遵守医学伦理道德，尊重患者的知情同意权。

（三）文明礼貌，优质服务，构建和谐医患关系

1．关心、体贴患者，做到热心、耐心、爱心、细心。

2．着装整齐，举止端庄，服务用语文明规范，服务态度好，无"生、冷、硬、顶、推、拖"现象。

3．认真践行医疗服务承诺，加强与患者的交流和沟通，自觉接受监督，构建和谐医患关系。

（四）遵纪守法，廉洁行医

1．严格遵守卫生法律法规、卫生行政规章制度和医学伦理道德，严格执行各项医疗护理

工作制度，坚持依法执业，廉洁行医，保证医疗质量和安全。

2．在医疗服务活动中，不收受、不索要患者及其亲友的财物。

3．不利用工作之便谋取私利，不收受药品、医用设备、医用耗材等生产、经营企业或经销人员给予的财物、回扣以及其他不正当利益，不以介绍患者到其他单位检查、治疗和购买药品、医疗器械等为由，从中牟取不正当利益。

4．不开具虚假医学证明，不参与虚假医疗广告宣传和药品医疗器械促销，不隐匿、伪造或违反规定涂改、销毁医学文书及有关资料。

5．不违反规定外出行医，不违反规定鉴定胎儿性别。

（五）**因病施治，规范医疗服务行为**

1．严格执行诊疗规范和用药指南，坚持合理检查、合理治疗、合理用药。

2．认真落实有关控制医药费用的制度和措施。

3．严格执行医疗服务和药品价格政策，不多收、乱收和私自收取费用。

（六）**顾全大局，团结协作，和谐共事**

1．积极参加上级安排的指令性医疗任务和社会公益性的扶贫、义诊、助残、支农、援外等医疗活动。

2．正确处理同行、同事间的关系，互相尊重，互相配合，取长补短，共同进步。

（七）**严谨求实，努力提高专业技术水平**

1．积极参加在职培训，刻苦钻研业务技术，努力学习新知识、新技术，提高专业技术水平。

2．增强责任意识，防范医疗差错、医疗事故的发生。

## 四、考评的主要方法

医德考评要坚持实事求是、客观公正的原则，坚持定性考评与量化考核相结合，与医务人员的年度考核、定期考核等工作相结合，纳入医院管理体系，每年进行一次。各医疗机构要为每位医务人员建立医德档案，考评结果要记入医务人员医德档案。考评工作分为三个步骤：

（一）**自我评价**

医务人员各自根据医德考评的内容和标准，结合自己的实际工作表现，实事求是地进行自我评价。

（二）**科室评价**

在医务人员自我评价的基础上，以科室为单位，由科室考评小组根据每个人日常的医德行为进行评价。

（三）**单位评价**

由医疗机构的医德考评机构组织实施，根据自我评价和科室评价的结果，将日常检查、问卷调查、患者反映、投诉举报、表扬奖励等记录反映出来的具体情况作为重要参考依据，对每个医务人员进行评价，作出医德考评结论并填写综合评语。

## 五、医德考评结果及其应用

医德考评结果分为四个等级：优秀、良好、一般、较差。

医德考评要严格坚持标准，被确定为优秀等次的人数，一般占本单位考评总人数的百分之十，最多不超过百分之十五。

医务人员在考评周期内有下列情形之一的，医德考评结果应当认定为较差：

（一）在医疗服务活动中索要患者及其亲友财物或者牟取其他不正当利益的；

# 附录 4 关于建立医务人员医德考评制度的指导意见（试行）节选

（二）在临床诊疗活动中，收受药品、医用设备、医用耗材等生产、经营企业或经销人员以各种名义给予的财物或提成的；

（三）违反医疗服务和药品价格政策，多计费、多收费或者私自收取费用，情节严重的；

（四）隐匿、伪造或擅自销毁医学文书及有关资料的；

（五）不认真履行职责，导致发生医疗事故或严重医疗差错的；

（六）出具虚假医学证明文件或参与虚假医疗广告宣传和药品医疗器械促销的；

（七）医疗服务态度恶劣，造成恶劣影响或者严重后果的；

（八）其他严重违反职业道德和医学伦理道德的情形。考评结果要在本单位内进行公示，并与医务人员的晋职晋级、岗位聘用、评先评优、绩效工资、定期考核等直接挂钩。

医疗机构对本单位的医务人员进行年度考核时，职业道德考评应作为一项重要内容，医德考评结果为优秀或良好的，年度考核方有资格评选优秀；医德考评结果为较差的，年度考核为不称职或不合格。

医务人员定期考核中的职业道德评定，以医德考评结果为依据。考核周期内，有一次以上医德考评结果为较差的，认定为考核不合格，按照有关法律、法规和规章的规定处理。

对于执业医师的医德考评结果，医疗机构应当按照《医师定期考核管理办法》的规定报送执业医师定期考核机构，同时报送医师执业注册的卫生行政部门。

# 附录 5　护士伦理准则

本准则提供通用的护理伦理原则与伦理规范，指导护理临床实践、护士行为和伦理决策。

## 第一章　总则

第一条　护士职责　为护理对象提供专业的关怀照顾，协同医师实施诊疗计划，及时与医疗团队沟通，开展健康教育与康复指导，提供全人护理，履行保护生命、减轻痛苦、促进健康、预防疾病的护理宗旨。

第二条　护理对象　患者、患者家属、健康人群、社区。

第三条　伦理原则　关爱、尊重、不伤害、公正。

## 第二章　护士与护理对象

第四条　关爱生命　无论何时，救护生命第一。尊重人格尊严、文化背景、知情同意权、自主权、个人隐私权和风俗习惯。

第五条　善良为怀，仁爱为本　热心、耐心、细心、诚心，提供全人、全程优质护理。

第六条　恪尽职守，审慎无误　无生理、心理、经济伤害，确保优质护理。

第七条　诚实守信，拒绝贿赂，一视同仁，公平正义，维护护理对象利益至上。

第八条　注重沟通、协调　构建理解、信任、合作、和谐的护患关系。

## 第三章　护士与合作者

第九条　护士与护士、医生、药技、行政、后勤等其他人员之间，在人格和专业上是平等的。要团结互助，互相支持，互相监督，理解宽容，尊师重道，有团队精神，共建和谐医疗团队。

## 第四章　护士与专业

第十条　忠诚专业，爱岗敬业，遵守《护士条例》，恪守护理行为规范。

第十一条　终身学习，更新护理知识和技能，确保有能力提供高质量的护理实践。

第十二条　遵循技术伦理，循证护理，精益求精，弘扬护理专业精神，发展专业，追求事业。

第十三条　积极参与护理科研，坚守学术诚信，求实创新，自觉抵制剽窃、杜撰、抄袭等学术不端行为。

## 第五章　护士与社会

第十四条　积极开展全民健康教育，在促进医疗护理公平和公众合理应用、享受卫生资源中坚守良知。

第十五条　当发生严重威胁公众生命健康的突发事件时，以公众健康为己任，主动请缨，服从命令，积极参加救护。

第十六条　积极参与医疗护理改革和社会公益活动，展示护士专业形象，维护职业尊严。

## 第六章　护士与环境

第十七条　为护理对象营造和提供安全、舒适、舒心的物质环境和人文环境。

第十八条　在护理执业活动中，防止医源性损害和医疗废物污染环境。

第十九条　维护护理对象、护士、医疗团队的信息和网络环境安全。

第二十条　共同创建和维护安全、公平、和谐的护理工作环境，以有利于提供符合专业标准的护理服务。

## 第七章　护士自身修养

第二十一条　自尊自爱，自信自强，积极应对压力，保持身心健康。

第二十二条　仪表端庄，言行优雅，严谨慎独，情操高尚。

第二十三条　兼顾事业与家庭，赢得事业与家庭和谐发展。

该准则由中国生命关怀协会、中华医学会医学伦理学分会全国护理伦理学专业委员会的包括26个省、自治区、直辖市、特别行政区的100多位护理学专家、医学伦理学专家、临床一线护士组成的团队历时4年（2010—2014）完成（潘绍山等执笔）。

# 附录 6　对来华留学医学生的职业道德教育

## ——天津医科大学留学生职业道德教育实录

《国家中长期教育改革和发展规划纲要》指出,要进一步扩大外国留学生规模,增加中国政府奖学金数量,重点资助发展中国家学生,优化来华留学人员结构。2007年,来华留学生人数突破了19万人次,比2006年增长20.17%,而且继续保持快速增长势头。其中学习医学专业的留学生数量仅次于学习汉语言类留学生的人数,排在所有专业的第二位。面对众多的来华学习医学专业留学生,在开展高水平的留学生医学教育中,探索针对留学生的医学职业道德教育,培养留学生的医学职业道德素质,是当前医学伦理学教学亟须解决的问题。

### 一、国际医学教育标准的明确要求

世界卫生大会42.38号(1989年5月)及48.8号(1995年5月)决议表达了世界卫生组织与世界医学教育联合会对于医学教育的共同目标,这些目标导致了医学教育重新定位的全球合作项目开发。这项全球合作的重点内容在于采用本科医学教育的国际标准。世界医学教育联合会(WFME)于1998年启动制订这些标准的项目,最终版本"提高本科医学教育质量"于2001年6月由世界医学教育联合会执行委员会通过[1]。

在世界医学教育联合会制订的本科医学教育的国际标准中明确规定了对医学职业道德教育的要求。相关的内容如下:

1.4　教育结果

对医学认识及医疗实践的能力包括对基础、临床、行为和社会科学的知识与理解,其中包含与医疗实践相关的公共卫生、人口医学及医学伦理学;态度及临床技能(诊断确定、操作程序、交流技能、疾病治疗与预防、健康促进、康复、临床思维及问题解决);以及进行终身学习及在职进修的能力。

2　教育计划

2.4　行为和社会科学以及医学伦理学课程

基本标准:

医学院必须明确并在课程计划中安排适量的行为科学、社会科学、医学伦理学和卫生法学课程,使学生具有好的交流能力,做出正确的临床决策和进行合乎伦理道德的实践。

高标准:

行为科学、社会科学和医学伦理学在课程计划中所占的分量,应当适合于医学科学的发展和日益变化的人口、文化背景以及社会的卫生保健需求。

注释:

行为和社会科学,根据当地的需要和利益及传统,包括有代表性的心理学、医学社会学、生物统计学、流行病学、卫生学和公共卫生以及社区医学等。

---

[1]《教育部 卫生部关于加强医学教育工作提高医学教育质量的若干意见》前言

行为和社会科学以及医学伦理学应向学生传授有关的知识、概念、方法、技能和态度，以便理解健康问题的起因、分布和后果的社会经济、人口、文化等决定因素。

2.5　临床医学和技能

临床技能包括采集病史、体检、诊断处理、急诊处理及与患者交流的能力。

**WHO** 西太平洋地区本科医学教育质量保障指南在关于知识、技能和态度的目标里，提到医学伦理的内容。特别是在影响职业行为的工作态度目标中提出了以下内容：

本科医学教育期间，学生应具备下列作为行医基础的职业态度：
1. 尊重个人，重视人文背景与文化价值的差异。
2. 重视关于生与死的伦理问题的复杂性，包括有限资源的分配。
3. 真诚地想减轻患者的病痛。
4. 意识到与患者及其家属交流的必要，并使他们充分参与治疗计划。
5. 愿以最低的费用达到最理想的康复，从可用资源中得到最大的效益。
6. 认识患者和社区的健康利益是至关重要的。
7. 乐意与其他卫生保健从业人员进行有效的团队合作。
8. 重视自己的责任，从而在职业生涯中尽可能地保持最高的行医标准。
9. 重视判定是否某一临床疾病可能超出自己的业务能力而不能有效安全地做出处理，从而需要寻求其他医师的帮助。
10. 意识到用各种可能的技术去追求准确的诊断或改变疾病的进程不总是对患者及其家属有利的。

国际医学教育组织（IIME）提出的"全球医学教育最基本要求"包括7项内容：职业价值、态度、行为和伦理，医学科学基础知识，临床技能，沟通技能，群体健康和卫生系统，信息管理，批判性思维和研究[1]。其中第一个就是"职业价值、态度、行为和伦理"。

医学伦理学是医学职业道德教育的主体课程。1970年，美国医学院协会呼吁在医学训练过程中应加强医学伦理学的培养，随后美国和加拿大各医学院将医学伦理相关议题列入医学教育课程中。1985年，哈佛大学医学院开始实施"医学教育新途径"的改革工程，更加强调医学人文与伦理教育。1990年，医学伦理学已经成为大多数美国医学院校核心课程的组成部分[2]。英国也于1993年在关于英国未来本科医学教育的咨询文件《明日医生》中，建议将医学伦理学纳入其课程的核心部分[3]。2001年3月，在日本文部省颁布的《医学教育核心课程大纲》中将"医疗伦理和生命伦理"列为医学教育的基本事项，指出医疗伦理和生命伦理应贯穿于素质教育、临床前教育及临床实习等医学教育的全过程[4]。我国自1980年起，医学院校相继开设医学伦理学课程，该课程很快成为教育部规定的医学专业学生必修课。职业道德教育是医学人才培养的重要内容。在医学职业道德教育上，国内学生和留学生应当没有本质的区别。

## 二、来华留学医学生职业道德教育的理念与实践

### （一）留学生职业道德教育的理念

理念一：职业道德教育是来华留学医学生教育的重要内容。医学是一个依赖道德而存在的职业，它以助人为目的，以维护生命、发扬人道为职责，这个职业本身就是善。因此，医学与

---

[1] 美国中华医学基金会. 全球医学教育最低基本要求医学教育，2002（8）：23-25.

[2] Stephen G. Post .Encyclopedia of bioethics 3rd., New York：New York Publishing Company. 2003.

[3] http://www.gmc-uk.org/about/index.asp Undergraduate education Standards and guidance Tomorrow's Doctors.

[4] 黄春春. 日本的生命伦理教育与研究（上）. 日本医学介绍，2002，26（9）：426-428.

道德的关系是内在的。选择了医学职业，就意味着能承担或准备承担起这个职业的道德责任。医学职业道德是医学的精神动力和价值导向，培养来华留学医学生的职业精神、素养，是承担留学生教育医学院校神圣的使命、职责。

理念二：注重理论与实际结合。对来华留学医学生的职业道德教育必须联系实际。要实现医学职业道德教育的宗旨，帮助学生建立正确的医学价值观念，使学生自觉地将正确的医学价值观念付诸实践，就必须把医学伦理学知识、职业道德观念，与具体、生动的案例有机结合，使学生入耳、入脑、入心，真切地体验医学职业道德。这是医学职业道德教育的规律。

理念三：注重文化差异、寻找道德共识。留学生来自不同的国家，有着不同的文化背景、宗教信仰。实现跨文化的信息传播和交流，是来华留学医学生职业道德教育的重点和难点。可以借鉴但不能全面套用国内的教育，也不能选用某一生源国家的教材，忽略其他国家留学生的文化差异，使其他国家留学生对教学内容不理解、甚至反感。要引导留学生结合自己的文化反思医学的道德本质，设计未来的医学职业人生。本着尊重的原则，关注不同国家的文化，求同存异，探寻不同文化的交点，寻找道德共识，使医学职业道德教育实现文化上的最大公约数。

### （二）留学生职业道德教育的实践探索

在教学中，我们结合留学生的特点，将医德理论与中外传统医德结合、与各国医学家的事迹结合，与国际医学发展前沿问题结合，与各国医疗领域存在的共性问题结合、与留学生的实际结合，进行了探索和尝试。

**1．把握留学生的实际** 了解留学生基本情况、文化背景和学习基础等相关信息，是提高教学效果的基础性工作。

（1）留学生的文化、社会背景多样化。留学生来自不同的国家，都有自己的文化、历史和宗教信仰，比如基督教、儒家思想、佛教、印度教等。有时，不同的文化和宗教对于某一问题的认识和理解是不可通约的。不同国家的国情，包括社会结构、经济水平和生活习惯等也不相同。许多医学伦理学问题恰恰是与这些文化背景相联系。因此，挖掘医学伦理学的跨文化特征，实现医学伦理学的跨文化思考和共识，是对留学生开展医学伦理学教学、进行职业道德教育的难点。

（2）留学生的语言差异。尽管留学生英文班是英文授课，但"美式发音"与"英式发音"存在较大差异，而不同国家学生的英语水平也参差不齐，发音差异有时非常大，增加了师生间语言交流的障碍，对教师的教学水平提出了很高的要求。

（3）留学生教育背景不同。不同国家的教育模式导致学生在文化基础上的不同，对伦理学认知的不同。为了准确了解留学生医学伦理学基础，我们会在授课前对100名学生做问卷调查。调查结果显示，57%的留学生表示从未听说过伦理学或医学伦理学，38%的留学生虽能简单回答出伦理学是研究与道德相关问题的，但并不清楚医学伦理学究竟研究什么，仅有5%的留学生能列举出一些医学伦理学问题比如：堕胎、安乐死等。很多留学生对这门课程的认识是模糊的。

（4）留学生思维活跃。在教学中，留学生具有问题意识和参与意识。欧美国家学生参与意识最强，非洲学生也可以，亚洲国家学生稍逊。留学生自信、独立、敢于表达、乐于表达，而且非常重视教师的评价。这一特点有利于开展互动式教学，构建教学气氛，提升教学效果。针对有些留学生存在的作风散漫的问题，严格的教学管理是至关重要的。

**2．确定留学生职业道德教学的内容、教学资料** 我们参考国内外经典医学伦理学著作和相关教材，综合、归纳、提炼、整理，充分应用中国学生医学伦理学教学经验。教学资料主要包括：英文版的《生命伦理学百科全书》、牛津大学出版社出版的《医学伦理学简介》《生命伦理学基础》《生命伦理学原则》，剑桥大学出版社出版的《实践伦理学》《生命伦理学中的自主与信任》、Springer（斯普林格）出版社出版的《家庭、医学决策和生物医学技术》等，中文

## 附录6 对来华留学医学生的职业道德教育

版为北京大学医学出版社出版的《医学伦理学》、清华大学出版社出版的《生命伦理学导论》等。在选用、组织教材资料的基础上,编制了教学大纲、教学内容和教学进度。

**3. 探索留学生职业道德教育教学方法**

(1) 选拔和培训教师,整合资源,创建团队式教学。教师在对留学生进行职业道德教育,提高留学生的综合素质过程中担任重要角色。针对留学生教学的特点,我们选拔素质高、知识结构全面、责任心强、外语能力较强的教师承担留学生课程。目前,主要有6位教师承担留学生的医学伦理学教学及相关的职业道德教育工作。为了保证教育教学质量,在开课前,对教师进行了严格的岗前培训、试讲考核。岗前培训主要是依照学校的留学生教育师资的要求,对教师开展国际、国内、校内相结合的三级培训。有3位教师分别被选送到美国华盛顿大学、加州大学研修,多位教师分别赴香港、印度和新加坡等地进行学习、调研。此外,教师参加学校开设的留学生教学培训班,学习外籍教师授课技巧,提高教师的综合素质和教学水平。教师在授课前须经过试讲,考核合格才能承担授课任务。

(2) 应用互动式教学模式,课堂讲授与师生互动讨论结合。课堂讲授是留学生职业道德教育的主要形式。在教学中导入了主体间性教育理念,建立了交往式的医德教育模式。教育是对话、理解和共享的过程,是作为主体的人与人之间的相互作用、相互沟通、相互影响、相互交流。为了加强医德基本理论与医疗实践的结合,我们运用了"基于问题为引导的学习方式",讨论现实中的医疗问题。我们还通过案例分析帮助留学生充分表达个人观点,提高他们分析临床医疗实践中伦理问题的能力。

(3) 开展与"标准化病人"的医患沟通教育。标准化病人是美国住院医师培养中伦理与沟通教育的重要载体,是深受欢迎和颇具实效的伦理学教育方法。针对知情同意、不良信息告知、跨文化等问题,以教师模拟"标准化病人角色"的方式与留学生展开临床实践的演习体验和分析讨论,提高了留学生与患者沟通的技巧。

(4) 充分发挥生命意义展室的教学实验室功能。组织留学生参观生命意义展室是教学的重要内容。那些无私奉献遗体的捐献者的崇高精神增强了留学生们对医德的认知,激发了他们的道德认同感和融合感,从中领悟医学伦理精神的实质。留学生们认真看着、读着,神情肃穆,有些流下了热泪。留学生们纷纷表示,要学习遗体捐献者的精神,珍惜宝贵的学习机会,发奋学习,力争为医学事业做出贡献。参观"生命意义展室",使医德教育的效果得到了一次升华。留学生们写下了情真意切的《观后感》。下面是学生们观后感的节选:

"我叫 Amir Hussain,是天津医科大学 M.B.B.S 一年级学生。参观了这次展览,我很有感触。在我看来,这种展览能激发人们去关怀他人,同时也能激起人们藏在内心深处做出贡献的想法,甚至是在去世之后。""这样的展览很能给人启发。知道有其他的人和我有同样的想法,我感到非常的激动。我很早就有了为医学教育捐献遗体的想法。朱教授、刘教授的精神感动了我,更加坚定了我对此高尚行为的追求。""参观了这次的展览,我很有感触。它对我们所有人都很有启发,启发我们捐献遗体,供这里的医学生们使用。我希望能有更多的参观者能够受到启发,真诚地捐献他们的遗体。""策划展览的理念很值得赞赏。当看到捐赠者们的遗嘱时,我感到我也应该献出我的遗体,为医学教育尽一份力。所以,我真心地为这些捐赠者们感到骄傲。""很高兴能参观这次的展览,让我了解了这所学校的历史。这所学校的创始人——朱宪彝教授,是一位令人敬佩的学者。我将用捐献遗体的方式来表现我对这些崇高人格的尊敬。""能来到这里我感到相当荣幸!看了许多的遗嘱之后,得知如此多的人都认识到了生命的意义,我无言以对!我真切地希望有一天我也能像他们一样,有勇气献出我的遗体!向这些为医学事业做出贡献的人们说一声:'谢谢!'""非常高兴有机会来到这里。这些了不起的遗嘱和这些人所做出的牺牲,深深地感动了我。朱教授是一位崇高的人,他对他的祖国和人民所做出的贡献,是我们的好榜样。参观了这次的展览,我认识到生命的意义存在于一个人的所作所为,或者仅仅就是他纯洁的思想之中。我真诚地希望所有人，包括我自己，都能有勇气做出这种高尚的行为，并且能充分利用这上帝赋予我们的唯一的生命。"

(5) 发挥校园文化的道德渗化功能。校园文化是指学校所具有的特定的精神环境和文化氛围，是由教育者和被教育者双主体围绕教学活动和校园生活而创建并共享的文化系统。在对留学生进行医学职业道德教育过程中，积极利用校园文化的渗化功能，可以延伸课堂教学的效果，拓展医学职业道德教育的空间。例如：留学生新生入学教育是第一课，内容包括讲解治安条例、交通法规、学籍管理规定和学生守则等。通过入学教育，留学生遵纪守法、遵守社会公德、诚心待人、文明行为、具备社会责任感，受到广大师生和社会各界好评。此外，在开学典礼和毕业典礼上，留学生宣读"医学生誓言"，庄严宣读《希波克拉底誓言》，表达献身医学事业的决心。我们还通过在人体解剖课前向捐献遗体者默哀、为实验动物默哀、参加义诊等形式，帮助留学生明确作为医学生的职业责任，培养其人道主义观念，构建职业精神。实践证明，良好的校园医学文化和氛围对提高留学生医学职业道德素质能够起到示范、鼓舞、熏陶、鞭策的作用和潜移默化的影响。我们还以希波克拉底雕像和誓言激励留学生，使留学生"理解生命意义，感悟崇高精神"。我们还开展了中文演讲、唱中文歌比赛、龙舟赛、太极拳赛等活动，让中外学生同台竞技，交流沟通，互传友谊，激发留学生的参与热情和中国文化的认同感。在以"我爱医学事业"为主题的留学生中文演讲比赛中，学生们各展风采，以真挚的情感、饱满的热情、独特的思考，融入到流利的中文演讲中，充分表达自己对医学事业的崇敬和热爱。还组织学生积极参与全国性的大型比赛，让留学生多与中国学生进行交流和沟通，更好地融入校园的生活中。我校还组织留学生游览中国文化遗产及名胜古迹如长城、故宫等，提高留学生对中华文化的认知，使他们能够亲身感悟中国博大的文化底蕴，感受中华文化的魅力，很多留学生对中国文化产生了浓厚的兴趣。良好的校园文化和氛围对提高留学生医学职业道德素质起到示范、熏陶、鼓舞、鞭策的作用和潜移默化的影响。

(6) 以职业道德培养为主题的社会实践。追求知和行的统一是职业道德教育的基本理念。社会实践是课堂教学的延伸和拓展。内化于心谓之德，外化于行谓之道。让留学生"知"、理解理论是指导学生"行"的前提，组织留学生"行"、实践道德理论才是"知"的目的。启发、引导留学生参加以志愿者服务为内容的实践活动，在服务中感知、理解医学道德，践行医学道德，实现自我教育，是我校职业道德教育的重要内容。我校将来华留学医学生职业道德教育与社会实践相结合，实现了知和行的统一，取得了良好的教学效果。我们组织留学生到社区、农村的医疗点、社会福利院做志愿者，到学校对口支援的中小学和卫生院做志愿服务，提供医疗和社会服务，如健康咨询、保健宣传、英语普及等。留学生到和平区新兴街社区与老人和孩子们举办"中外友人度佳节"联欢会。留学生表演了朗诵、合唱等文艺节目，社区孩子向外国友人赠送了中国结手工艺品。留学生志愿者到和平区新兴街社区帮助农民工子女学习英语，帮助他们提高英语水平。我们还在公安部门的支持、指导下，成立了天津市第一支由留学生志愿者组成的治安巡逻队，利用他们语言和生活习惯上的优势，协助民警维护校园秩序。通过这些活动不仅增强留学生人际交流和理解能力，更为留学生树立良好的职业道德奠定基础。奥运期间，留学生们参加社区"中外友人迎奥运、助困残、知母爱"活动，在奥运"同一个世界，同一个梦想"的口号中，深刻体验人类共有的爱。在奥运火炬传递和北京奥运会期间，留学生们积极参与，热情服务，成为和谐奥运的一道独特、美丽风景。2008 年，留学生们为我国四川地震灾区祈福。同学们挂起自己动手制作的十几个白色灯笼，共同点燃了摆成心形的六百多支蜡烛，默默地站在旁边祈祷。留学生还自发捐款 2 万余元援助灾区，送去遥远的关怀与祝愿。2010 年，我校师生深切悼念玉树地震遇难同胞，在校学习的留学生闻讯赶来，一起为遇难的中国同胞默哀。留学生们还积极参与造血干细胞采集血样入库活动。在世界艾滋病日，留学生们写下对艾滋病患者的祝福。留学生与我校学生共同参加"遏制艾滋，履行承诺"

为主题的"青春红丝带"行动,并在防艾宣传横幅上签名。总之,留学生在参加社区实践活动中,培养了服务大众、奉献社会的精神,使"医乃仁术""德高医粹"的中华医德和"知行和一""和谐共生"的中华精神得到认同和弘扬。世界医学法学会主席卡米教授对我校人文教育给予了高度评价:"将医学教育和人文教育融为一体的想法是伟大的,值得全世界所有医学院效仿。"

包括医学职业道德教育在内的留学生教育收到了很好的效果,赢得了良好的国际声誉。至今,天津医科大学已培养657名临床医学留学本科毕业生,毕业生回国后医师资格考试通过率逐年升高。有的毕业生还担任了其国家卫生部门政府官员。印度、沙特阿拉伯、坦桑尼亚等国家医学会、政府官员和驻华使节多次来校考察访问。尼泊尔总统(时任共产党主席)、斯里兰卡执政党总书记、候任总统专程来访并看望本国留学生,对我校的留学生教育给予高度评价。印度医学会长来校考察并接见本国留学生,对我校的留学生教育同样给予高度评价。沙特阿拉伯高教部代表团访问我校,对我校的留学生职业道德教育高度赞赏。

受教育部委托,天津医科大学率中国著名大学代表团赴印度参加"中印著名高校合作研讨会",会议期间向国外介绍学校留学生教育经验。我校领导应邀访问斯里兰卡,斯里兰卡总理会见学校代表团,感谢学校为其培养优秀医学人才。时任校长郝希山院士被授予2010年斯里兰卡友谊贡献奖。时任天津市市长戴相龙会见来校访问的斯里兰卡驻华大使,大使说:"天津医科大学留学生教育的教学质量、生活设施和课外活动远远高于我国要求的标准。"

# 附录 7 生物医药研究伦理审查的风险意识和风险管理

生物医药研究伦理审查的风险意识和风险管理是一个与提高伦理审查整体水平直接相关但尚没有得到应有重视的问题。揭示生物医药研究中风险存在的必然性，认识生物医药研究伦理审查防范风险的本质，厘清生物医药研究伦理审查中风险管理的内涵，提高生物医药研究伦理审查的风险意识，从伦理审查的角度最大限度地管控生物医药研究的风险，牢牢守住生物医药研究的安全底线，切实保护受试者的安全和权益，对于提高生物医药研究伦理审查的自觉性，规范当前的伦理审查工作，建设高水平的伦理审查委员会，是很有意义的。

## 一、生物医药研究伦理审查的本质是防控风险

生物医药研究中的人体试验必须接受伦理审查已经成为大势所趋，生物医药研究伦理审查的必要性和重要性已无人质疑，生物医药研究机构已普遍建立了伦理委员会，伦理委员会的SOP也在不断完善。但也必须看到，在伦理审查的实际操作中，"走过场"的问题仍然存在，说明生物医药研究伦理审查必要性和重要性的问题即对生物医药研究人体试验伦理审查的认识问题并没有根本解决。

生物医药研究人体试验伦理审查的必要性和重要性的逻辑根据是什么？在一定意义上说，生物医药研究必须接受伦理审查既是社会对科学研究的限定，也是科学共同体的内部约定和科学研究人员的主动自觉，三者形成了合力。可社会为什么要做这样的限定？科学共同体为什么要做这样的约定？接受伦理审查为什么会成为科研人员的主动自觉呢？答曰：为了维护受试者的权益。再追问，为什么存在维护受试者权益的问题呢？因为，受试者在生物医药研究中承担着风险。可见，从根本的意义上说，伦理审查的必要性和重要性的逻辑根据在于，要最大限度地防止、减少受试者在生物医药研究中出现风险。

受试者在生物医药研究中面对的风险有两个基本特点。

第一，受试者是在为人类认识和治疗疾病承担风险。为了解除某种疾病带给人们的危害，证明某种药物、器械、方法诊断治疗这种疾病的有效，在机制研究、动物试验成功之后，必须进一步在人身上做试验、验证。揭示体外物质对人体作用的机制、揭示人体自身机制的科学发现，离不开人体试验；创造诊治疾病的药物、器械的科学发明，同样离不开人体试验。在人体上做试验，意味着有些人要面对危险。这些为了医学进步、为了大多数患者的利益面对危险的人就是受试者。就医学进步而言，让少数人承担风险是不得已而为之，是"两害相权取其轻"。一方面，为了验证某种药物有效，受试者要面对风险；另一方面，如果某种药物没有经过人体试验的验证，就在临床上应用，许许多多的患者就要面对风险。怎么办呢？只有一种选择。生物医药研究人体试验在本质上是为了许许多多的患者能够在药物的安全性和有效性被证实后再使用某种药物，是使许许多多的人最大限度地避免风险、获得利益。但是，这"两害"中的"轻"绝不能轻视。在试验中，由于研究中存在的不确定性，健康受试者面对着健康被损

害的风险；患病受试者的疾病有可能在研究中得到有效治疗，也有可能治疗效果不显著、无效果，甚至出现副作用。所以，生物医药研究中的受试者从来是受到尊重的，他们的称谓严格表述是志愿受试者，他们签署了知情同意书，志愿参加试验，他们的行为是一种奉献，他们的精神应当弘扬；所以，生物医药研究中受试者的安全理应得到最大限度的保护。这是生物医药研究伦理审查深刻的逻辑基础，是生物医药研究伦理审查要牢牢坚守伦理原则的基本依据。

第二，受试者在生物医药研究中面对的风险与生物医药研究的探索性质相联系，具有必然性，很难避免。人体试验是以健康人或患者为对象的研究，目的是揭示或证实试验药物、器械的作用、不良反应，如试验药物的吸收、分布、代谢、排泄，以确定试验药物、器械的安全性和治疗效果。人体试验是医药研究不可或缺的环节。虽然在人体试验之前已经进行了成功的动物试验，但人体与动物体毕竟存在着差异，动物试验的成功并不意味着人体试验一定成功，并不等同对受试者没有伤害；就人体试验而言，健康受试者能够耐受的某种新药，并不等同患特定疾病的受试者使用安全、有效；二期临床试验未出现意外事件，并不等同三期临床试验也不出现。事实上，生物医药研究中的风险还不止于此。在二、三期临床试验中，为了证明试验药物的有效性，有些受试者会被随机分配在试验研究的空白对照组，使用的是安慰剂，他们虽然避免了应用试验药物可能出现的风险，却面临着其所患疾病仅仅使用基础药物治疗、甚至未用药物治疗可能延误治疗的风险。

正是由于受试者是在为许许多多患者的利益承担风险，正是由于受试者在生物医药研究中面对的风险难于避免，我们必须努力保护受试者的安全，使生物医药研究中人体试验风险出现的概率尽可能地小，使受试者受到伤害的几率尽可能地小，风险一旦出现，能够及时处置，最大限度地保护受试者的健康和权益。这是科研管理部门、科研人员、伦理委员会的共同职责。所以，国家在有关法律、法规、条例中对保护生物医药研究人体试验受试者的安全和权益、防范风险作了明确的规定，保护受试者安全和权益、防范风险的体制机制在不断完善；所以，要提高科研人员在生物医药研究人体试验中保护受试者安全和权益、防范风险的意识，自觉地保护受试者安全和权益、防范风险；所以，要建立伦理委员会、健全生物医药研究伦理审查的制度，强化对生物医药研究人体试验的伦理审查。生物医药研究接受伦理审查，从社会对科学研究的限定，到科学共同体的内部约定、科学研究人员的主动自觉，是一个过程，这个过程反映着道德进步。

伦理委员会建设和伦理审查的本质是防控受试者可能面对的风险。从历史上看，尽管伦理委员会和对生物医药研究人体试验的伦理审查，是针对二战期间法西斯纳粹、日本帝国主义侵略者惨无人道的所谓"人体试验"提出的，但伦理委员会和伦理审查受到人们的普遍关注和重视，是和保护受试者的利益、防控受试者可能面对的风险直接相联系的。

## 二、防控生物医药研究人体试验风险的规律

要提高预防、控制生物医药研究人体试验风险的实际效果，就要研究生物医药研究人体试验中发生风险的规律性，就要研究防控生物医药研究人体试验风险的规律。

**1. 在伦理审查与科学审查的统一上防控风险**　在生物医药研究中坚持伦理审查与科学审查的统一，是防控人体试验风险的关键。伦理审查与科学审查的统一是相对二者的差异而言的。符合伦理、符合科学作为贯穿生物医药研究的两个基本原则，是从两个不同的角度对同一生物医药研究过程的规定。从伦理学的角度说，任何一项生物医药研究的出发点和落脚点都在于维护人民群众的健康利益、解除人民群众的病痛，都要始终维护受试者的权益；所以，真正意义上的生物医药研究的起点、重点和过程，都反映着道德进步。从科学技术的角度说，任何一项生物医药研究都以事实和科学技术的原理为依据，都要坚持科学技术研究的基本原则；所

以，真正意义上的生物医药研究的起点、重点和过程，也都反映着科学技术进步。但是，所谓伦理学的角度与科学技术的角度，都是学科意义上的，都是相对的。用历史的眼光看，伦理审查与科学审查的差异的一个重要原因是科学技术的发展。在科学技术尚未独立或处于低水平发展的时候，医药学中的"道德"与"技术"浑然一体，医生在自己身上做试验，寻找为患者治病的方法。中国的神农"始尝百草，始有医药"；美国牙科医师莫顿为证明乙醚的麻醉效果，在用猫、狗做试验后，用自己的身体做试验，亲自体验并证明了乙醚的麻醉效果。伴随着科学技术在近代、现代的发展，科学技术学科化、专业化的步伐突飞猛进，医药学自身也成为一个庞大的体系；与科学技术的发展相对应，哲学、社会科学也在学科化、专业化，伦理学也构建了自己的体系。科学技术与伦理学的各自发展，使二者彼此"生疏"，以致医药学研究中出现了不尊重、无视受试者，甚至欺骗受试者的倾向，有些"医药学研究"严重背离了道德，成为社会丑闻。最终引发了包括医药学家、伦理学家、军人、政府官员在内的社会各界对医药学研究的道德反思。于是，医药学研究的道德内涵被重新揭示；"医药学研究"背离道德的行为被批判甚至受到法律的制裁；对医药学研究的道德约束成为必然要求和常规状态；伦理委员会和伦理审查快速发展。在这个过程中，医药学研究伦理审查的必要和重要越来越被理解，科学技术进步和道德进步实现了新的统一。我们看到，在医药学上伦理学与科学"合""分""合"的螺旋式发展，不仅是道德进步，而且是科学进步，在更高的意义上说，是社会进步。

伦理审查与科学审查的统一是当代生物医药研究的基本趋向。但在生物医药研究实践中，人们对伦理审查与科学审查内在统一的认识并不都处于一个水平，片面性认识仍然存在。片面性认识的具体表现有二。一是在伦理审查中忽略对研究项目创新点、技术路线、试验设计的科学性的审查，认为那是科学审查的事。二是在科学审查中强调理论和技术上的创新、突破，强调包括人体试验在内的科学试验的严谨、严密，对研究可能带给受试者的伤害、维护受试者权益，没能给予足够的重视。二者表现各异，但在本质上都是缺乏对伦理审查与科学审查的内在统一的认识。就伦理审查而言，要高度重视忽视科学审查、特别是忽视对科研设计是否科学严谨的审查。因为，从伦理的角度说，科研设计不严谨的危害，不仅是造成科研人力、财力的浪费，关键是使受试者在研究中承担的风险毫无意义。

伦理审查与科学审查的统一，要求伦理委员会与科技项目审查委员会携手，伦理评审专家与科技评审专家共同防范生物医药研究的风险，共同维护受试者的权益，共同促进生物医药研究的健康发展。生物医药研究各个阶段的人体试验，都既要重视和研究药物、器械对某种疾病的诊治作用，也要、甚至更要重视和研究该药物、器械的副作用；对药物、器械治疗疾病的有效性的探索和证明，要以受试者的安全和权益保障为基础和前提。确定药物、器械诊治疾病的效果与降低受试者的风险是生物医药研究的基本原则。对此，一期临床研究要重视，二期临床、三期临床研究同样要重视。因为，药物、器械副作用发生在健康受试者身上的后果与发生在患病受试者身上的后果会有差异，甚至差异很大。另外，副作用发生的比例落实在绝对人数上，与使用药物人群的数量的增加直接联系，重视四期临床研究、重视药物上市后评价的意义正在于此。研究药物、器械副作用对受试者的伤害，防范受试者的风险，是伦理审查的重点，也是科学审查的重点。科学审查和伦理审查都包含着审查副作用有哪些表现，发生的概率有多大，机制是什么？无论是科学审查，还是伦理审查，只重视试验药物、器械的"正作用"，忽视甚至无视"副作用"，不考虑药物、器械副作用可能对受试者造成的伤害，都是不负责的。总之，防范受试者在生物医药研究中的风险，伦理审查和科学审查必须形成一个合力。

伦理审查与科学审查要形成合力，但二者的作用并不是简单的加和，各自的功能也不是平分秋色，二一添作五。就保护受试者安全、防范风险而言，伦理审查的责任更大。换言之，当伦理审查与科学审查的结果存在分歧时，如果焦点是受试者承担的风险大，必须坚定地维护受试者的安全和权益。因为，维护受试者的安全和权益，是生物医药研究必须牢牢坚守的、不可逾越的道德底线。道德底线守不住，不但受试者权益得不到保护，未来的药品、诊断治疗方法的使用者即众多患者也会面对风险。这正是伦理委员会存在的意义，正是伦理审查的职责所在。

**2. 在科学研究与临床诊治的统一上防控风险**　前已述及，以人为研究对象的生物医药研究，要最大限度地保障受试者的安全。为什么是"最大限度"，而不能百分之百呢？因为，科学研究存在着不确定性，风险客观存在、不可避免。正因为生物医药研究人体试验中风险不可避免，才必须最大限度地预防风险。由于二期临床研究、三期临床研究、四期临床研究的受试者都是患有某种疾病的患者，防控风险就更加重要。在生物医药研究中，患病受试者虽然与健康受试者承担着一样的义务，但患病受试者还与健康受试者不同，他们还是在接受治疗的患者。对他们来说，参加试验最理想的结果，是试验药物有利于受试者疾病的治疗。但是，参加试验的患者所患疾病的发生、发展、转归本身就有一定的不确定性，再加上生物医药研究的不确定性，两种不确定性交集在一起，无疑增加了风险出现的比率。作为受试者的患者面对着风险，伦理委员会当然要认真评估试验设计是否最大限度地保障了受试者的安全和权益，当然要认真评估研究者关于防控风险的预案。

诚然，一项临床检查、治疗的有效性在以患者为研究对象的试验之前，已经得到了理论推导、动物试验、健康人体试验的明确证明，为以患者为研究对象的试验奠定了基础。但由于患者与健康人存在着差异，以患者为研究对象的试验的结果仍存在着一定的不确定性，可能是显效、可能是有效，也可能是效果不明显、不确定。所以，以患者为对象的试验设计尤其要缜密，防范风险的措施尤其要全面，对可能出现风险控制的预案尤其要细致。

在伦理审查中，要查阅有关资料、询问研究者，认真评估受试者所患疾病发展的不确定性、医药研究的不确定性，认真评估试验可能带给患者的伤害；要检查有效处置不良事件特别是严重不良事件的预案，包括能否及时发现、迅即采取救治措施，能否迅速开启"绿色信封"，针对患者所处的"试验药物治疗组"或"对照组"的具体情况，实施更加有效的治疗，确保患者生命安全；还要评估受到伤害的患者能否得到补偿、补偿是否合理。

**3. 在社会效益与经济效益的统一上防控风险**　现代社会生物医药研究的成果往往带来社会效益与经济效益，带给研究者荣誉和物质利益。追求社会效益与经济效益，追求荣誉和物质利益，已成为生物医药研究的综合动力。在追求社会效益，为解除患者的病痛服务，为提高人民群众健康水平服务的同时，获得经济效益，获得荣誉和物质利益，是正当的，应当给予鼓励、支持。但必须指出，社会效益与经济效益的统一，社会效益是处于首要位置的。因此，必须反对一味追求经济效益，必须反对一味追求荣誉和物质利益。这与维护受试者利益，防范受试者风险直接相联系。能否做到维护受试者利益、防范受试者风险，在一定程度上，是对研究者动机的检验。维护受试者的利益，防范受试者的风险，本身就是生物医药研究社会效益的内容。以社会效益为重，以解除患者病痛、提高人民群众健康水平为重，在本质上，包含着维护受试者的利益，包含着主动自觉地防范受试者的风险；生物医药研究在最大限度防范受试者风险的基础上取得成果，获得了社会效益，也必然获得经济效益、获得荣誉和物质利益。反之，把追求经济效益、追求荣誉和物质利益放在第一位，就会自觉不自觉地忽视甚至无视受试者利益和风险。而无视受试者的风险，在失去社会效益的同时，也会失去经济效益；即便一时侥幸，获得了经济利益，也不会长久，最终必将失去。

在伦理审查实践中，避免"利益冲突"，是防范重经济效益、重荣誉、重物质利益，轻受试者利益、轻社会效益的重要屏障。伦理审查人员与被审查项目没有利益上的关联，才能冷静、客观、公正地从事审查工作，才能做出正确的评价。

**4. 在常规管理与危机管理的统一上防控风险**　在生物医药研究人体试验风险防控上，危机管理的作用不可替代。因为，生物医药研究人体试验具有不确定性，伦理审查的目的、作用、方法都是预防、控制风险，生物医药研究伦理审查在本质上属于风险管理。特别是在人体试验中发生严重不良事件发生之后，当受试者的生命出现危象时，要及时、有效地救治受试者，迅速与受试者家人沟通情况，迅速在研究项目系统内通报、向上级主管部门报告，针对不良事件的后果给予受试者补偿，如实向社会说明情况等，都检验着研究机构的危机管理水平。伦理委员会对研究项目的跟踪审查，包括对研究机构处理严重不良事件的审查，目的是维护严重不良事件中受试者的权益。

重视危机管理是伦理委员会规范化建设的重要内容，但决不意味着危机管理的作用大于甚至可以取代常规管理。事实上，常规管理与危机管理同样重要，在防范危机发生的意义上说，常规管理比危机管理更加重要。因为，常规管理是危机管理的基础，基础扎实，即生物医药研究人体试验风险防范意识强、预防风险的措施得力，不良事件、严重不良事件发生的频率就低。反之，基础不牢，地动山摇，对生物医药研究人体试验风险的认识不到位，防范措施不得力，风险就随时会发生。在狭义上说，危机管理是针对正在发生的风险的管理。如果以生物医药研究人体试验风险的实际发生为时间节点，人体试验风险发生之前的预防为常规管理，人体试验风险发生之后控制风险的举措才是危机管理。控制、处理人体试验中的风险，危机管理的作用当然不可低估。但要防范危机于未然，关口必须前移，工作必须往"上游"做。把常规管理的各项工作做实了，虽改变不了生物医药研究人体试验固有的不确定性，不能杜绝风险，但可以减少风险发生的几率，杜绝不该发生的风险。可见，我们的伦理审查，要注重人体试验的风险管理，更要注重常规管理，既要审查防控风险的预案，更要审查研究的各个环节。

### 三、生物医药研究人体试验风险管理的制度保障

落实生物医药研究人体试验伦理审查的风险管理，制度建设是关键。近年来，中国生物医药研究伦理委员会建设和伦理审查工作快速发展，国家和有关部委的制度建设功不可没，是预防、控制人体试验风险的重要保障。

1998年6月26日，由全国人大颁布、1999年5月1日在全国施行的《中华人民共和国执业医师法》第五章"法律责任"第三十七条，对医师在执业活动中不能出现的十二种行为作出规定，其中包括，未经患者或者其家属同意，不得对患者进行试验性临床医疗，如违背，"由县级以上人民政府卫生行政部门给予警告或者责令暂停六个月以上一年以下执业活动；情节严重的，吊销其执业证书；构成犯罪的，依法追究刑事责任"。2002年8月4日，由国务院颁布、2002年9月15日起在全国施行的《中华人民共和国药品管理法实施条例》规定，"药物临床试验机构进行药物临床试验，应当事先告知受试者或者其监护人真实情况，并取得其书面同意。"2003年8月6日，由国家食品药品监督管理局发布、2003年9月1日起在全国施行的《药物临床试验质量管理规范》规定"所有以人为对象的研究必须""力求使受试者最大程度受益和尽可能避免伤害。""进行药物临床试验必须有充分的科学依据。在进行人体试验前，必须周密考虑该试验的目的及要解决的问题，应权衡对受试者和公众健康预期的受益及风险，预期的受益应超过可能出现的损害。选择临床试验方法必须符合科学和伦理要求。"该规范将防控生物医药研究人体试验风险作为伦理委员会的责任，对伦理委员会的人员组成、性质、权利义务、工作方式、伦理审查的内容做了全面的规定。

2007年1月11日，卫生部发布了《涉及人的生物医学研究伦理审查办法（试行）》，规定"开展涉及人的生物医学研究和相关技术应用活动的机构，包括医疗卫生机构、科研院所、疾病预防控制和妇幼保健机构等，设立机构伦理委员会。""机构伦理委员会的审查职责是：审查研究方案，维护和保护受试者的尊严和权益；确保研究不会将受试者暴露于不合理的危险之中"。其第十四条"涉及人的生物医学研究伦理审查原则"规定"对受试者的安全、健康和权益的考虑必须高于对科学和社会利益的考虑，力求使受试者最大程度受益和尽可能避免伤

害""确保受试者因受试受到损伤时得到及时免费治疗并得到相应的赔偿"。国家食品药品监督管理局 2010 年 11 月 2 日发布的《药物临床试验伦理审查工作指导原则》也明确规定,伦理委员会"履行保护受试者的安全和权益的职责。"伦理委员会"批准临床试验项目必须符合标准"的前 2 条分别是"对预期的试验风险采取了相应的风险控制管理措施"及"受试者的风险相对于预期受益来说是合理的"。当出现"预期的严重不良事件"时,"可实施快速审查",当快速审查的结论为"否定性意见"或"两名委员的意见不一致""委员提出需要会议审查"时,"应转入会议审查"。"研究过程中出现重大或严重问题,危及受试者安全时,伦理委员会应召开紧急会议进行审查,必要时应采取相应措施,保护受试者的安全与权益。"

当前,在人体试验风险管理的制度建设上,一是要强化制度的完善。二是要强化制度的落实。关于前者,笔者的基本观点是,在生物医药研究人体试验的风险管理上,要完善制度、健全机制。鉴于笔者在《生物医药研究伦理审查的体制机制建设》①中已有比较详尽的论述,限于本文篇幅,不再做展开说明。

需要进一步强调的是制度的落实。尽管总体看,从国家相关部委到省、自治区、直辖市政府,到开展生物医药研究的机构、从事生物医药研究的研究人员、伦理委员会成员,已经做了许多工作,效果也很明显。但也必须看到,伦理委员会建设和人体试验风险管理的重点和难点仍在制度的落实上。

例如,伦理委员会对包括严重不良事件在内的跟踪审查就很薄弱。国家食品药品监督管理局《药物临床试验伦理审查工作指导原则》(2010)第 31 条第四款规定"发生严重不良事件,所在机构的伦理委员会应负责及时审查,并将审查意见通报申办者。基于对受试者的安全考虑,各中心的伦理委员会均有权中止试验在其机构的继续进行。"目前,在对严重不良事件的处置、审查上,伦理委员会普遍不够主动,只停留在及时记载、通报上。又如,生物医药研究人体试验风险的保险机制也没有落实。《药物临床试验伦理审查工作指导原则》第四十三条已规定"申办者应对参加临床试验的受试者提供保险,对于发生与试验相关的损害或死亡的受试者承担治疗的费用及相应的经济补偿。申办者应向研究者提供法律上与经济上的担保"。应当说,为生物医药研究人体试验受试者购买保险,当严重不良事件发生时,由保险机构支付受伤害受试者的相关费用,是生物医药研究人体试验风险管理的重要举措。随着生物医药研究的快速发展,研究项目的数量不断增加,受试者的数量在不断增加,人体试验风险保险机制的建立已经很急迫。但保险机制落实难。原因在于,以药物和器械研发、制造为内容的研究和以探索人体疾病发生机理的研究在资金支持强度上差异较大甚至非常大,同为医药企业的申办者经济实力也不相同。在这种情况下,不同申办者与保险公司在保险标的、赔付标准上不一致。经济实力弱的申办者存在侥幸心理。再如,风险还来自受试者招募、管理等环节。个别受试者为获得参加试药的补偿,违反参加试验的基本规定,同时参加几个项目的试验,甚至一天里跑几个试验机构②。这样做的风险是显而易见的。一方面,受试者同时应用几种不同的试验药物,可能对其健康和生命构成直接的危害;另一方面,同时应用几种不同的试验药物,必然导致试验结果不可靠,必然会为下一步的人体试验研究、为以后的药物临床应用埋下风险的祸根。所以,维护受试者安全,应包括落实受试者管理制度。

制度落实难,原因何在? 一是对伦理审查重要性的认识不够高,二是对伦理审查的管理有待提高,根本原因在管理上。要落实制度,必须强化管理。笔者曾多次呼吁加大对伦理委员会工作的评估,加大伦理委员会工作的交流。对伦理委员会工作的评估既要包括查阅伦理委员会制度、工作档案,更要包括现场观摩伦理审查会议,包括访谈伦理委员会成员、访谈研究人

---

① 张金钟. 生物医药研究伦理审查的体制机制建设. 医学与哲学(人文社会医学版),2013,34(5):20-24.
② 葛江涛,于晓伟. 职业药品试验者生存录. 瞭望东方周刊,2013(14).
宣金学. 一个职业试药者的自白. 中国青年报,2013 年 8 月 21 日.

员、访谈受试者。伦理委员会之间的交流,要多开现场会,多实地考察。另外,对伦理委员会工作的评估要纳入临床药理基地、临床研究基地的评估;对审查程序不规范、不能坚持原则的伦理委员会,坚决说"不",实行"一票否决"。这样做,是对制度建设的有力推动。

## 四、风险管理与伦理委员会的审查能力建设

有效防范、控制生物医药研究人体试验中的风险,与伦理委员会的规范化建设直接相关。在组织建设、人员构成、基本素质、审查程序等问题解决以后,加强审查能力建设至关重要。

在伦理审查与科学审查的统一上防控生物医药研究人体试验的风险,就对伦理委员会成员的能力提出了要求。在项目申报、审批环节,要重点审查人体试验在研究项目科学技术创新中的作用,评估受试者是否存在风险、风险的性质,评估受试者风险的意义即风险与预期研究成果社会应用价值的比值。在研究项目启动之前,要重点审查人体试验《知情同意书》。既要审查《知情同意书》的形式,更要审查《知情同意书》的内容;既要审查研究项目在伦理和科学上是否严谨,也要审查在语言表达上是否通俗。目前可经常看到,一些研究项目的《知情同意书》"告知"部分,采取复制试验设计的办法,用科学研究的语言,专业化表述,专业之外的人读起来拗口、晦涩、云里雾里。这样的"告知"根本起不到让受试者知情的作用,是不能通过伦理审查的。因为,由于研究人员与受试者之间在专业背景上的差异,信息不对称的情况是普遍存在的,即使《知情同意书》"告知"的内容已经通俗易懂,受试者对参加试验要承担风险的理解,仍会存在某些不到位,更何况不通俗不易懂呢。所以,伦理委员会成员要从受试者的实际出发,设身处地地审查《知情同意书》"告知"的内容。人体试验开始后,伦理委员会要对项目做跟踪审查,以便随时发现问题,防控风险,采取措施,解决问题,维护受试者的安全和权益。

审查能力建设的重要方式是学习。伦理委员会由不同教育背景、专业背景、代表不同人群的成员组成,是防控人体试验风险的合理的制度设计。但在伦理审查实践中,不同教育背景、专业背景、代表不同人群的成员不是简单加和,更不能临时拼合,而必须有效沟通,形成合力,实现"非加和效应"。所以,加强学习很重要。伦理委员会成员的学习主要包括集体培训解决共性问题、个别学习解决具体问题两种方式。一般地说,医药学科专业背景的委员,要学习伦理学、法学的理论、方法;伦理学、法学等专业背景的委员则要学习医学、药学、技术科学的理论和方法。具体地说,要以防范人体试验风险为目标,缺什么补什么。比如,中医、西医专业背景的委员就要互相学习。针对西医学某种特定疾病的中医药治疗研究的伦理审查,要防范受试者风险,在考虑对西医病名确定症状改善的中医药研究时,就既要看到中医与西医在疾病认识上的相同点,更要看到中医与西医两大理论体系在疾病认识上的差异,不能在两大理论体系之间生搬硬套。而必须搞清楚中医与西医在具体疾病的认识上,哪些有可比性,哪些根本不可比。特别要坚持中医药认识疾病的基本理念,明确证型,坚持辨证论治。证型是中医认识疾病、治疗疾病的基础。证型分辨不清,甚至搞错了,治疗上必然会走偏,甚至风马牛不相及,不但无效,还会加重患者的痛苦,甚至带给患者危害。这就要求,对涉及中西医药临床研究人体试验的伦理审查,不仅要考虑同病同证的同治,更要考虑同病异证的异治,甚至要考虑异病异证的同治。这既是涉及中西医药临床研究的科学要求,也是伦理要求。因为,几千年的中医临床实践和现代中医研究已经充分说明,同一种临床表现,可以有多种不同的证型,而不同的证型在本质上是不同的,甚至会完全不同,这种不同决定了在治疗上法、方、药的不同。这是中医药学的一个基本规律,是中医药学的理论特色,是中医药治疗疾病的优长,当然也是中医药学研究的难点所在。但这是中医药学研究必须坚持的原则。以现代科学技术为平台的中医药研究,决不能违背这个规律,决不能丢了中医药学的特色和质的规定性,决不能放弃祖国

传统医学的优长。从证型的规律出发，坚持科学原则，就是坚持伦理原则。因为，认识患者的证型，在"辨证"的基础上"论治"，才能保障患者的安全，而保障了患者的安全，也就在根本上防范了作为受试者的患者的风险。

近年来，我国医疗卫生事业的发展有力推动了生物医药研究，国际知名制药企业看到中国发展的巨大商机抢占中国市场，国际多中心的研究项目不断增加，国人受试者的数量在不断增加，防范风险，保护受试者安全、权益的工作量越来越大，内容也越来越复杂，对伦理委员会审查能力的要求必然越来越高，能力建设的问题就越发显凸。前不久，某国外制药公司对新药在中国开展人体试验中严重不良事件的赔偿案件，涉及了审查该项目的伦理委员会在伦理审查中没有留存该制药公司为受试者投保的合同文本。受试者的保险合同是具有法律效力的保障受试者在试验中发生危险时得到赔付的重要合同文本。在该案件的审理中，法官指出，伦理委员会应该审议试药保险措施，但涉案的伦理委员会没有留存合同文本。根据法律现行规定，伦理委员会为了保护受试人权益应该审核、留存。针对该案，北京市朝阳区人民法院向国家食品药品监督管理总局发出司法建议书，建议国家药监部门尽快建立保险措施备案制度、明确伦理委员会未尽审核义务的责任承担主体[①]。该案件说明，截至目前，尽管生物医药研究的纠纷大多发生在受试者与生物医药研究申办方即医药企业之间，但对伦理委员会的问责已见端倪。

---

① 刘洋．老太试药休克，"拜耳"被判赔40万．新京报，2013.2.22；李双．老人试药休克起诉拜耳公司二审维持5万欧元赔偿．法制晚报，2013.7.5；中国青年报，2013.3.26

# 附录 8 生物医药研究伦理审查的合力效应

提高生物医药研究伦理审查的实际效果，既是当前伦理审查实践的重点，也是伦理审查研究的热点、难点。整体观之，人们对生物医药研究伦理审查各相关组织、机构、组成部分、具体环节的认识已经比较明确甚至清晰，对各相关组织、机构、组成部分、具体环节的研究也在不断展开和深入。相对而言，对生物医药研究伦理审查各相关组织、机构、组成部分、具体环节合力作用、合力作用形成的机制，即对生物医药研究伦理审查整体功能实现机理的认识还相对缺乏。如果把生物医药研究伦理审查看作一个系统的话，医药研究的伦理审查，是合力作用的结果；伦理审查对受试者安全、权益的维护，是合力作用产生的效应。在生物医药研究伦理审查系统内，各个要素十分重要，要素之间通过相互作用形成的合力更重要。在伦理审查实践中，对任何一个项目的审查，都是诸多组织、人员合力作用的结果；任何一个组织、任何一位相关人员的作用都是在与其他组织、个人的配合中实现的。应该说，形成合力是提高生物医药研究伦理审查实际效果的关键。整体审视当前的伦理审查实践，应加强政府监管机构、申办组织、研究机构、伦理审查组织、受试者各自的职责，更应强化他们之间的合作、协同和保障机制；整体审视当前的伦理审查研究，应深入对政府监管机构、申办组织、研究机构、伦理审查组织、受试者各自特殊性的研究，更应深入开展对他们之间内在联系、协作机理的研究。"大鹏动之，非一羽之轻也；骐骥之速，非一足之力也。"（东汉，王符：《潜夫论·释难》）在实践上，追求和不断提高生物医药研究伦理审查的"非加和效应"，在理论上，探索、揭示、深化生物医药研究伦理审查的"非加和效应"机理和规律，是提高生物医药研究伦理审查实际效果的题中应有之要义。

## 一、合力效应：提高生物医药研究伦理审查实际效果的当务之急

在生物医药研究伦理审查中形成合力，是张金钟在《生物医药研究伦理审查的风险意识和风险管理》一文中提出的概念[①]。他在分析生物医药研究人体试验伦理审查的必要性和重要性的逻辑根据时指出，"在一定意义上说，生物医药研究必须接受伦理审查既是社会对科学研究的限定，也是科学共同体的内部约定和科学研究人员的主动自觉，三者形成了合力。"本文对生物医药研究伦理审查合力效应的研究以该文的这个论点为基础，是对该论点的展开。

顾名思义，生物医药研究伦理审查的合力效应，是生物医药研究伦理审查合力所产生的效应。在生物医药研究伦理审查合力效应的重要性可以从以下三个方面说明。

**1. 只有形成伦理审查的合力，才能最大限度地维护受试者的安全和权益**

维护受试者权益是生物医药研究伦理审查的基本原则。这一原则在实践中的贯彻，就是最大限度地保障受试者的生命安全、维护受试者的合法权益。与任何科学研究一样，医药研究也具有探索性、不确定性质。尽管在医学研究人体试验之前的理论推导、理化试验、动物试验

---

① 张金钟. 生物医药研究伦理审查的风险意识和风险管理[J]. 中国医学伦理学，2013，26（15）：609-613.

已为人体试验奠定了坚实的基础，探索性与不确定性仍然存在。从这个角度上说，受试者风险的存在是具有必然性的。而生物医药研究中受试者面对的风险又具有显著特点，那就是为将来享用生物医药研究成果的大众承担风险。这就决定了最大限度地维护他们的生命安全、合法权益，不仅必要，而且重要。这没有异议。问题在于，谁来维护受试者的生命安全、合法权益？怎样维护受试者的生命安全、合法权益？

谁来维护受试者的生命安全、合法权益呢？首先，受试者在生物医药研究中面临着风险，但他们的生命安全、合法权益，自身是难于维护的。因为，生物医药研究严谨、专业、复杂，受试者知识、信息、能力局限。其次，生物医药研究伦理审查委员会之于维护受试者安全、权益，责任重大，但受试者安全、权益的落实绝不仅限于伦理审查委员会。因为，生物医药研究的管理者、生物医药研究的发起者、生物医药研究的承担者都有不可推卸的责任。

怎样维护受试者的生命安全、合法权益呢？在我国，政府管理部门已经建立了比较完备的伦理法规，生物医药研究机构已普遍建立了伦理审查委员会，生物医药研究人员已经具有伦理意识，生物医药研究发起者已经有了接受伦理审查的认识，生物医药研究伦理审查已经普遍开展。问题在于，生物医药研究伦理审查的管理者、发起者、研究者、伦理委员会之间需要相互支持、相互配合，生物医药伦理审查要形成合力、实现合力效应。许多伦理审查的相关组织、部门、人员还未能做到主动自觉的交流与合作，伦理审查的各个环节尚不能紧密衔接与配合。事实上，只有各相关组织、部门、人员自觉合作、形成合力效应，才能切实保护受试者的生命安全与合法权益。

**2. 实现和提升伦理审查的合力效应，是提高生物医药研究伦理审查整体水平的关键**

尽管，我国已初步建立了生物医药研究的伦理审查体系，许多机构的伦理审查在规范进行，有些机构的伦理审查工作已经积累了很好的经验。但也必须清醒地看到，全国的伦理审查并不在一个层面上。提高生物医药研究伦理审查的整体水平，是中国生物医药研究伦理审查迫切需要解决的问题。提高伦理审查的整体水平，有许多工作要做，其中，形成生物医药研究伦理审查的聚合力，提高合力效应，至关重要。从生物医药研究伦理审查合力效应的角度看，相关组织、机构、人员的相互支持、配合存在着不同的状态。大致地说有先进、一般、落后三种情况。所谓通过提升合力效应提高生物医药研究伦理审查的整体水平，包括揭示合力、合力效应之于维护受试者安全的重要意义；说明先进何以先进，发挥先进的引领、带动作用；找出一般与先进之间的差距，提出促进一般向先进发展的措施；确定合力的最基本要求和实现合力效应的最基本条件，把住生物医药研究伦理审查的底线。

**3. 实现和提升伦理审查的合力效应，事关医疗卫生事业的发展**

生物医药研究伦理审查的重要和必要毋庸置疑。从根本意义上说，生物医药研究伦理审查乃至生物医药研究本身都不是终极目的。他们都服务于发展医疗卫生事业、提高人民群众的健康水平。这当然不是降低生物医药研究伦理审查的重要性和必要性。事实上，生物医药研究伦理审查、生物医药研究是发展医疗卫生事业、提高人民群众健康水平的基础性工作。试想，没有高水平的生物医药研究，医疗卫生事业怎能高水平发展、人民群众健康水平怎能提高？没有规范的生物医药研究伦理审查、生物医药研究伦理审查整体水平不高，受试者的安全和权益得不到保障，又何谈生物医药研究的安全、规范、科学？所以，提高生物医药研究伦理审查的合力和合力效应，是发展医疗卫生事业、提高人民群众健康水平的一项基础性工作。

## 二、生物医药研究伦理审查合力、合力效应的内涵

生物医药研究伦理审查合力是指，与伦理审查相关的组织、机构、人员以维护受试者权益、促生物医药研究为目的的相互合作；生物医药研究伦理审查的合力效应是指，在生物医药

研究伦理审查中相关的组织、机构、人员合作所产生的效应。

**1. 生物医药研究伦理审查合力的目的：维护受试者权益、促生物医药研究**

在生物医药研究伦理审查中需要不需要合力？回答当然是肯定的。但为什么要形成合力即形成合力的目的是什么呢？有两种回答，一曰保护受试者，一曰发展生物医药研究。其实，保护受试者与发展生物医药研究是统一的，并不矛盾。要发展生物医药研究，就需要受试者，而要在受试者身上做试验，就必须保护受试者安全、维护受试者权益。可见，维护受试者权益是发展生物医药研究的充分必要条件。再深入一步说，发展生物医药研究是为广大人民群众造福，生物医药研究中受试者的安全与维护广大人民群众的利益是一致的。

当然，维护受试者权益与发展生物医药研究一致，不意味着二者没有区别，不意味二者不分伯仲、平分秋色。维护受试者权益是第一位的。就生物医药研究终极的目的而言，是为了维护广大人民群众的利益，但就生物医药研究的现实而言，必须维护受试者权益。没有现实，就没有长远。现实研究中受试者权益得不到有效维护，不仅会损害受试者权益，而且会对未来应用研究成果的广大人民群众的利益构成威胁，但首先损害的是受试者的权益。很简单，没有受试者，就没有人体试验，没有人体试验的验证，又何谈广大人民群众应用医药研究成果的安全？所以，在生物医药研究伦理审查中，在现实的生物医药研究中，维护受试者权益永远第一，发展医药研究是第二位。这不仅是生物医药研究伦理审查存在的意义，也是思考生物医药研究伦理审查合力的基本前提。

**2. 生物医药研究伦理审查合力的主体：与生物医药研究伦理审查相关的组织、机构、人员**

在生物医药研究伦理审查中，人们总是自觉不自觉地强调、强化伦理审查委员会的责任、作用。不能不说，这是认识上的一种片面性。毫无疑问，在生物医药研究伦理审查中，伦理审查委员会的作用非常重要。没有伦理审查委员会何谈伦理审查。但仅仅有了伦理审查委员会、有了负责任的伦理审查委员会成员，受试者的权益就能得到保障吗？肯定不是。因为，伦理审查委员会只是做好伦理审查工作的一个组织，伦理审查委员会成员只是维护受试者权益的相对小众的群体。伦理审查工作还涉及其他组织，维护受试者权益还涉及众多的人群。回顾生物医药伦理审查的历史，无论在国外还是在国内，生物医药伦理审查的发展，都是包括伦理审查委员会在内的组织、机构、人员共同努力的结果。从政府管理机构重视、医药生产企业重视、医药研究组织重视、伦理审查组织重视、生物医药研究人员重视等等，大家都是维护受试者权益的主体，才能保护受试者安全、维护受试者权益。否则，把伦理审查束之高阁，只有伦理审查委员会成员重视，伦理审查只是少数人的"独角戏"，伦理审查是很难有成效的。

**3. 生物医药研究伦理审查合力的前提：合作**

与生物医药研究相关的组织、机构、人员从各自的角度重视伦理审查，非常重要；自觉地合作，主动地与相关组织、机构、人员配合，更重要。近年来，我国生物医药研究伦理审查发展较快，已经初步形成了生物医药研究的伦理审查体系。主管生物医药的政府部门颁布了伦理法规并组织检查法规落实情况，生物医药研究机构普遍成立了生物医药研究伦理审查委员会并积极开展工作，生物医药生产企业、生物医药研究机构的医药开发项目形成了报请、接受伦理审查的机制。但严格地说，生物医药研究相关组织、机构、人员彼此合作的自觉性、相互配合的主动性，还有较大的差距。

**4. 生物医药研究伦理审查的合力效应**

生物医药研究伦理审查的合力效应是基于生物医药研究伦理审查相关组织、机构、人员相互支持、配合所产生的效应。简言之，合力效应就是生物医药研究伦理审查的实际效果。如前所述，伦理审查实际效果的参差不齐大致可以分为三种情况。一是相关组织、机构、人员工作态度积极、自觉合作、主动配合，生物医药研究伦理审查实际效果显著，这是生物医药研究伦理审查合力效应的最佳状态；二是相关组织、机构、人员的工作态度差异较大，合作、配合处于一般水平，生物医药研究伦理审查的实际效果不显著；三是相关组织、机构、人员难于配合，非但无法形成合力，甚至相互掣肘，生物医药研究伦理审查流于形式，被动进行。

## 三、生物医药研究伦理审查合力解析

生物医药研究伦理审查的合力，是各种力聚合的结果。这些聚合在一起的力，构成了合力系统，而合力系统又由若干聚合在一起的力构成。将生物医药研究伦理审查的合力分解开来，主要包括以下几类。

### 1. 监督管理系统的合力

生物医药研究伦理审查在本质上是一种监管，监管的实效性源自伦理审查委员会，更源自生物医药研究伦理审查管理体系。伦理审查管理系统的合力，简单地推理，似乎是生物医药研究伦理审查自身内在的管理，其实不然。生物医药研究伦理审查只是生物医药研究伦理审查管理体系体系的一个组成部分，生物医药研究伦理审查只有纳入生物医药研究伦理审查管理体系，与其他监督管理形成合力，才能更好地发挥作用。

长期以来，学术界存在着简单套用国外做法、过分强调生物医药研究伦理审查的独立性的认识。其实，伦理审查的独立性是相对的。这里，有一个怎样理解"独立性"的问题。伦理审查委员会独立性的实质是，在伦理审查中不受科学技术研究追求成果、追求经济效益的影响，最大限度地维护受试者权益。这绝不意味着，伦理委员会的工作完全独立，存在于社会管理、科学技术管理之外。事实上，无论是国家层面的伦理审查规范，还是基层伦理审查委员会的规范，都有明确的规定。例如，2010年9月8日，国家中医药管理局发布的《中医药临床研究伦理审查管理规范》第五条再次重申，"伦理委员会的组成和工作应当符合独立、胜任、多元和透明的原则。伦理委员会的审查决定不受研究者、申办者及其主管部门的影响。"但是，伦理审查委员会的独立性是相对的。一方面，伦理审查委员会成员不能绝对地超脱科技研究、市场经济，其绝对独立地开展审查、做出判断；另一方面，伦理审查的独立性需要监管。譬如国家中医药管理局发布的《中医药临床研究伦理审查管理规范》就是监管，对中医药伦理审查委员会审查水平的认证，也是监管。如果说，独立是一种权利的话，接受监管就是一种义务。

笔者认为，深厚的传统文化和强有力的政府管理，是中国生物医药研究伦理审查发展的强大推动力和有效保障。中国生物医药研究伦理审查的一个显著特征，是政府主导和推动。事实证明，强调生物医药研究伦理审查监管的合力，不但非常必要，而且非常有效；强调生物医药研究管理机构对伦理审查的支持，尤其必要。中国生物医药研究伦理审查的规范、快速发展就是很好的证明。近年来，中国生物医药研究伦理审查快速发展的重要原因，是中央政府机构对伦理审查的重视、支持、监管。中央政府的重视、支持、监管带动了地方各级政府的重视、支持、监管，形成了上下联动、有序发展的态势和保障机制。

为加强生物医学科学研究伦理管理工作，引导和规范科研行为，促进医学科学技术研究健康发展，原国家卫生和计划生育委员会（卫计委）于2013年9月25日发布了《涉及人的生物医学研究伦理审查办法（征求意见稿）》。该意见稿的第五条是，"国家卫生计生委设立医学伦理专家委员会，主要针对重大伦理问题进行研究，提出政策法规和制度建设的意见；根据需要对国家重大科研项目进行伦理审议，提出改进意见；对省级和机构伦理委员会的工作进行指导和培训。"第六条是，"省级卫生计生行政部门应当设立省级医学伦理专家委员会，主要针对辖区内重大伦理问题进行研究，提出改进意见；根据国家有关法律法规的要求，推动辖区内伦理审查制度化、规范化建设的意见；对机构伦理委员会的伦理审查工作进行指导，并根据需要对辖区内高风险的涉及人的生物医学研究项目进行伦理审议。"第七条是"开展涉及人的生物医学研究和相关技术应用活动的机构，包括医疗卫生机构、科研院所、医学院校、计划生育机构及其他从事生物医学研究的机构,应当设立机构伦理委员会。机构伦理委员会主要承担伦理审查、咨询和培训任务,对所在机构涉及人的生物医学研究和相关技术应用活动进行伦理审查和全过程监督;也可根据社会需求,受理委托伦理审查;同时组织开展相关伦理培训。"第八条是"机构伦理委员会接受所在行政区域各级卫生计生行政部门的监督和管理。"第九条对机构伦理委员会成立后应及时向所在地省级卫生计生行政部门备案的资料做出了明确规定。由此可见,国家卫计委对生物医药研究伦理审查的系统化管理正在臻于完善。

**2. 伦理审查与科学审查的合力**

尽管伦理审查与科学审查既相互区别又相互联系,已经在理论上已经得到说明,在实践中,伦理审查与科学审查也正在形成合力。但时至今日,人们对伦理审查与科学审查内在统一的认识仍然存在着片面性。有两方面表现。一是在伦理审查中忽略对研究项目创新点、技术路线、试验设计的科学性的审查;二是在科学审查中强调理论和技术上的创新、突破,强调包括人体试验在内的科学试验的严谨,对研究可能造成受试者的伤害、维护受试者权益,重视不够,甚至没有重视。这两方面表现,在本质上都是缺乏对伦理审查与科学审查的内在统一的认识。形成伦理审查与科学审查的合力,要求在伦理审查中,审查科研设计的科学严谨性。因为,科研设计不严谨不止会造成人力、财力的浪费,更为严重的是会使受试者承担原本不该承担的风险。形成伦理审查与科学审查的合力,还要求在科学审查中,审查受试者的安全是否最大限度地得到保障。因为,不能最大限度地保障受试者安全,就违背了生物医药研究的宗旨。

伦理审查与科学审查的合力的本质,是伦理委员会与科技项目审查委员会联手,共同防范生物医药研究的风险,共同维护受试者的权益,尤其是共同审视药物、器械毒副作用可能对受试者造成的危害。当伦理审查与科学审查的结果存在分歧时,如果焦点是受试者承担的风险大,必须坚定地维护受试者的安全和权益。因为,维护受试者的安全和权益,是生物医药研究必须牢牢坚守的、不可逾越的道德底线。道德底线守不住,不但受试者权益得不到保护,未来的药品、诊断治疗方法的使用者即众多患者也会面对风险。从这个意义上说,在科学审查中强化对受试者的保护,提高科学审查的伦理内涵尤其重要[①]。

**3. 伦理委员会内部的合力**

高质量、高效率的伦理审查与伦理委员会成员的素质、能力相关,而且与伦理委员会成员之间的密切合作相关。严格说,伦理委员会成员的素质、能力就包括尊重他人、与他人合作的素质、能力。在伦理委员会内部,不同专业、职业背景委员形成合力,主任、委员、秘书形成的合力,形式审查、主审、会议审查、快速审查的合力,是伦理审查的基本保障。以提高伦理培训实际效果为目的的学习、培训已经成为伦理委员会建设的常态。在伦理培训中,应当强化对伦理委员会成员各自职责的培训,更应加强成员之间合作素质的培训。具体说,要强化针对伦理委员会成员间密切合作的培训。比如,医药类专家要加强伦理、法律相关知识、原则的培训;伦理、法律类专家则要加强医学研究、药学研究相关知识、方法的培训;社区人员的培训也要有针对性地设计。培训不仅是知识、能力上的"补短",更是强化成员之间的相互理解,为在维护受试者安全和权益上形成合力奠定基础。再如,在伦理培训中,既要有学术报告、讲座,更要有案例分析、实地考察、现场观摩[②]。

伦理委员会内部的合力还包括两方面内容。一是,承担同一研究项目不同研究机构伦理委员会之间的协作,即负责某一项目中心研究与分中心研究的伦理委员会之间的协作。尽管伦理审查指向性明确,都是针对被审查项目人体试验的安全性,以维护参加研究的受试者权益为目的,但同一项研究中心研究与分中心研究的内在相关性,使该项研究中心研究与分中心研究人

---

① 张金钟. 生物医药研究伦理审查的风险意识和风险管理[J]. 中国医学伦理学, 2013, 26 (5): 609-613.
② 张金钟. 生物医药研究伦理审查的体制机制建设[J]. 医学与哲学(人文社会医学版), 2013, 34 (5): 20-24.

体试验的安全性和受试者权益不可分割地联系在一起,因此,伦理委员会之间的情况沟通,特别是严重不良反应及其处置的通报,不仅是必要的,而且是重要的。二是,不同研究机构伦理委员会之间的相互借鉴、交流。因为,对所在机构受试者安全、权益负责与对其他机构受试者安全、权益负责,在理论上是一致的,在实践上是有益的。

### 4. 其他与生物医药研究伦理审查相关的力

生物医药研究伦理审查的合力还包括生物医药研究申办者、生物医药研究机构、生物医药研究受试者、社会大众等。这些力,被重视的程度不够,甚至没有得到重视。表面上看,生物医药研究申办者、生物医药研究机构、生物医药研究受试者、社会大众分别是生物医药研究伦理审查的对象、伦理审查维护的对象、伦理审查的最终受益者;但在本质上,他们是伦理审查的现实基础,应发挥促进伦理审查的作用。生物医药研究申办者研究动机合乎道德、研究机构自觉恪守道德规范的行为、受试者甘为生物医学研究奉献的精神、社会大众对生物医药研究的理解和支持,是生物医药研究伦理审查的推动力;相反,申办者一味追求经济效益、研究机构行为失范、受试者只注重个人利益、大众对生物医药研究缺乏理解,无疑会增加伦理审查的工作量和难度。

## 四、建立生物医药研究伦理审查合力效应的评估机制

中国的生物医药研究伦理审查发展到今天,尽管还有明确、细化分工、职责、程序的任务,但总体上说,已经到了强化相关组织、机构、人员合作、追求合力效应、提高整体水平的阶段。而当我们对生物医药研究伦理审查合力效应的重要性、合力及其效应的内涵、合力的构成有了比较明确的认识之后,通过对生物医药研究伦理审查合力效应评估引领实践的任务就提上日程了。

评估是检验、评价、提升生物医药研究伦理审查实际效果的重要手段。评估生物医药研究伦理审查的合力和合力效应,第一,要确定评估的内容。应包括:评估主管部委、研究机构、伦理委员会、管理人员、研究者、受试者的协作意识,评估伦理审查各个环节的衔接,评估伦理审查系统相关组织、机构、人员的合作效果。第二,要确定评估的形式。形式应包括:政府监管机构的评估、社会认证机构的评估、研究机构和伦理审查委员会的自我评估。第三,要将对生物医药研究伦理审查合力效应的评估纳入生物医药研究监管体系。因为,对生物医药研究伦理审查合力效应的评估在本质上是监管,纳入生物医药研究的监管体系,不仅可以提高评估的权威性,而且可以避免重复,降低成本。第四,评估与建设有机结合。评估要针对生物医药研究伦理审查中存在的重分工轻合作、科学审查与伦理审查的割裂、忽视跟踪审查、政府相关管理机构配合不够密切等问题。

# 附录 9　在中医药研究伦理审查中彰显中国文化

中医药研究伦理审查要为人类生物医药研究伦理审查做出应有的贡献，必须从中国的实际出发，彰显两个"中"，一是中国，二是中医药。中医药研究伦理审查的价值、特点都与中国、中医药直接相联系，是中医药研究伦理审查必须坚持的两个重大实际；不坚持这两个实际，弱化甚至脱离这两个实际，机械地照抄、照搬西医药研究伦理审查的做法，不但违背了医药学研究伦理审查的基本规律和原则，而且不利于中国医药学研究伦理审查的健康发展。坚持中国、中医药这两个实际的核心，是彰显、弘扬中国文化。当然，从中国的实际出发，体现、弘扬中国文化，绝不是排斥国外先进的经验。宽广的国际视野，学习、借鉴国外先进的方法，是发展中国医药学研究伦理审查所需要的。不但在中国医药学研究伦理审查初始需要学习、借用西方的做法和经验，即便是现在，也要注重与国外的交流、学习国外先进经验。但是，中国医药学研究伦理审查发展到今天，绝不能停留在简单"拷贝"他国做法的水平上，更不能削足适履地向西方"看齐"，而必须注重从中国医药学研究、中国医药学研究伦理审查的实际出发，注重探索、制订与中国医药学发展相匹配的伦理审查体系，注重总结、推广中国医药学研究伦理审查的经验，在体现、彰显、弘扬中国文化上下功夫。

## 一、中医药研究伦理审查的国际化与本土化

中医药研究伦理审查文化内涵研究的逻辑起点是医药学研究伦理审查的本土化问题，而本土化又是与国际化相对应的概念。因此，我们的分析，就从国际化与本土化的关系入手。

1. 医药学研究伦理审查研究须厘清国际化与本土化的关系。中国的医药学研究伦理审查是伴随中国改革开放、伴随着中国医药学研究加入国际大循环而不断发展的。可以说，中国医药学研究伦理审查离不开国际化。对此，学界没有异议。但是，何为中国医药学研究伦理审查的国际化呢？

笔者认为，中国医药学研究伦理审查的国际化应包括两方面含义，一是中国医药学研究伦理审查与国际上先进的做法对接，借鉴国际上先进的模式、方法，开展、发展中国医药学研究伦理审查；二是将中国的成功经验向世界发布，使中国医药学研究伦理审查研究的经验、标准走出国门，使之国际化，促进人类医药学研究伦理审查事业发展。

仔细思考，便会发现，中国医药学研究伦理审查国际化的这两方面内容都与本土化直接联系，都依赖于本土化。国际先进的模式、方法一旦进入中国，就开始了本土化的历程，否则根本无法存在；而在中国实践中探索出的效果显著的经验、模式，必然会被世界关注、被别国效仿，从中国本土向世界扩展，产生国际化效应。应当说，这是人类医药学研究伦理审查实践和理论研究的基本规律。但截至目前，人们对这一规律的认识并不十分清晰。因为，在现实的伦理审查中，脱离中国实际，简单照搬别国做法，甚至"生译""硬推"外国文本的做法，还比较普遍地存在着。这也正是目前中国存在的一些医药学研究伦理审查简单化、形式化的一个原因。

国际化与本土化是相互依存的，以引领、推广为特征的国际化从来是一个相对的概念。从追根溯源的意义上说，是先有的本土化，后有的国际化，本土化是国际化之母，没有本土化，就没有国际化。用历史的、具体的眼光看，国际化往往是有某个、某些国家本土化意蕴的。在许多时候、许多领域，所谓的"国际化"，最早其实都来源于某些国家本土的做法，其中包括可以推广的经验。国际化对本土化的依赖，不仅在于许多能在国际上推广的做法，原本都肇始于某个国家、某些国家的本土，更在于国际化只有结合所在国本土的实际才能在所在国推广，而国际化的程度越高，则与所在国本土实际结合的越多。否则，"他乡"（国际化）与"故乡"（本土化）的隔阂就永远是国际化难以跨越的"坎儿"。这似乎也正应了"橘生淮南则为橘，生于淮北则为枳，叶徒相似，其实味不同。所以然者何？水土异也"（《晏子春秋·杂下之十》）所揭示的道理。所以，中国对外开放的实质并不是简单地接受、仿效，只有将国外先进理念、经验与中国实际结合，才能促进中国经济、社会发展；而在与中国实际结合，促进中国经济、社会发展的过程中形成的模式、经验，就有了国际化意义，就可以为众多的发展中国家学习、借鉴。可见，对外开放的实质不仅包括引进，同时包括输出，包括中国先进经验在世界范围的推广。

在伦理、道德层面，国际化的相对性就更加显凸。美国生命伦理学家恩格尔·哈特看到了后现代时期道德多元化导致的道德分歧，看到了拥有不同道德传统的"道德异乡人"（moral stranger）相处的困难。为解决"道德异乡人"的共处问题，他在其代表作《生命伦理学的基础》中提出了"允许原则"。在多元化社会中，任何不涉及别人的行动，别人都无权干涉，而涉及别人的行动则必须得到别人的允许。在国家与国家之间，这个"允许"其实就是对本土化的包容、接纳。

就中国的医药学研究伦理审查而言，应当做到，在引入国际做法的时候，必须从中国本土的实际出发，结合中国文化实际，结合中国医药学研究实际，结合中国医药学研究人体试验受试者实际，这是包括中医药研究伦理审查在内的中国医药学研究伦理审查必须坚持的基本原则。

强调中医药研究伦理审查要姓"中"，是不是妄自尊大呢？非也。伦理审查要从科学研究所在国实际出发，在有关的国际文件中，也是有明确规定的。2013年10月，在巴西福塔雷萨召开的第64届世界医学会联合大会上修订的世界医学会《赫尔辛基宣言——涉及人类受试者的医学研究伦理原则》第10条再次明确规定"在开展涉及人类受试者的研究时，必须考虑本国伦理、法律、法规所制定的规范和标准，以及适用的国际规范和标准。"这一普遍适用的国际伦理原则，将"本国伦理、法律、法规所制定的规范和标准"置于"适用的国际规范和标准"之前，表明了国际医学界对科学研究所在国伦理、法律、法规的尊重、对科学研究所在国文化的尊重。这种尊重，说到底，是对受试者的尊重。这种尊重，反映了对国际化与本土化关系的正确认识。

**2. 中医药研究伦理审查本土化的核心是坚持和弘扬中国文化**

中医药学研究伦理审查的本土化有着丰富的内涵，中医药学研究伦理审查注重审查项目的临床基础、注重审查项目的辨证论治内容，都是本土化问题，而中医药学研究伦理审查的文化内涵更是本土化研究的题中之要义。

彰显中国文化，是中医药研究伦理审查存在和发展最为深刻的原因。中医药学是植根于中国文化传统的医药学，中医药研究是以中国文化为背景的科学研究，中医药学研究者、受试者的基本群体在中国，中医药研究伦理审查离不开中国文化实际。就像西方国家的医药学研究伦理审查在彰显西方文化一样，中医药研究伦理审查乃至在中国开展的一切医药学研究伦理审查，也必然要彰显中国文化。中医药研究伦理审查作为中医药研究的有机组成部分，是中医药研究的自我完善和追求，其本质，是在彰显中医药研究的道德属性、弘扬中医药文化。张金钟曾提出,"生物医药研究必须接受伦理审查既是社会对科学研究的限定,也是科学共同体的内部约定和科学研究人员的主动自觉,三者形成了合力[①]。"社会对科学研究的限定,是伦理审查发展的外部原因,而科学共同体的内部约定和科学研究人员的主动自觉,则是伦理审查发展的内在根据。就中医药研究伦理审查而言,西医西药研究的伦理审查属于广义的外在的影响,是中医药伦理审查的外部条件。外部条件,对中医药研究伦理审查的发展是重要的,但外部条件只有通过内部根据才能起作用。在中医药研究伦理审查之初,介绍和引进西医西药伦理审查的做法,是必要和重要的;但是,中医药伦理审查不能停留在医药学研究伦理审查的一般要求上,不能简单套用西医西药的伦理审查。因为,中医药是有别于西医西药的理论、实践体系,中医药研究具有不同于西医西药研究的特点。所以,适用于西医西药研究的伦理审查只有与中医药研究实际结合,接上中医药研究的"地气"、实现"本土化",彰显了中医药特征和中国文化,才能在中医药研究伦理审查中真正发挥作用。而中医药研究中存在的西药化倾向、中医药研究伦理审查的文化内涵不能彰显,原因就在于脱离了中医药和中国文化实际。换言之,只有反映中医药研究自身特点的伦理审查,才能促进中医药研究的发展,这是中医药研究伦理审查存在和发展最为深刻的原因。

彰显中国文化,可以促进人类医药学研究伦理审查的发展。从中国的实际出发,绝不是降低伦理审查的标准,而是深化、细化了伦理审查的标准,或者说,是在中国的文化背景下,严格把握了伦理审查标准,是医药学研究伦理审查以人为本原则的真正贯彻。从这个意义上说,在中国开展的包括中医药研究在内的所有生物医药研究人体试验,都要从中国的实际出发,都要遵循中国的文化特征。人们常说,"只有中国的才是世界的!"这个提振中华民族自信心、自豪感的话语,其实包含着两层含义:一是"只有具有鲜明的中国特色的才是世界的";二是"只有通过显著的成就而被世界承认了的中国的才是世界的"。这两层含义是有机联系在一起的,不可分割。就这两层含义的关系而言,"具有鲜明的中国特色"的事物,只是具有了成为"世界的"的可能性,这只是成为"世界的"的内在依据;而只有"通过显著的成就被世界承认"才能使可能性成为现实。"通过显著的成就被世界承认"是成为"世界的"不可或缺的条件。所以,从中国实际出发、彰显中国文化,是中国医药学研究自立于世界医药学之林的内在根据。而中医药学真正屹立于世界,还有许多工作要做。我们既要加入人类疾病预防诊断治疗康复之中,用中医药的方法为世界各国朋友解除病痛、强身健体,又要用当代科学技术的语言说明中医药的原理,让国际医药学界接受、认同、应用中医药的成果和理论体系。在这个过程中,我们会深切地理解"只有中国的才是世界的"的无穷魅力[②]。中医药研究伦理审查就置身这个过程之中,对此,我们应有明确的认识并在伦理审查中自觉践行。

## 二、中医药研究伦理审查中的文化自觉

在中国,从国家有关部委颁发的一系列具有法规意义的文件、对伦理审查工作的评估来看,从医药学研究机构对伦理委员会建设和伦理审查的重视来看,伦理委员会和伦理审查在中医药研究中的地位、作用已经得到了普遍的认同。对此,必须给予充分的肯定。但也应同时看到,在伦理审查实践中,伦理委员会职能的实现还参差不齐,提高伦理审查整体水平的任务仍很繁重。究其原因,是人们对伦理委员会地位、伦理审查作用的认识尚停留在机械执行有关规定、以保障研究项目顺利进行为目的的层面。其实,体现伦理审查文化内涵,维护受试者权益,保护、弘扬奉献精神,促进社会进步,才是本质和关键。通过审查,使研究项目顺利进行固然重要;但弘扬中医药文化、弘扬中国文化、实现社会道德进步的正能量,更加重要。所

---

[①] 张金钟. 生物医药研究伦理审查的风险意识和风险管理 [J]. 中国医学伦理学,2013 (5).
[②] 张金钟. 中国的与世界的 [N]. 中国中医药报,2012 年 9 月 17 日第 3 版.

以，在伦理审查中，伦理委员会要有坚定的文化自信，要彰显文化自觉。笔者认为，伦理审查实践中的文化自信、自觉应表现在理念和操作两个层面上。

**1. 中医药研究伦理审查应体现的文化理念**

中医药研究伦理审查中的文化理念的核心是以人为本，可简要地概括为奉献精神、整体观、辨证论治观、平衡观。这里对奉献精神、整体观、平衡观做相对展开的说明。辨证论治观的论述可见本书第十章第三节第二部分。

(1) 奉献精神。与古代、近代相比，现代医药学的一个显著特征是依赖科学技术。科学仪器、科学技术评价是现代医药研究不可或缺的组成部分，中医药研究当然也不例外。但也必须看到，古代、近代、现代的医药学在本质上也有许多相同之处。其中的奉献精神就是亘古不变的。医药学中的奉献可以从多方面分析，最值得称颂的是在医药研究中承担风险的受试者。"神农尝百草之滋味，水泉之甘苦，令民知所避就，一日遇七十毒，和药济人"（汉·刘安《淮南子·修务训》），就是对古代医家以身试药奉献精神的生动描述。中医药学的这个传统与中国传统文化中的"舍生取义"表现形式虽有所不同，但其本质是相似的。这种情况，在现代有了一些变化。现代中医药研究中，"盲法"、对照研究、招募遴选志愿受试者、付给受试者一定报酬已成为基本方法和样态。为保证研究结果的客观性，研究者往往不再做受试者。这种变化是中医药研究规范化的表现，无可厚非。但值得注意的是，这种变化也会潜移默化地导致研究者不能设身处地理解受试者的情况。在这种背景下，强调尊重受试者就变得十分重要。不但研究者要尊重受试者，医药研究成果的受益者要尊重受试者，全社会都要尊重受试者。尊重医药研究中的受试者，应当成为一种文化正能量现象。伦理委员会在中医药研究伦理审查中尊重受试者、维护受试者权益，其实是弘扬奉献精神，是传承先进文化。

(2) 整体观。强调整体是中医药学有别于西医药学的一个本质特征。分析是近现代西医西药学研究的基本理念。这一理念，成就了西医西药学在认识疾病和预防、诊断、治疗疾病上的辉煌，至今仍是包括医药研究在内的西医西药实践的重要指导思想。尽管，在当代西医西药学研究中，分析越深入，就越反映出人体结构、功能的复杂性，越证明整体观念的正确和重要，因此，以分析为基础的还原趋势越来越显凸；但从基本理论框架和现实应用看，分析、精细化仍然是西医药学研究和实践的基本理念。中医药学则完全不同，强调整体观是贯穿中医药学的基本理念。

中医学的整体观念包括三方面含义。第一，人是一个有机整体。人的生理功能具有整体统一性。人体以五脏为中心，配合六腑、形体、官窍，通过经络的联络，形成了具有结构完整、技能统一的心、肝、脾、肺、肾系统，称为"五脏一体观"。人的物质基础、结构与精神、思想相互依存、相互制约，谓之形神一体观。人的疾病变化具有整体性。"有诸内，必行于诸外"（《孟子·告子下》），局部病变是整体生理功能失调的反映，要从五脏的整体联系认识疾病。疾病的诊断、防治、康复具有整体性。"视其外应，以知其内脏，则知所病矣。"（《灵枢·本藏》）察神、望面、切脉、观舌可认识人体整体、内在的变化。在疾病治疗上强调整体调节，强调脏腑、形神、经络的相互联系。在养生康复上则强调形神共养、形神共调。第二，人与自然环境是一个整体。"天地合气，命之曰人""人以天地之气生，四时之法成"（《素问·宝命全形论》）。人生存于自然环境之中，人体的生理、病理必然受到地域、季节甚至昼夜时辰的影响。预防、治疗疾病要遵循自然规律。要因地、因时制宜。否则，"治不法天之纪，不用地之理，则灾害至矣。"（《素问·阴阳应象大论》）第三，人与社会是一个整体。人生活在社会之中，社会环境、人际关系与人的生理、病理直接相关。"尝贵后贱"可致"脱营"，"尝富后贫"可致"失精"。自古以来，无论是中医药学发展的哪个阶段、哪个流派，其指导思想、基本理念都坚持整体观念和辨证论治。这个传统，当代中医药研究当然要秉承，中医药研究的伦理审查也必须坚持。

（3）平衡观。平衡是中医学的重要理念。中医学的养生、治未病、辨证论治、康复等理论、方法，追求的都是平衡。《素问·至真要大论》中说："谨察阴阳所在而调之，以平为期。"阳偏盛的实热证，要"热者寒之"；阴偏盛的寒实证，要"寒者热之"；阴阳偏盛的实证，要"实者泄之"；阴阳偏衰的虚症，要"虚则补之"；阴偏衰的虚热证，要滋阴制阳；阳偏衰的虚寒症，要扶阳抑阴；面对阴阳互损的情况，则要在抓主要矛盾补阴或者补阳的同时，兼顾对方，以达到阴阳平衡、相互资生的目的。确定研究药物对应的征候，探究药物帮助人体实现平衡的机理，既是研发中药的基本原则，也是中医药研究伦理审查的重要内容。

**2. 中医药研究伦理审查文化内涵的实际操作**

在中医药研究伦理审查中弘扬中国传统文化、中医药文化，不但要形成共识，而且要落实在中医药审查的实际操作之中。无论是对项目的形式审查、对项目内容的审查，还是对受试者遴选、知情同意书的审查，无论是会议审查、紧急会议审查还是快速审查、跟踪审查，都应注重中国文化、中医药文化。

（1）强化对弘扬受试者奉献精神的审查。审查项目设计、实施是否尊重了受试者，是伦理审查的重要内容。对此，无论是国际上的伦理宣言，还是中国的医药学研究伦理审查规范，都有明确的规定。为什么要尊重受试者？因为他们的行为体现着奉献精神。尊重受试者的实质，是保护和弘扬奉献精神。强调伦理审查的文化内涵，就是要检查对受试者的尊重够不够，落的实不实。当前，在实际操作中，要去除对奉献精神的片面化、绝对化理解，要去除受试者得到回报、受了益，就不是奉献了的错误认识。

第一，在受试者遴选上，不仅要审查受试者参加研究是否自愿，要审查可能出现的风险对受试者讲的充分不充分，审查受试者是否能真正理解；更要审查试验中可能出现风险的原因，审查能否根据整体、辨证论治、平衡原则最大限度地避免。在对《受试者知情同意书》的审查上，既要审查文字表述是否存在不规范的问题，有无语法、修辞错误，更要审查简单化、没有"人情味"、没有"道德温度"的问题；不但要审查《受试者知情同意书》文本，而且要深入现场，访谈受试者和研究人员，检查尊重受试者的落实情况。

第二，要审查在试验中是否把受试者安全放在首要位置。在受试者权益中，安全最为重要。要审查保护健康受试者安全的措施，更要审查保护患病受试者安全的措施。在临床药物试验中，为科学研究做出奉献的受试者是患病的人，研究人员与他们之间还存在着医务人员与患者的关系，因此，研究者更要为他们的安全负责，把最大限度地保护受试者、弘扬奉献精神落在实处。特别要强化中国传统文化、中医药文化中的推己及人、换位思考。清代喻昌指出的"视人犹己，问其所苦，自无不到之处"（《医门法律》），徐延祚指出的"异地以观……以局外之身，引而进之局内，而痛痒相关矣"（《医粹精言》），道德内涵仍弥足珍贵。在中医药学研究中弘扬中医药文化同坚守职业道德是统一的。中医药文化蕴涵着的奉献精神，不仅是构建研究人员与受试者和谐关系的指导，也为构建和谐医患关系提供了丰富的思想资源。中医药学研究需要和谐的医患关系环境，也应为和谐医患关系建设做出应有的贡献。

（2）强化对项目中医药特质的审查。伦理审查与科学审查既相互区别，更相互联系，在中医药研究伦理审查中尤为凸显。中医药研究伦理审查与科学审查统一的深刻根源是中医药文化。作为中医药研究指导思想、基本原则的整体观、辨证论治观、平衡观，就体现在研究项目的设计、论证、实施、结果中，与受试者的遴选、知情同意、安全保障直接相关。所以，在中医药研究伦理审查实际操作中，必然要审研究项目的中医理论依据，必然要审理法方药的内在机理。伦理审查要以自己的方式防止中医药研究西医西药化，是在根本的意义上保障受试者安全。

（3）在国际中医药研究伦理审查中彰显中医药文化。中医药正在大步走向世界。中医药研究的国际化已成大势所趋。以中国本土为中心，国外研究机构为分中心的许多研究项目正在扎实展开，有些项目已经取得了令人振奋的阶段性成果。但总体上看，中医药研究的国际化并不尽如人意，有的研究项目甚至步履艰难。究其原因，可归结为方法、技术认同和文化认同两个方面。由于中医药研究的方法、技术不能得到西医西药界认同，中医药研究只得被动地加入西医西药研究系统，接受西医西药研究方法、技术的检验。虽然表现尖锐的是在研究方法、技术层面，但反映的却是理论上的差异，根本原因在文化差异上。中医药方法、技术的国际化与中医药文化的国际化是统一的，中医药文化国际化的意义更加重大。我们还要做艰辛的努力。就伦理审查而言，以国外为分中心的研究，当然要尊重所在国受试者和研究人员的文化。但研究项目的总体设计必须坚持中医药理论、受试者告知应体现中医药文化、中国文化。在这方面，项目中心的伦理审查应当给予支持。

## 三、中医药研究伦理审查文化内涵与伦理委员会建设

### 1. 文化建设是伦理委员会建设应补的"短板"

伦理委员会建设可简要地分为方法和文化两大部分内容。按照"木桶理论"，提高伦理委员会建设的整体水平，这两部分内容都要重视，都不能"短"。现实的情况却是，文化建设受重视的程度低，文化建设"这块板"要比方法"那块板""短"。在伦理审查实践、伦理审查研究中还存在着过分重视引进，过分重视翻译、介绍国外方法的现象。比如，我们的许多伦理审查培训，重视引经据典地讲国外、讲方法，很少分析中国的情况、中医药的特点，很少讲我们自己的文化，很少总结自己的经验。不接中国地气、脱离中国文化、脱离中医药文化的伦理审查只能是走形式、走过场。应当说，文化建设是当前包括中医药研究伦理审查在内的中国医药学研究伦理审查规范化建设的重中之重，还要做很多扎实的工作。

必须看到，就方法和文化二者的区别而言，方法是表层的建设，文化则是深层的建设。就二者的联系而言，文化是方法的灵魂，方法是文化的表现，文化决定方法。无论是方法层面的建设还是文化层面的建设，都要强调国际化与本土化的结合。方法层面的建设，不能生搬硬套国外文本。文化层面的建设，尤其要从中国和中医药文化的实际出发。引进伦理审查的方法、技术重要，文化建设更加重要。当前，对伦理委员会建设中文化建设"短板"问题要有明确的认识，要在实践中抓紧"补"上文化建设的"短板"。

"补"文化建设"短板"，要防止文化抽象主义的认识和做法，实现文化建设引领作用，在文化与方法有机结合上下功夫。在伦理委员会文化建设上，存在着两种倾向。一是将文化凌驾于方法之上，游离于方法之外；二是用方法技术取代文化。无视、屏弃文化的认识和做法，是错误的，当然要反对。事实上，公然无视、屏弃文化的人现已经很少见到。值得重视、也要反对的，是将文化凌驾于方法之上，游离于方法之外的"两层皮"式的"重视""建设"。文化建设的实质是发挥导向、引领作用，而导向、引领作用的实现，必须重视文化与方法之间的内在联系，既要重视、坚持中国文化、中医药理念对方法的指导，同时要重视中国文化、中医药理念对方法进行指导的路径和精细化实现。

2010年6月20日，习近平同志在墨尔本理工大学中医孔子学院授牌仪式上说："中医药学凝聚着深邃的哲学智慧和中华民族几千年的健康养生理念及其实践经验，是中国古代科学的瑰宝，也是打开中华文明宝库的钥匙。"他的话，讲到了中医药学的深刻文化内涵，也讲到了中医药学与中华文明的关系。如果说，学习中国文化的外国人需要借助中医药这把钥匙打开中华文明宝库的话，我们中医药人则是得天独厚，身居在中华文明宝库之中的。党和政府重视、扶植中医药，中医药不但在中国为人民群众所信赖、喜爱，而且正在得到世界上越来越多国家的人认同、接受。可以说，中医药正处于难得的发展时期。作为中医药人，我们决不能将作为中医药核心的中医药文化、中国传统文化抽象化、淡化，身在中医药之中却不自觉地偏离了方向。

**2. 文化建设与伦理委员会整体水平的提升**

在伦理审查中彰显中国文化、中医药文化，有赖于伦理委员会成员素质的整体提升，对伦理委员会建设提出了很高的要求。

实事求是地说，我们已经建立了比较规范的伦理委员会建设的培训体系。其中，既包括系统的、专题的培训，也包括检查、评估、认证等方式的培训。伦理委员会、临床研究机构对培训也比较重视。现在的任务是，要通过制度、培训、检查、评估，认证等方式，把文化建设落实在伦理委员会建设的各个环节、落实在伦理审查的各个环节。中医药文化、中国文化不仅要纳入伦理委员会成员培训，而且应成为培训的重点。非中医药专业背景的委员要系统学习中医药文化；中医药专业的委员要强化中医药文化；伦理委员会成员都要深入学习中国文化。不仅伦理委员会成员要学习，临床药理基地的成员、参加临床研究的成员也要学习。

总结、推广先进的做法、经验，很有利于文化建设。笔者倡导伦理委员会建设的现场观摩、交流，于2008年率先在天津召开了全国伦理委员会建设现场会，以观摩伦理审查的方式交流经验。2012年，笔者建议世界中医药学会联合会伦理审查委员会在对临床药理基地伦理审查中增加现场考察伦理审查会议环节，并提出在其任伦理委员会主任委员的天津中医药大学第一附属医院的临床药理基地伦理审查认证中实施，建议被采纳。从此，以旁听伦理审查会议的方式考察伦理审查成为世界中医药协会联合会伦理审查委员会对临床药理基地检查认证的重要项目。

最后，有三点需要指出。第一，在中医药研究伦理审查中弘扬文化不仅是中医药研究伦理审查的当务之急，而且有益于纠正中医药研究中存在的弱化甚至忽略文化的倾向，因此有益于中医药事业的发展。近年来，许多专家、学者忧心中医正在被西化、边缘化。笔者认为，中医是在潜移默化地被西化和边缘化的，潜移默化的方式是去中医药文化。从事中医药研究伦理审查的同仁们在伦理审查中坚持、弘扬中医药文化，也是加入了守护中医药、发展中医药的大业。第二，中医药研究伦理审查文化内涵研究的成果不仅可应用于中医药研究伦理审查，而且可应用于在中国开展的西医、医药研究，其基本精神适用于人类医药研究，是对人类医药学研究伦理审查的贡献。第三，在中医药研究中弘扬中医药文化、弘扬中华民族的传统美德，不仅是中医药研究顺利进行的保障，而且是和谐医患关系建设的需要、是和谐社会建设的需要。基于以上三点，我们越发感到，揭示中国医药学研究伦理审查的文化内涵，在伦理审查实践中彰显中国元素、弘扬中国文化，是何等重要。

# 关于医学伦理学的生长点

附录 10

医学伦理学的存在价值与发展空间即医学伦理学的生命力和生长点的问题,是医学伦理学理论研究必须思考的问题,也是医学伦理学实践迫切需要解决的问题。

## 一、医学伦理学在医学前沿展示勃勃生机

科学技术的发展为医学进步开辟了越来越广阔的空间,在科学技术的武装下,当代医学日新月异。对生命的认识、对人的健康和疾病的本质的认识,对疾病的干预、治疗手段都获得了长足的进步。但是,人们也越来越清醒地认识到,医学进步绝不仅仅是技术问题,无论是医学研究的前沿还是临床实践的前沿,都存在着尖锐、深刻的道德问题。医学的真正意义上的进步都有着深刻的道德内涵。道德进步内在于医学进步之中,医学的道德本质通过医学进步实现。医学的发展再一次揭示,新技术的应用中的道德问题是不容忽略的。忽略道德,技术就会走偏,就会误入歧途。在医学的航途中,道德是目的和航标,技术是方法和手段。没有技术,当然不会实现目的;但背离了道德,技术就会走入非人道即非医学的邪路。

当今世界,高科技背后的巨大商机,使得医学基础研究和临床行为的目的变得模糊和复杂,对从事基础研究和临床工作的人的良心和道德观念提出了挑战。在科学家们展望克隆技术的治疗前景时,国际上不少大公司也在展望这项技术的商业前景。基于对商业利润的预测,在这项技术研究初始,他们就投入了大量的人力和资金。基因资源是人类共有的资源,测序结果应该无偿向全世界公开。但有些以商业利润为目标的科学研究,却在抢注基因专利,为商业运作铺路。克隆技术对于人类疾病的治疗是一个福音,但如果没有明确的道德规范,克隆技术将可能是一个打开的"潘多拉"魔盒,它带给人类的将是人类社会秩序的混乱。因此,在制定有关克隆人研究的国际法规[1]的同时,应展开与克隆的技术研究同步的甚至超前的伦理学研究。这一问题已经引起科学界的重视。中国科学院副院长、国家人类基因组南方研究中心主任陈竺院士指出,科学伦理分为两个部分,对科技界内部而言,要有一定的道德规范,要求真求实,不能搞弄虚作假;对社会而言,是要讲对社会的贡献和责任。两方面的教育都需要加强[2]。中国科学院院士科学道德自律准则也明确规定,全体院士应当身体力行,模范地恪守法纪和我国公民的基本道德规范、恪守科学道德准则,坚持严肃、严格、严密的科学态度,反对参与谋取不正当利益的行为[3]。

当然,当代医学的发展,从医学模式、医学基本观念的转变,到临床诊断治疗方法的进步,都反映着医学对道德的追求。循证医学道德内涵研究在一定程度上加深了对循证医学的理解。循证医学促进了医疗卫生服务整体水平的提高,进一步强化了基础医学与临床医学、预防医学、康复医学的内在联系,加快了医学整体化的进程,有着深刻的道德内涵。但这只是事情

---

[1] 2005年2月18日晚,联合国大会法律委员会通过一项政治宣言,要求各国禁止所有形式的克隆人研究。见杨志坚.联大法律委员会投票表决通过禁止克隆人政治宣言,《人民日报》,2005年2月20日第3版.

[2] 夏欣,陈竺.科学伦理应成为理科必修课,《光明日报》,2002年12月05日第5版.

[3] 中国科学院院士科学道德自律准则,《光明日报》,2001年12月16日第2版.

的一个方面。医学进步在证明着医学伦理学的学科价值,在张扬着医学伦理学的社会功能,也不断对医学伦理学工作者提出新的任务,要求医学伦理学与医学同步发展。因为,揭示医学进步的道德本质,是医学伦理学研究的职责。这就要求医学伦理学工作者深入到医学研究和医疗卫生服务中去,要求医学伦理学研究不断面对和回答医学研究和医疗卫生服务中的新现象和新问题。医学伦理学研究应当置身医学研究前沿。医学伦理学要做总结、回顾性研究,更要做前瞻性研究。医学伦理学不能局限于对医学研究成果的评价,局限于对第二手、第三手材料的分析,而要置身医学前沿,与医学工作者携手研究,共同思考和解决新问题。医学伦理学研究应当置身临床实践前沿。医学伦理学要关注预防、诊断、治疗、康复的各种新技术研究,从患者和社会大众的利益出发思考应用新技术的安全、有效、价格等问题。循证医学在本质上体现了医学的探索精神,体现了医学家对医术精益求精、对患者高度负责的精神。

但当前的医学伦理学研究却存在着滞后于医学实践的倾向,严重制约着医学伦理学自身的发展。医学伦理学研究游离于医学实践之外,制约着医学伦理学促进医学事业发展的功能的实现。因此,要克服医学伦理学研究游离于医学实践之外的倾向。医学伦理学不是医学与伦理学简单的、机械的拼和,而是有机结合。医学伦理学是植根于医学之中的伦理学,其常青的生命力与医学生命力的常青是紧紧结合在一起的,是一而二、二而一的事情。在医学实践之中、在医学发展的前沿存在许多伦理道德问题。一个新的医学理念、一项新的医学技术能否被医学界接受、能否得到社会的广泛认同,其道德价值评判是不容忽略的。深入医学实践,探索医学前沿的道德问题,与医学的发展同步,认识、揭示、宣传医学进步的道德内涵,为科学的、道德的医学行为、发展模式辩护,批判违反伦理的行为是医学伦理学的使命,是医学伦理学工作者永恒的追求。医学伦理学学科将在这个过程中蓬勃发展。

## 二、医学伦理学在认识自身规律中发展自己

解决医学伦理学与医学实践不相适应、落后于医学实践的问题,还有一项重要工作要做,就是研究医学伦理学自身,探索医学伦理学发展的规律。

一个学科的生命力,从根本的意义上说,在于能否不断地认识和反思自身,揭示规律并依据规律对自身的发展做出前瞻性判定。伦理学作为哲学的分支,必须贯彻哲学与生俱来的反思和批判性质,既包括对作为对象的医学活动的历史、现实的反思和批判,也包括对自身的反思和批判。对对象的反思、批判,是为人们所重视的,对自身的反思、批判的重视程度却不够。其实,对对象的反思、批判和对自身的反思、批判是有机地结合在一起的,是伦理学功能的两个方面。不反省自身,缺乏对自身规律的认识,很难反思、批判现实。当前,医学伦理学研究尤其要注重对自身的反思和批判,特别要认真研究自身发展规律。

首先,要认识医学伦理学的形成和发展规律。就学科性质而言,医学伦理学属于医学与伦理学之间的边缘学科,形成于伦理学与医学的交叉。但医学伦理学绝不是处在伦理学与医学两个学科的边境线上的学科,其学科构象不是一条线;其学科状态是横跨医学和伦理学、存在于两个学科之中并在不断向这两个学科纵深发展。严格说来,医学伦理学是一个综合学科,它不仅仅交叉于医学和伦理学之间,而且在众多学科之间交叉。在哲学内部,有医学与伦理学、辩证法、社会哲学的结合;从更广阔的视角看,有医学、伦理学、法学、社会学、经济学、管理学、心理学等诸多学科的结合。这些学科的纵横交错、有机结合,将推动医学伦理学快速发展。可见,医学伦理学的学科构象是一个复杂的立体形态,医学伦理学的生命力是植根于医学、伦理学等诸多学科之中的。这是当代医学伦理学发展的一个具有规律性的特征。好比一棵树,其赖以生存的土壤越是肥沃,根系越发达、扎得越深,其枝干就越挺拔,花叶就越繁茂,果实就越丰硕。对此,须有明确的认识。舍此,视野就有局限,认识就会出现盲点,得出的结

论就存在片面性。

当代医学、伦理学等学科的快速发展，为医学伦理学的发展提供了从未有过的平台和机遇，也对医学伦理学的发展提出了空前的挑战。因为，这些学科的发展并不等同于医学伦理学的发展。当前，既存在对当代医学与伦理学的发展缺乏深刻认识的问题，也存在对其他学科的进步之于医学伦理学发展的意义缺乏认识的问题。可喜的是，医学伦理学的社会功能引起了越来越多的人的关注。不仅医学伦理学学者在研究，医学专家、从事伦理学宏观研究的专家、其他相关学科的专家也加盟了医学伦理学研究。这个态势是非常有利于医学伦理学发展的，是医学伦理学发展的强大推动力。这个态势和推动力，使医学伦理学工作者不断加深着对自身社会责任的认识，发奋学习，努力钻研，研究新情况，提出新见解。这必然导致医学伦理学的新发展。

其次，要研究医学伦理学的基本理论和原则。在这方面，许多学者做了卓有成效的工作，学界也在一定程度上达成了这样、那样的共识。但这方面的研究难度很大，人们的见解并不一致。其实，就学科的发展而言，人们的学术见解不同，存在着不同的学说、学派，是正常现象，符合学科发展规律。相反，一个学科，学术界的观点完全相同，不存在任何问题了，这个学科就走进了死胡同，就没有了生命力，至少是进入了低谷。认识到问题的存在，才有对问题的解决，才有学科的发展。医学伦理学亦然。比如，关于医务人员与患者之间的利益关系问题，是坚持"毫不利己，专门利人"原则？"有利"原则？还是坚持"为他利己"原则？学术界的观点并不一致。理论上不清楚、不一致，实践上必然盲目、混乱，必然不利于医患关系的和谐。

最后，要研究医学职业道德养成规律。认识和把握医学职业道德养成规律，是做好医德教育工作的前提。相当长的时间里，我们在医德教育上做了许多工作，但效果不尽如人意。为何事倍功半？缺乏对医德养成规律的认识是重要原因之一。在医德养成规律的探索上，有一定的研究基础。张鸿铸教授曾将医学职业道德养成规律概括为"医德层次"规律、"医德他自合律""医德品质形成规律"[①]。笔者也曾冒昧地将医学职业道德养成规律归纳为，紧密结合医学实际、学医环境中培养医学职业道德，在钻研医术中培养医学职业道德，在正面教育中培养医学职业道德，培养医学职业道德要坚持教育者先受教育，培养医学职业道德要以自我教育为主[②]。总体来说，这方面的研究亟待深入。

### 三、医学伦理学在职业道德教育中实现自身的价值

医学职业道德教育的实际效果是检验医学伦理学生命力的重要指标，而提高医学职业道德教育实效性则是医学伦理学的重要生长点。

医学发展的历史，既是医学理论、技术发展的历史，又是医学职业道德发展的历史；既是医学的科学精神传承的历史，又是医学的人文精神传承的历史；医学的发展既可以从科学的维度评价，也可以而且必须从道德的维度评价。对医学活动的道德评价从来是全方位的。因为，医学活动在动机、手段、效果上的道德追求是医学的本质特征。医乃仁术，医学职业最重道德；道德教化是医学人才培养的基本内容。

理论的魅力不仅在于深刻地反映实践，更在于能动地指导实践。而理论能动地指导实践的前提是被群众所认识和掌握。医学伦理学只有在被广大医务工作者真正认识和掌握的时候，其理论才能变为广大医务工作者的自觉行动，其规范才能被广大医务工作者自觉践行。这是检验医学伦理学真理性的重要指标。

---

① 张鸿铸，等.医学伦理学论纲，天津社会科学院出版社，1995.
② 张金钟.按医德养成规律开展教学基地建设.中国医学伦理学，2003，16（4）：17-19.

在医学职业道德教育上，我们做了大量的、卓有成效的工作。对职业道德教育在医学教育中的重要性大家有明确的共识；在医学院校，医学伦理学被列为必修课程；从事医学伦理学教学的教师兢兢业业地工作，积累了许多经验。但是，不得不承认，医学职业道德教育的实际效果并不尽如人意，医德医风教育存在外在化倾向。

原因何在？当然有外部的原因，有医学教育面临的大环境方面的原因。与市场经济建设相适应的道德体系的建设尚未完成，市场经济的负面效应不利于医学职业道德教育，在抵消着教育的效果；在个体道德素质养成上，尚未建立完整的即符合个体成长的不同时期的、在内容和形式上紧密衔接的道德体系，即医学职业道德教育的前期道德教育不够充分。

但内部的，即医学职业道德教育本身的原因，是不能回避的。当前，职业道德教育的实效性较差的原因，主要有三。一是缺乏理论与实际的有机结合，课堂教学存在简单化倾向；二是缺乏生动、有形的载体；三是缺乏连续性。提高医学职业道德教育的实效性，需要有良好的外部环境，更要在练内功上下功夫。要探索切实可行、效果显著的医学职业道德教育新方法和新途径；要不断交流医学职业道德教育的经验。开展形式多样、深入人心、能转化为自觉行动的医学职业道德教育是医学伦理学工作者的重要任务。

# 中英文专业词汇索引

## A
安乐死的伦理争议　128

## B
保密　52
保密的道德要求　52
保密的重要性　52
避孕　121
标准化病人教学　169
不伤害原则　32

## C
产前诊断　122
诚实守信　39

## D
道德　3
道德规范　2

## F
辅助检查的道德要求　72

## G
公正原则　34
供应室护士的道德要求　84
规范伦理学　2

## H
环境保护　89
环境保护的道德要求　91
会诊的道德要求　73

## J
计划生育　120
计划生育的道德要求　120
建立社区卫生服务的道德评价体系　98

## K
科学原则　62

## L
理论伦理学　2
良心　48,145
临床医师公约　37
临终关怀（hospice care）　130
临终关怀概述　129
临终患者　129
伦理审查　103
伦理委员会　102
伦理学（ethics）　1

## M
门诊护理的道德要求　84

## N
脑死亡标准　127

## Q
器官移植的伦理问题　124

## Q
权利　41

## R
人工流产　122
人体试验　101
人体试验的道德准则　101
人文医学　152
荣誉　53

## S
丧葬仪式的伦理要求　135
社区卫生服务的道德保障　95
社区卫生服务的道德内涵　92
社区医师的职业道德规范　98
审慎　50
慎独　145
生命价值论　120
生命神圣论　118
生命质量论　119
生物-心理-社会医学模式　71

生育控制技术　121
尸体料理中的道德要求　133
实训教学　160
事业感　47
手术室护士的道德准则　84
手术治疗的道德要求　75
手术治疗中特殊问题的道德要求　76
手术中的道德要求　76
术后的道德要求　76
术前准备的道德要求　75
死亡标准　127

## T

他律　144
他律与自律的有机结合　146
体格检查的道德要求　72
同情感　47

## W

卫生防疫　88
卫生防疫工作的道德要求　88

## X

心理治疗的道德要求　77
幸福　54
询问病史的道德要求　71
循证医学　113

## Y

药物治疗的道德要求　74
医德　3
医德良心　49
医德评价　147, 149
医德评价标准　147
医德情感　46, 144
医德行为和习惯　144
医德修养　143
医德意志　144
医患沟通　60
医乃仁术　15
医务人员之间关系的基本类型　67
医学伦理学　3
医学伦理学（medical ethics）　1
医学伦理学规范　36
医学人文素质教育实训教学　162
医学生誓言　37
医院管理的伦理原则　141
医院管理伦理　136
义务　43
饮食营养治疗的道德要求　79
应用伦理学　2
有利原则　33
预防医学　85
预防医学的伦理原则　87

## Z

责任感　47
整合医学　157
整体护理　83
正确处理医务人员之间关系的道德要求　68
正确处理医务人员之间关系的意义　64
中华人民共和国医务人员医德规范　37
中医药研究的伦理审查　104
中医治疗的道德要求　77
自律　145
自律原则　62
尊重原则　61

# 主要参考文献

1. 唐凯麟．伦理学 [M]．北京：高等教育出版社，2001．
2. 杜治政．医学伦理学探新 [M]．郑州：河南医科大学出版社，2000．
3. 李本富．医学伦理学 [M]．北京：北京大学医学出版社，2010．
4. 伍天章．医学伦理学 [M]．北京：高等教育出版社，2008．
5. 孙慕义．医学伦理学 [M]．北京：高等教育出版社，2008．
6. 姜学林．医学沟通学 [M]．北京：高等教育出版社，2008．
7. 李建民．生命与医疗 [C]．中国大百科全书出版社，2005．
8. 张鸿铸，何兆雄，迟连庄．中外医德规范通览 [M]．天津：天津古籍出版社，2000．
9. 谢观．中国医学源流论 [M]．福州：福建科学技术出版社，2003．
10. 薛公忱．论医中儒道佛 [C]．北京：中医古籍出版社，1999．
11. 洛伊斯·N.玛格纳．医学史（第2版）[M]．刘学礼，译．上海：上海人民出版社，2009．
12. 希波克拉底．希波克拉底文集 [M]．赵洪钧，武鹏，译．北京：中国中医药出版社，2007．
13. 张金钟．人文医学视域下的医学综合 [J]．中国医学伦理学，2017，30（9）：1059-1065．
14. 张金钟．论医学人文素质教育实训教学 [J]．中国医学伦理学，2015，28（4）：481-486．
15. 张金钟．生物医药研究伦理审查的体制机制建设 [J]．医学与哲学（人文社会医学版），2013，34（5）：20-24．
16. Laurence B．Mccullough．John Gregory's Writings on Medical Ethics and Philosophy of Medicine[M]．London：Kluwer Academic Publishers，1998：169-170，182．